**Segurança na Infância e Adolescência**

# Série Atualizações Pediátricas

- **Sexualidade e Saúde Reprodutiva na Adolescência**
  *Departamento de Adolescência*

- **Gastroenterologia e Nutrição**
  *Departamento de Gastroenterologia*
  *Departamento de Nutrição*

- **Atualidades em Doenças Infecciosas: Manejo e Prevenção**
  *Departamento de Pediatria Ambulatorial e de Cuidados Primários*

- **O Recém-nascido de Muito Baixo Peso**
  *Departamento de Neonatologia*

- **Segurança na Infância e Adolescência**
  *Departamento de Segurança da Criança e do Adolescente*

- **Atualizações em Pediatria: Endocrinologia**
  *Departamento de Endocrinologia*

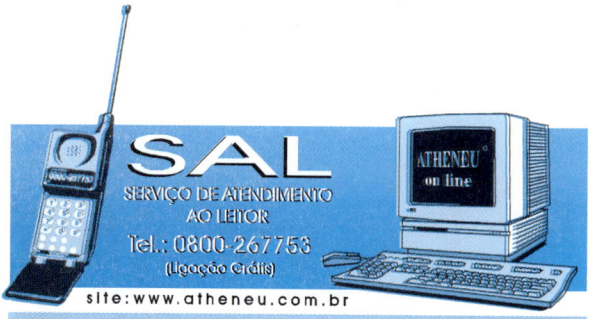

O PRONTO ATENDIMENTO DE SUAS DÚVIDAS E SUGESTÕES

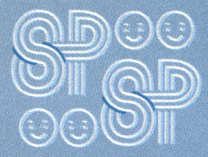

**Sociedade de Pediatria de São Paulo**
Departamento de Segurança da Criança e do Adolescente

# Segurança na Infância e Adolescência

**Coordenadoras**

**Renata Dejtiar Waksman**
**Regina Maria Catucci Gikas**

*Série Atualizações Pediátricas*

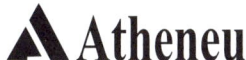

São Paulo • Rio de Janeiro • Ribeirão Preto • Belo Horizonte

EDITORA ATHENEU

São Paulo — Rua Jesuíno Pascoal, 30
Tels.: (11) 3331-9186 • 223-0143
• 222-4199 (R. 25, 27, 28 e 30)
Fax: (11) 223-5513
E-mail: edathe@terra.com.br

Rio de Janeiro — Rua Bambina, 74
Tel.: (21) 2539-1295
Fax: (21) 2538-1284
E-mail: atheneu@atheneu.com.br

Ribeirão Preto — Rua Barão do Amazonas, 1.435
Tel.: (16) 636-8950 • 636-5422
Fax: (16) 636-3889

Belo Horizonte — Rua Domingos Vieira, 319 — Conj. 1.104

*PLANEJAMENTO GRÁFICO/CAPA: Equipe Atheneu*

**Dados Internacionais de Catalogação na Publicação (CIP)**
**(Câmara Brasileira do Livro, SP, Brasil)**

Segurança na infância e adolescência/coordenadores Renata Dejtiar Waksman, Regina Maria Catucci Gikas. — São Paulo: Editora Atheneu, 2003. — (Atualizações pediátricas: SPSP)

1. Acidentes — Prevenção 2. Adolescente — Medidas de segurança 3. Crianças — Medidas de segurança I. Waksman, Renata Dejtiar II. Gikas, Regina Maria Catucci. III. Série.

03-3664

CDD-618-92005
NLM-WS 100

**Índices para catálogo sistemático:**
1. Infância e adolescência: Segurança: Pediatria:
   Medicina     618-920005
2. Segurança: Infância e adolescência: Pediatria:
   Medicina     618-920005

*WAKSMAN R.D., GIKAS R.M.C.*
*Segurança na Infância e Adolescência*

© *Direitos reservados à EDITORA ATHENEU — São Paulo, Rio de Janeiro, Ribeirão Preto, Belo Horizonte, 2003*

## Coordenadoras

**RENATA DEJTIAR WAKSMAN**
*Doutorado em Pediatria pela Faculdade de Medicina da Universidade de São Paulo, FMUSP. Membro do Departamento Científico de Segurança da Criança e do Adolescente da Sociedade Brasileira de Pediatria. Presidente do Departamento de Segurança da Criança e do Adolescente da Sociedade de Pediatria de São Paulo, SPSP, e Membro do Departamento de Emergências da Sociedade de Pediatria de São Paulo, SPSP. Pediatra do Hospital Israelita Albert Einstein*

**REGINA MARIA CATUCCI GIKAS**
*Pediatra, Chefe da Unidade Pediátrica da Organização Social Hospital Sanatorinhos de Carapicuíba. Membro do Departamento de Segurança da Criança e do Adolescente da Sociedade de Pediatria de São Paulo. Ex-plantonista do Centro de Controle de Intoxicações da Prefeitura do Município de São Paulo, CCI-PMSP*

# Colaboradores

**ALMIR FERREIRA DE ANDRADE**
*Diretor Técnico do Serviço de Saúde, Serviço de Neurocirurgia, Divisão de Clínica Neurocirúrgica do Instituto Central do Hospital das Clínicas, ICHC, Faculdade de Medicina da Universidade de São Paulo, FMUSP*

**AMANCIO RAMALHO JÚNIOR**
*Médico Especialista em Ortopedia e Traumatologia pela Sociedade Brasileira de Ortopedia e Traumatologia e em Ortopedia Pediátrica pela Sociedade Brasileira de Ortopedia Pediátrica. Ortopedista Pediatra da Clínica de Especialidades Pediátricasdo Hospital Israelita Albert Einstein. Professor da Disciplina de Anatomia Descritiva e Topográfica da Escola Paulista de Medicina, Universidade Federal de São Paulo, EPM-UNIFESP*

**AMÉLIA GORETE REIS**
*Doutora em Pediatria pela Faculdade de Medicina da Universidade de São Paulo, FMUSP. Médica do Pronto-socorro do Instituto da Criança do Hospital das Clínicas da Faculdade de Medicina da Universidade de São Paulo, FMUSP. Médica da Unidade de Primeiro Atendimento do Hospital Israelita Albert Einstein. Coordenadora do Curso Suporte Avançado de Vida em Pediatria, PALS, do Conselho Nacional de Ressuscitação. Membro do Departamento de Emergências da Sociedade de Pediatria de São Paulo, SPSP*

**CARLOS FONTANA**
*Doutor em Medicina pela Faculdade de Medicina da Universidade de São Paulo, FMUSP. Médico Supervisor do Serviço de Queimaduras da Divisão de Cirurgia Plástica do Hospital das Clínicas da Faculdade de Medicina da Universidade de São Paulo, FMUSP*

**CLAUDETE RIBEIRO DE LIMA**
*Pediatra Vice-presidente do Departamento Científico de Segurança da Criança e do Adolescente da Sociedade de Pediatria de São Paulo, Gestão 2001-2002. Formação em Terapia Familiar e do Casal, Aluna do V Módulo do Curso de Terapia Familiar e do Casal da Coordenadoria Geral de Especialização, Aperfeiçoamento e Extensão da Pontifícia Universidade Católica, PUC-SP. Médica Responsável pelos Programas Materno-infantil e de Adolescentes do Ambulatório Regional de Especialidades, ARE, Maria Zélia, Núcleo 5, Secretaria de Estado da Saúde de São Paulo, SP*

**CLÁUDIO SCHVARTSMAN**
*Doutor em Pediatria pela Faculdade de Medicina da Universidade de São Paulo, FMUSP. Médico-chefe do Pronto-socorro do Instituto da Criança, Hospital Central da Faculdade de Medicina da Universidade de São Paulo, HC-FMUSP. Coordenador do Programa Einstein na Comunidade em Paraisópolis do Hospital Israelita Albert Einstein*

**FERNANDA MARIA FERRREIRA GUIMARÃES**
*Diretora Clínica do Hospital Santa Marcelina do Itaim. Supervisora do Pronto-socorro Pediátrico do Hospital Santa Marcelina. Membro do Departamento de Emergências da Sociedade de Pediatria de São Paulo, SPSP*

**FLÁVIO KEY MIURA**
*Médico Supervisor, Serviço de Neurocirurgia, Divisão de Clínica Neurocirúrgica do Instituto Central do Hospital das Clínicas da Faculdade de Medicina da Universidade de São Paulo, ICHC-FMUSP*

**HILTON WAKSMAN**
*Supervisor de Cirurgia da Unidade de Primeiro Atendimento do Hospital Albert Einstein, Cirurgião Vascular, Doutorado em Clínica Cirúrgica pela Faculdade de Medicina da Universidade de São Paulo, FMUSP*

**JOSÉ CARLOS RODRIGUES JR.**
*Médico Residente de Primeiro Ano em Neurocirurgia, Hospital Heliópolis, SP*

**JUACI VITÓRIA MALAQUIAS**
*Estatístico do Centro Latino-americano de Estudos sobre Violência e Saúde (Claves/Fiocruz). Mestrando em Estudos Populacionais da Escola Nacional de Ciências Estatísticas, ENCE/IBGE*

**MARIA CECÍLIA DE SOUZA MINAYO**
*Professora Titular da Fundação Oswaldo Cruz, Fiocruz. Coordenadora do Centro Latino-americano de Estudos sobre Violência e Saúde Jorge Careli, Claves*

**MARIO SANTORO JUNIOR**
*Doutor em Pediatria pela Faculdade de Medicina da Universidade de São Paulo, FMUSP. Presidente da Sociedade Brasileira de Pediatria, Gestão 94-96. Presidente da Sociedade de Pediatria de São Paulo, Gestão 92-94. Titular do Conselho Acadêmico da Sociedade Brasileira de Pediatria*

**MAURICIO PEGORARO**
*Médico Especialista em Ortopedia e Traumatologia pela Sociedade Brasileira de Ortopedia e Traumatologia e em Ortopedia Pediátrica pela Sociedade Brasileira de Ortopedia Pediátrica. Médico Ortopedista Pediatra do Ambulatório de Ortopedia Pediátrica do Programa Einstein na Comunidade em Paraisópolis do Hospital Israelita Albert Einstein*

**RAUL MARINO JR.**
*Professor Titular, Serviço de Neurocirurgia, Divisão de Clínica Neurocirúrgica do Instituto Central do Hospital das Clínicas da Faculdade de Medicina da Universidade de São Paulo, ICHC-FMUSP*

**REGINA MARIA BRUNETTI KAISER PIRITO**
*Pediatra, Especialista em Medicina de Tráfego. Membro do Departamento Científico de Segurança da Criança e do Adolescente da Sociedade de Pediatria de São Paulo, SPSP*

**SAMUEL SCHVARTSMAN**
*Professor Associado de Pediatria da Faculdade de Medicina da Universidade de São Paulo, FMUSP*

**SAUL CYPEL**
*Professor Livre-docente de Neurologia Infantil pela Faculdade de Medicina da Universidade de São Paulo, FMUSP. Research Assistant do Instituto de Neurologia da London University. Ex-presidente da Sociedade Brasileira de Neurologia Infantil, SBNI, e Associação Brasileira de Neurologia e Psiquiatria Infantil, ABENEPI*

**SIMONE GONÇALVES DE ASSIS**
*Professora-associada da Escola Nacional de Saúde Pública, Fundação Oswaldo Cruz, Fiocruz. Pesquisadora Associada do Departamento de Epidemiologia e Métodos Quantitativos em Saúde e do Centro Latino-americano de Estudos sobre Violência e Saúde, Claves*

**SULIM ABRAMOVICI**
*Coordenador do Departamento de Pediatria do Hospital Israelita Albert Einstein. Diretor da Unidade de Atendimento Externo do Hospital Infantil Menino Jesus. Presidente do Departamento de Emergências da Sociedade de Pediatria de São Paulo, SPSP*

**WILSON MACIEL**
*Professor Adjunto Doutor em Pediatria do Departamento de Pediatria da Universidade Federal de São Paulo, UNIFESP, Disciplina de Pediatria Social. Presidente do Departamento Científico de Segurança da Criança e do Adolescente da Sociedade de Pediatria de São Paulo, SPSP, de 1992 a 2000. Membro do Departamento Científico de Segurança da Criança e do Adolescente da Sociedade Brasileira de Pediatria, SBP, participante da Campanha Nacional de Prevenção de Acidentes pela Sociedade Brasileira de Pediatria, SBP*

# Agradecimentos

*"Quando alguém sonha sozinho,
então é somente um sonho."
"Quando muitos sonham juntos,
então é um começo de uma nova realidade."*

**D. Hélder Câmara**

*Dedicamos este livro aos incansáveis mestres,
Professores Wilson Maciel e Samuel Schvartsman,
que nos ensinaram que os acidentes não são acidentais...*

**Regina M. C. Gikas
Renata D. Waksman**

# *Apresentação*

A série *Atualizações Pediátricas* foi instituída pela Sociedade de Pediatria de São Paulo em convênio com a Editora Atheneu desde 2000, com o objetivo de incentivar a produção de material científico consistente pelos departamentos científicos desta Sociedade e facilitar, assim, o acesso à informação mais atual pelos pediatras sócios dela.

Tal programa, que inicialmente se constituiu num desafio, com o correr do tempo, à medida que foram surgindo os volumes "Sexualidade e saúde reprodutiva na adolescência", "Gastroenterologia e nutrição", "Atualidades em doenças infecciosas — manejo e prevenção", consolidou-se como importante fonte de informação para o pediatra ante o sucesso de vendas e as solicitações de bibliotecas de centros universitários para o enriquecimento de seu acervo. E, para seus responsáveis, como uma forma de atingir os pediatras que, por diferentes motivos, não tenham freqüentado os cursos e congressos da especialidade.

Este volume, "Segurança na infância e adolescência", sem dúvida alguma, dá continuidade a tal processo e o faz de uma forma muito especial, trazendo informações sobre o assunto dificilmente encontradas nos livros-texto de pediatria geral, coletadas e organizadas de maneira sistematizada por seus coordenadores e de brilhante execução por seus colaboradores.

A Diretoria de Publicações da SPSP sente-se honrada em apresentar mais este volume da série *Atualizações Pediátricas*, confiante na qualidade do conteúdo apresentado e na sua importância para o aprimoramento do exercício da pediatria em nosso meio, com tantos desafios ainda a serem vencidos nos dias atuais.

*São Paulo, julho de 2003*
**Cléa Rodrigues Leone**
*Diretora de Publicações*

# *Introdução*

*"As crianças têm o direito de ter o amor e o carinho
da sociedade no mundo presente. O futuro é das crianças,
que precisam da proteção da família, de professores e de médicos,
pois têm o direito de viver num mundo novo, melhor que o atual."*

*Wilson Maciel*

Meus agradecimentos pela honra que me foi concedida pelos colegas para apresentar esta publicação. Sem dúvida, a justificativa é a existência de laços afetivos entre nós, participantes da árdua, mas gratificante, tarefa que é a prevenção de acidentes na infância e adolescência.

Por ser uma publicação multidisciplinar, poderão ser usados os termos "acidente" ou "injúria não-intencional". Pessoalmente, julgo que ambos não são perfeitos. Ao usar "injúria", parece-me que se valorizam mais as lesões e seus efeitos; ao usar "acidente", parece-me que se salientam os fatores, as causas e os eventos.

Há mais de 40 anos, Haddon, Suchman, Klein, pioneiros da "Acidentologia", já se perguntavam por que houve tão grande progresso no domínio de tantas patologias, enquanto os acidentes continuavam a ser uma preocupação marginal. Concluíram, naquela época, que o pensamento vigente era que os acidentes ocorriam devido à fatalidade, que não é controlável.

Os pediatras desempenham um papel de grande importância na sensibilização da comunidade, mostrando que os acidentes podem ser controlados por meio de educação, legislação, modificação do ambiente, estudos e pesquisas estatísticas e epidemiológicas.

No Brasil, Eliseu de Almeida, Ivon R. Vieira, Orlando Orlandi e Samuel Schvartsman foram os primeiros em se preocupar com o problema.

Os temas conceitos básicos, epidemiológicos, o papel do pediatra no comportamento seguro, o vínculo mãe-filho, acidentes domésticos, traumas, acidentes nos esportes, no trânsito, afogamentos, violência, intoxicações exógenas, animais peçonhentos, atendimento pré-hospitalar e transporte foram confiados a colegas altamente especializados, visando transmitir seus conhecimentos e práticas a todos aqueles que buscam encontrar os subsídios necessários para que possam partilhar das atividades de prevenção e manutenção da vida de nossas crianças.

A prevenção de acidentes na infância e adolescência não é obrigação só do pediatra. Deve ser exercida por toda a comunidade e, quando esta adquirir a mentalidade prevencionista, poderá, então, ser considerada "comunidade segura".

O livro não tem a pretensão de esgotar assuntos tão extensos; ao final de cada capítulo, o leitor poderá aprofundar seus conhecimentos por meio da inclusão de bibliografia especializada.

*São Paulo, julho de 2003*
**Wilson Maciel**

# *Sumário*

**Parte 1 — Aspectos Gerais**

1. Conceitos de Risco e Segurança, *3*
   *Samuel Schvartsman*

2. Mortalidade por Causas Violentas no Brasil, *7*
   *Simone Gonçalves de Assis*
   *Juaci Vitória Malaquias*

3. Papel do Pediatra no Desenvolvimento do Comportamento Seguro, *21*
   *Renata Dejtiar Waksman*
   *Regina Maria Catucci Gikas*

4. Vínculo Mãe-filho e a Prevenção de Acidentes, *33*
   *Claudete Ribeiro de Lima*

**Parte 2 — Aspectos Específicos**

5. Acidentes Domésticos, *41*
   *Wilson Maciel*

6. Ferimentos de Partes Moles e Fraturas, *47*
   *Hilton Waksman*
   *Amancio Ramalho Júnior*

7. Esportes, *67*
   *Amancio Ramalho Júnior*
   *Mauricio Pegoraro*

8. Traumatismo Cranioencefálico — Aspectos Clínicos e Cirúrgicos, *77*
   *Saul Cypel*
   *Almir Ferreira de Andrade*
   *Raul Marino Júnior*
   *Flávio Key Miura*
   *José Carlos Rodrigues Júnior*

9. Trânsito e Transporte da Criança, *97*
   *Regina Maria Brunetti Kaiser Pirito*
   *Renata Dejtiar Waksman*

10. Queimaduras, *113*
    *Carlos Fontana*

11. Acidentes por Submersão e Asfixia, *119*
    *Amélia Gorete Reis*
    *Regina Maria Catucci Gikas*
    *Renata Dejtiar Waksman*

12. Violência e Maus-tratos contra Crianças e Adolescentes: Velho Problema com Novas Faces, *137*
    *Maria Cecília de Souza Minayo*
    *Simone Gonçalves de Assis*
    *Mário Santoro Júnior*

13. Intoxicações Exógenas, *157*
    *Cláudio Schvartsman*

14. Animais Peçonhentos, *165*
    *Regina Maria Catucci Gikas*

15. Atendimento Pré-hospitalar e Transporte, *177*
    *Sulim Abramovici*
    *Fernanda Maria Ferreira Guimarães*

    Apêndice, *189*

# PARTE 1

## Aspectos Gerais

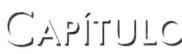
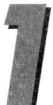
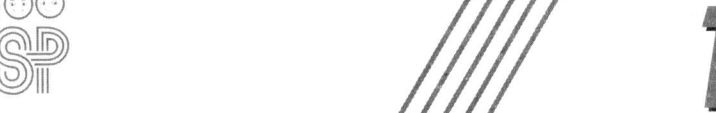

# Conceitos de Risco e Segurança

*Acidente* era definido nos meios científicos como um evento fortuito, geralmente danoso, não dependente da vontade, provocado por uma força externa de rápida atuação e que se evidencia por algum comprometimento físico ou mental. No conceito popular, o acidente também era considerado como um acontecimento casual, fortuito, imprevisto ou como um acontecimento infeliz, casual ou não, de que resultam ferimento, dano, estrago, prejuízo ou ruína.

Como essas definições sugeriam o acaso e a irreversibilidade, o que não é verdadeiro, procurou-se modificar o contexto. Em inglês, a tendência é utilizar o termo *non intentional injury*, que, traduzido como "injúria não-intencional", não expressa bem o significado, além de permitir interpretações equivocadas.

Apesar dessas dificuldades, considera-se atualmente que, no acidente ou qualquer que seja o outro nome, existem sempre fatores causais reversíveis e previsíveis, e que no seu estudo devem ser aplicados os modelos epidemiológicos tradicionais semelhantes aos usados nas doenças infecciosas.

O modelo de Haddon é importante porque fornece uma abordagem científica analítica no controle do acidente e na identificação dos fatores de risco e as opções ou estratégias para sua prevenção ou delimitação.

É baseado em vários princípios:
- o acidente ocorre quando a energia (mecânica, elétrica, química) é transferida de um ou mais objetos ou do ambiente para a vítima;
- o objetivo da prevenção é eliminar ou diminuir essa transferência de energia;

- o acidente ocorre quando há uma interação entre o hospedeiro, o agente causal, o vetor e o ambiente.

Há três fases no processo do acidente:
1) fase pré-evento, na qual as condições causadoras da transferência de energia são evidenciadas;
2) fase do evento, na qual ocorre a transferência ou a liberação de energia;
3) fase pós-evento, que se refere aos acontecimentos que ocorrem após a liberação da energia.

O hospedeiro é a vítima. O vetor ou agente é o meio (equipamento, produto químico, veículo) que transfere a energia. O ambiente é a conjuntura na qual o evento ocorre.

Pode-se citar, como exemplo ilustrativo, o caso de uma criança pequena vítima de afogamento em uma piscina. Nessa situação o hospedeiro é a criança. A fase pré-evento inclui a falta de conhecimento e de compreensão sobre o ambiente perigoso. A fase do evento inclui as características físicas e estruturais do paciente: coordenação muscular imatura, força muscular limitada e inabilidade para boiar e sair da piscina. A fase pós-evento inclui as conseqüências da aspiração, hipóxia e sufocação.

O controle do acidente é baseado na prevenção, nos cuidados de emergência e na reabilitação da vítima. A prevenção é, sem dúvida, o item mais importante. Refere-se à ciência da redução dos acidentes por meio de uma revisão metodológica de dados, programas e métodos. Apesar de não ser possível eliminar todos os tipos de acidente, muitos podem ser prevenidos ou evitados e outros podem ser limitados. É uma ciência complexa e, como tal, não pode ser executada apenas com cartazes, folhetos e desenhos, cujos resultados servem tão-somente para satisfazer o idealizador.

A segurança é definida, em toxicologia, como a certeza prática de que não irá ocorrer dano devido ao agente químico, quando este é usado na quantidade e na maneira proposta para seu uso. Risco é a probabilidade de um agente químico produzir efeitos indesejáveis sob condições específicas. Esses conceitos, apesar de se referirem à energia química, podem, sem qualquer restrição, ser estendidos para todas as formas de energia e de sua transferência, ou seja, para qualquer tipo de acidente.

A experiência tem demonstrado que é impossível determinar a segurança absoluta de qualquer produto, objeto, equipamento ou condição. Sempre há um risco, que pode ser maior ou menor na dependência de um número muito grande e diversificado de fatores. Assim sendo, como é preciso com ele conviver, é indispensável que sejam tomadas providências para sua redução até um nível tolerável.

O conjunto dessas providências constitui a chamada "gestão ou gerenciamento do risco", que consiste no processo de identificar, avaliar, selecionar e implantar ações com vistas à redução do risco para a saúde humana e o ecossistema. A gestão de riscos é considerada como um processo que compreende três etapas em ordem seqüencial: avaliação, gestão e comunicação do risco.

O gerenciamento, para ser realmente eficaz na redução ou eliminação dos riscos, deve ser factível, com benefícios razoavelmente relacionados aos custos e sensível às considerações políticas, sociais, legais e culturais. Além disso, deve considerar os contextos multifatoriais e multimeios, e estar baseado na melhor informação científica, econômica ou técnica disponível e, o que é mais importante, deve dar prioridade à prevenção e não apenas ao controle.

Uma decisão racional sobre a gestão de riscos exige informações válidas sobre todos os fatores que guiam o processo de regulamentação. As catego-

rias e os exemplos dos tipos de informação mais úteis para dirigir o processo de tomada de decisões são os seguintes:
1. *Ciência*
    - Riscos ecológicos e de saúde pública.
    - Exeqüibilidade técnica.
2. *Legislação*
    - Leis, decretos, portarias.
    - Opções.
3. *Economia*
    - Custos e benefícios.
    - Exeqüibilidade econômica das opções.
4. *Valores públicos*
    - Sensibilidade do público aos riscos.
    - Credibilidade dos órgãos de gestão.
5. *Comunicação*
    - Envolvimento do público.
    - Estratégia de comunicação das opções.
6. *Política*
    - Importância política dos riscos.
    - Aceitabilidade das opções pelo público.

Qualquer medida preventiva, para ser eficaz, necessita sempre levar em consideração a percepção da sociedade. Esta, com freqüência, percebe os riscos de modo diferente aos determinados cientificamente. Com relação aos meios de transporte, por exemplo, o público é mais sensível àqueles sobre os quais não tem controle, apesar de os profissionais por eles responsáveis serem genericamente bem mais competentes. Por outro lado, há uma tendência em subestimar o risco das formas sobre as quais tem controle. Além disso, há maior tolerância para o risco do transporte esportivo, como é o caso dos acidentes com motocicleta. É preciso também diferenciar o perigo do risco. Por exemplo, uma arma de fogo é potencialmente muito perigosa. Mas se guardada desarmada em um cofre trancado, seu risco é relativamente pequeno.

A prevenção dos acidentes deve ser baseada na sigla EELE, ou seja, engenharia, educação, legislação e economia.

O objetivo da *engenharia* é realizar modificações na situação ambiental ou no desenho do produto, para aumentar a segurança. Por exemplo, a modificação do ambiente do automóvel com a introdução do *air bag*, tornando-o mais seguro, assim como a modificação da embalagem do inseticida doméstico incluindo dispositivos que dificultam seu manuseio por crianças.

A *educação* consiste no conjunto de medidas que tem por objetivo persuadir o indivíduo, a família ou a sociedade a modificarem seus hábitos, para os tornar mais seguros.

A *legislação* se refere às leis ou regulamentos que modificam o comportamento individual e familiar ou das características ambientais. Por exemplo, a lei que obriga ao uso de capacete pelos motociclistas ou então a lei dos agrotóxicos, que estabelece diretrizes para seu uso seguro.

A *economia* tem como estratégia a criação de incentivos financeiros para implementação de medidas de controle de acidentes, bem como o cálculo da relação entre os custos e a prevenção dos acidentes. Os dados sobre custos são úteis na comparação dos vários problemas de saúde, na esquematização das prioridades de pesquisa e na seleção e estabelecimento das intervenções mais eficazes.

A freqüência, a gravidade e o potencial para óbito ou incapacidade e os custos tornam os acidentes um dos mais importantes problemas de saúde da criança e do adolescente. Nos EUA foi calculado que os acidentes resultaram em cerca de 14 bilhões de dólares em despesas médicas, durante toda a vida de seus habitantes, e de 66 bilhões em perdas atuais ou futuras no mercado de trabalho.

É preciso ressaltar que uma boa medida preventiva não é necessariamente aquela que é óbvia, mas a que é lógica. Por exemplo, as estatísticas demonstram que os acidentes com automóveis são uma das mais importantes causas de morbidade e mortalidade. A proibição do seu uso obviamente poderia acabar com o problema. No entanto, não é uma medida lógica, pois originaria uma série de graves problemas, desde o uso ilegal até as conseqüências do uso de veículos alternativos.

A prevenção primária procura eliminar os eventos que podem resultar em acidente. A prevenção secundária procura modificar as conseqüências de tais eventos, para prevenir ou reduzir a gravidade do acidente após sua ocorrência.

A estratégia da prevenção pode ser ativa ou passiva. A primeira exige vigilância constante ou uma alteração do comportamento, como, por exemplo, uma vigilância familiar mais rigorosa ou convencer o adolescente a não ingerir bebidas alcoólicas ao dirigir um veículo. As estratégias ambientais passivas atuam por meio do uso de equipamentos ou instrumentos que previnem o acidente. Por exemplo, a cobertura de piscinas ou a tampa de segurança na embalagem de medicamentos. Uma estratégia de prevenção tem menor probabilidade de ser eficaz quando for necessária uma participação ativa.

## BIBLIOGRAFIA

1. Burk TA et al. Regulando los Riesgos. ILSI, Washington, 1993.

2. Comission the Presidential/Congressional Commission on Risk Assessment and Risk Management. Framework for Environmental Risk Management, vol. 2, Washington, 1998.

3. Kotaka ET, Zambroni FAD. Contribuição para Construção de Diretrizes de Avaliação do Risco Toxicológico de Agrotóxico. ILSI, São Paulo, 2001.

4. Mace SE, Gerardi MJ, Dietrich AM et al. Injury prevention and control in children. Am J Emmerg Med 38:405-414, 2001.

5. Miller TR, Romano ED, Spicer RS. The cost of childhood unintentional injuries and the value of prevention. Future Child 10:137-163.

6. Stylianos S, Eschelberger MR . Pediatric trauma-prevention strategies. Pediatr Cl N Amer 40:1359-1368, 1993.

*Simone Gonçalves de Assis*
*Juaci Vitória Malaquias*

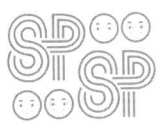

CAPÍTULO
2

# Mortalidade por Causas Violentas no Brasil

A partir da década de 1960, o Brasil passou por mudanças socioeconômicas, políticas e culturais que desencadearam alterações nos perfis de morbimortalidade da sua população. Essas modificações são denominadas "processo de transição epidemiológica" (Omram, 1971; Vermelho, 1994), ou seja, a substituição das doenças infecciosas e parasitárias pelas doenças cardiovasculares, neoplasias e causas externas. Tais alterações no processo de adoecimento e morte são resultantes, direta ou indiretamente, dos avanços tecnológicos e terapêuticos, mas principalmente de mudanças nas condições e qualidade de vida.

No Brasil, alguns autores analisam esse processo, ressaltando a heterogeneidade com que ele vem ocorrendo (Possas, 1988, Laurenti, 1990). Desse modo, observam-se ao mesmo tempo padrões de doenças típicas de espaços sociais subdesenvolvidos bem como doenças de sociedades modernas. Essa distribuição desigual da mortalidade tem sido identificada tanto entre as macrorregiões do país, quanto intra-regionalmente, constituindo perfis epidemiológicos de áreas geográficas e grupos sociais específicos e distintos.

As causas externas de mortes (categoria que engloba todos os acidentes, suicídios, homicídios e outras violências) têm apresentado tendência crescente no País, principalmente pela elevação do índice de homicídios (Mello Jorge, 1986 e 1988; Guimarães, 1995; Souza, 1995; Szwarcwald, 1985). Comumente, tanto os acidentes quanto as violências são denominados *causas violentas*, pois muitos acidentes resultam de ações ou omissões humanas e de condicionantes técnicos e sociais, sendo difícil estabelecer com precisão o caráter da intencionalidade. No caso de crianças e adolescentes, os acidentes são fruto da negligência dos seus responsáveis diretos, da falta de investimento público nas comunidades e rodovias ou da ausência de controle eficaz do trânsito. São, portanto, passíveis de prevenção.

O interesse pelo estudo das mortes violentas de crianças e adolescentes justifica-se em função dos seguintes fatores: pela magnitude, que o situa como a segunda causa de morte no País entre a população geral e a principal causa numa ampla faixa etária, que compreende de 1 a 49 anos de vida (Barros e cols. 2001; Souza e cols., 1997); por seu impacto, com mortes responsáveis por anos potenciais de vida perdidos, com incidência cada vez mais precoce, especialmente no caso dos jovens (Reichenheim e Werneck, 1994); por constituírem parte do intenso e amplo processo de violência vivido cotidianamente pelos habitantes de grandes centros urbanos, cujas taxas de mortalidade por violência são as mais elevadas do país.

Compreende-se que a violência decorre de uma rede de fatores socioeconômicos, políticos e culturais (Boulding, 1981; Domenach, 1981). Tais fatores se articulam, interagem e, finalmente, se concretizam nas condições de vida de grupos sociais e de áreas específicas, possibilitando ou dificultando suas variadas formas de ocorrência.

O material utilizado para análise foi constituído pelos óbitos de crianças e adolescentes ocorridos no país, no período de 1979 a 1999. As informações foram extraídas do Sistema de Informações sobre Mortalidade (SIM). A codificação da causa básica da morte foi feita segundo a 9ª revisão da Classificação Internacional de Doenças para os anos de 1979 a 1995 e segundo a 10ª revisão para 1996 em diante. Os óbitos foram agrupados por triênios, visando facilitar a apresentação dos resultados. O somatório de cada período foi dividido por três, visando obter uma média anual do triênio. Assim, constituíram-se sete períodos de análise: 1979/81, 1982/84, 1985/87, 1988/90, 1991/93, 1994/96 e 1997/99.

Os dados populacionais estimados foram extraídos da *home page* do Datasus/MS (www.datasus.gov.br), que utilizou informações fornecidas e calculadas pelo IBGE. As populações utilizadas no cálculo dos coeficientes de mortalidade foram estimadas por interpolação geométrica, fazendo-se a referência delas para primeiro de julho de cada ano do meio do triênio.

## A VIOLÊNCIA SOBRE CRIANÇAS E ADOLESCENTES NO BRASIL

O Brasil possuía, em 1999, 64 milhões de crianças (0-9 anos) e adolescentes (10-19 anos). Pela primeira vez em sua história, o País conta com maior quantidade de adolescentes do que de crianças: 34 e 30 milhões, respectivamente, vivendo a maior onda demográfica da população jovem. Paralelamente, mantêm-se a desigualdade social e a extrema concentração de renda que atinge não apenas suas famílias mas também uma multidão de adolescentes que sofrem com a concorrência e as restrições do mercado de trabalho e com a elevada pressão da sociedade de consumo.

Essa situação tem-se expressado diferencialmente segundo a faixa etária. Como se pode verificar na Fig. 2.1, as taxas de mortalidade por causas externas entre adolescentes demonstraram crescimento estatístico significativo à regressão linear simples (p<0,005) de 1979 a 1999, passando de 35,65 para 45,94 por 100.000 habitantes (crescimento de 28,9%). As taxas das crianças mantêm-se em patamares bem inferiores em todo o período, passando de 19,67 para 17,2 por 100.000 habitantes (diminuindo 12,6%, porém sem significância estatística).

A distribuição das taxas de mortalidade de crianças e adolescentes segundo o sexo está apresentada na Fig. 2.2; vê-se que o sexo masculino lide-

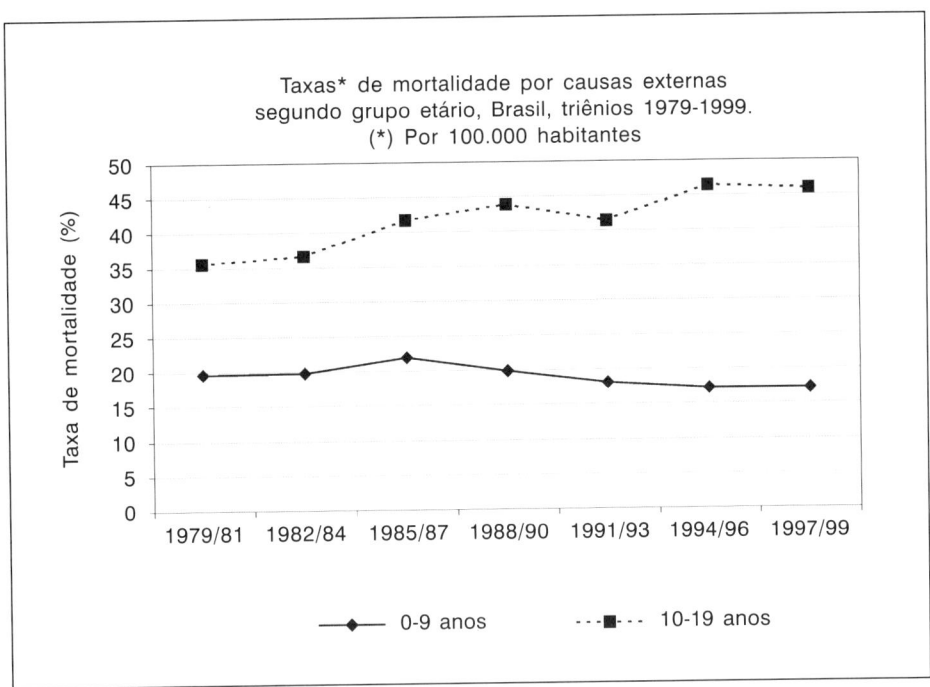

**Fig. 2.1** — *Taxas de mortalidade por causas externas segundo grupo etário.*

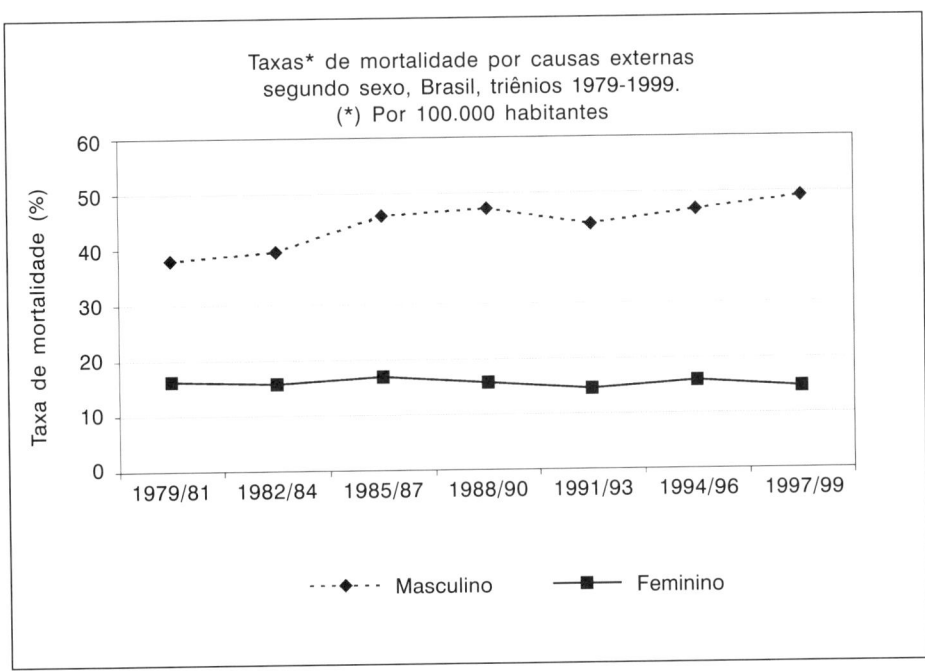

**Fig. 2.2** — *Taxas de mortalidade por causas externas segundo sexo.*

ra em todo o período. Inicialmente, morriam 2,3 meninos para 1 menina. Nos anos finais do estudo, a razão de sexo aumentou (3,3 para 1). Esse perfil é ainda mais exacerbado entre jovens brasileiros de 15-24 anos: 6,1 rapazes para 1 moça (Minayo e cols., 2002). A curva ascendente observada para o sexo masculino é estatisticamente significativa ($p<0,05$), indo de 38,05 para 49,03 por 100.000 habitantes no período investigado.

Nas Figs. 2.3 e 2.4 podem-se visualizar os tipos de causas externas que vitimam as crianças e os adolescentes brasileiros segundo sexo. Entre os homens, os homicídios são claramente ascendentes (p<0,001), passando de 4,74 para 18,23 por 100.000 habitantes (aumento de 285%).

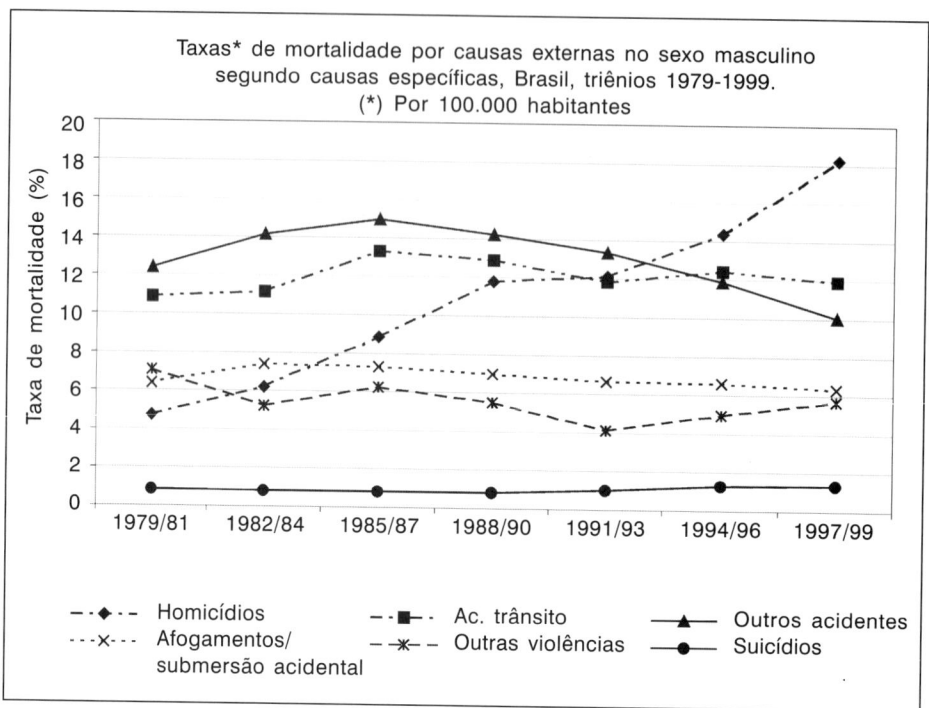

**Fig. 2.3** — *Taxa de mortalidade por causas externas para o sexo masculino.*

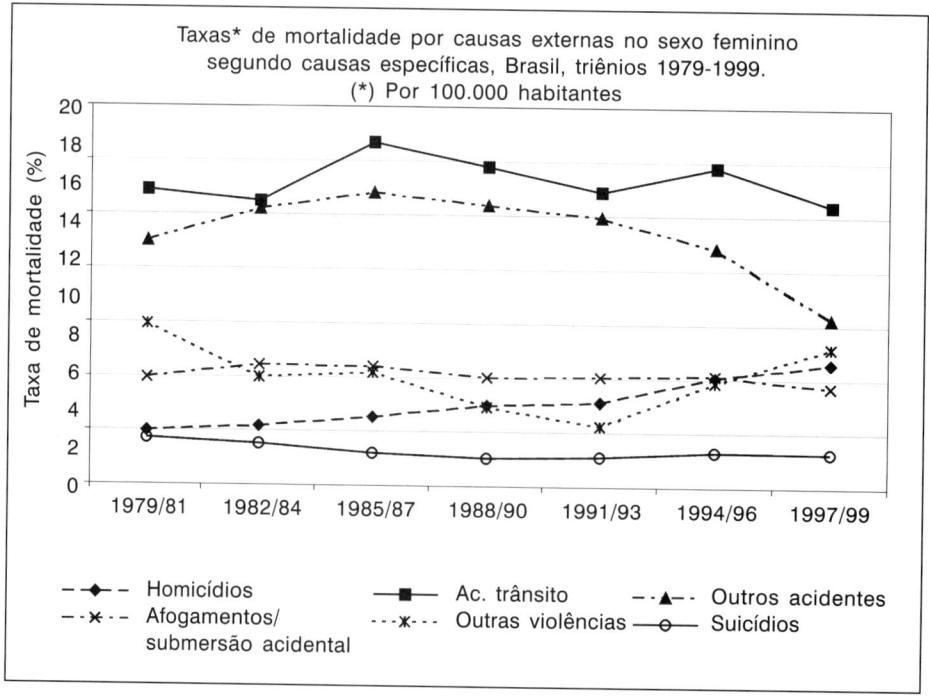

**Fig. 2.4** — *Taxa de mortalidade por causas externas para o sexo feminino.*

Os acidentes de transporte e os outros acidentes ocupam lugar de destaque no período, com o decréscimo dos últimos. Os afogamentos também são importante causa de morte em todo o período, seguidos pelas outras violências, que incluem os tipos de causas externas desconhecidas (se acidental ou intencionalmente infligidas). Esses tipos de causas não apresentaram evolução estatística significativa. Entretanto, vale ressaltar que, ao analisar separadamente os outros acidentes, notam-se o aumento das quedas (p<0,05) e a redução dos acidentes causados por fogo e chama (p<0,001) e envenenamentos (p<0,05).

Os suicídios, embora pouco freqüentes numericamente, têm importante ascendência no período — 62,5% (p<0,05).

Na Fig. 2.4 são apresentadas as taxas de mortalidade de crianças e adolescentes do sexo feminino. Vale ressaltar as diferenças nos patamares alcançados: enquanto as taxas dos meninos alcançaram o valor de 18,23 por 100.000 habitantes, as das meninas têm seu ápice em torno de seis óbitos para cada 100.000 habitantes.

As taxas de mortalidade do sexo feminino mantêm-se estáveis no período, não se comprovando nenhuma tendência estatisticamente significativa à regressão linear simples. Diferente do sexo masculino, a causa mais comum é o acidente de transporte que, embora oscile nos anos investigados, mantém-se em patamar similar nos triênios extremos.

Nota-se comportamento oposto dos homicídios e suicídios: no início do período, ambas as causas ostentavam a mesma taxa anual de mortalidade — 0,99 óbito por 100.000 habitantes. No triênio final, os suicídios decresceram cerca de 35% (0,64/100.000) e os homicídios subiram 130% (2,28/100.000).

Na verdade, para as meninas, a única tendência de redução estatisticamente significativa foi vista ao analisar separadamente os tipos de acidentes, caindo o índice de acidentes causados por fogo e chamas (p<0,05).

A seguir apresentaremos o perfil de mortalidade por causas externas de crianças e adolescentes, isoladamente, em função das diferenças existentes nessas duas fases da vida.

## MORTALIDADE DE CRIANÇAS (0 A 9 ANOS)

Em termos de mortalidade geral de menores de 1 ano de idade, houve radical decréscimo no período: no triênio 1979/81 morreram anualmente 17.8218 crianças e no 1997/99, 70.711, uma redução de cerca de 60%, mostrando os avanços médico-sanitários vivenciados pela população materno-infantil nas duas décadas avaliadas. Embora também tenha havido uma queda na fecundidade, a redução da população de menores de 1 ano no período foi de apenas 7,5%, contrastando com a intensa queda da mortalidade.

Dados do IBGE (2001) comprovam a queda da mortalidade infantil no País, embora salientem os intensos contrastes existentes regionalmente. Enquanto para o País se aponta uma taxa de mortalidade de 36 por mil nascidos vivos no ano de 1999, na região Nordeste têm-se 53%. Quando comparado a outros países latino-americanos como Costa Rica, Chile e Uruguai (taxas em torno de 10%), o Brasil apresenta uma taxa moderadamente elevada, havendo ainda muito a ser feito para a redução da mortalidade nesta faixa etária.

Na Tabela 2.1 observa-se a modificação no perfil de mortes, decrescendo as originadas por doenças infecciosas e parasitárias, respiratórias, das glândulas endócrinas, bem como as decorrentes de sintomas e sinais maldefinidos. Elevaram-se as afecções originadas no período perinatal (hoje a primeira causa de morte) e anomalias congênitas (segunda causa). Cabe lembrar a importân-

### Tabela 2.1
### Mortalidade Proporcional de Crianças Brasileiras. Triênios 1979/81 e 1997/99

| Triênio | 1979/81 | 1997/99 |
|---|---|---|
| **Menores de 1 Ano** | | |
| Causas | Média Anual de 178.218 Casos | Média Anual de 70.711 Casos |
| Afecções originadas no período perinatal | 29,5% | 52,2% |
| Sintomas, sinais e afecções maldefinidos | 23,7% | 11,5% |
| Anomalias congênitas | 4,1% | 10,7% |
| Doenças infecciosas e parasitárias | 21,7% | 9,9% |
| Doenças do aparelho respiratório | 11,8% | 7,7% |
| Glândulas endócrinas, nutrição, metabolismo e transtornos imunitários | 4,9% | 2,5% |
| Causas externas | 0,5% | 1,9% |
| **1-9 Anos** | | |
| Causas | Média Anual de 4.1876 Casos | Média Anual de 17.843 Casos |
| Causas externas | 12,4% | 24,4% |
| Doenças do aparelho respiratório | 15,0% | 15,5% |
| Sintomas, sinais e afecções maldefinidos | 32,9% | 15,3% |
| Doenças infecciosas e parasitárias | 20,1% | 14,3% |
| Neoplasmas | 3,1% | 7,3% |

cia do atendimento pré-natal para a redução das mortes perinatais, que atingem principalmente famílias de precárias condições socioeconômicas, com acesso insuficiente ao atendimento médico.

Proporcionalmente, as causas externas passaram do nono lugar no início do período para o sétimo no período recente, alcançando 1,9% de todos os óbitos na faixa de 0 a 1 ano.

Na faixa etária de 1 a 9 anos também se constatou redução significativa dos óbitos (57,4%) nas décadas investigadas (Tabela 2.1), alcançando uma média anual de 17.843 no triênio. Entretanto, elevou-se em 7,9% a população de crianças na faixa de 1 a 9 anos, constatando o aumento do perfil etário da população brasileira.

As doenças do aparelho respiratório respondem pela segunda causa de morte, seguida de perto pelos sintomas, sinais e afecções maldefinidos (porcentual mais elevado entre crianças e adolescentes — 15,3%).

Para o Brasil, no ano de 1999 observa-se uma taxa de mortalidade por causas externas em crianças de 16,4 por 100.000 habitantes. Na Fig. 2.5 vê-se a distribuição dessa taxa no território brasileiro no mesmo ano, em que houve 5.505 óbitos violentos na faixa dos 0-9 anos. As taxas apresentadas na Fig. 2.5 estão divididas segundo quartis.

Os estados/territórios com maior mortalidade são, em ordem decrescente: Roraima (76,9/100.000 habitantes), Distrito Federal (27,9), Amapá (26,9), Rondônia (24,7), Mato Grosso (22,5) e Goiás (21,4). Recomenda-se cautela na análise dos dados de estados/territórios como Roraima e Amapá, possuidores de uma pequena população de crianças, podendo influir nas taxas apresentadas. Maranhão e Piauí apresentaram as menores taxas por causas externas, 6,9 e 7,1 por 100.000 habitantes, respectivamente.

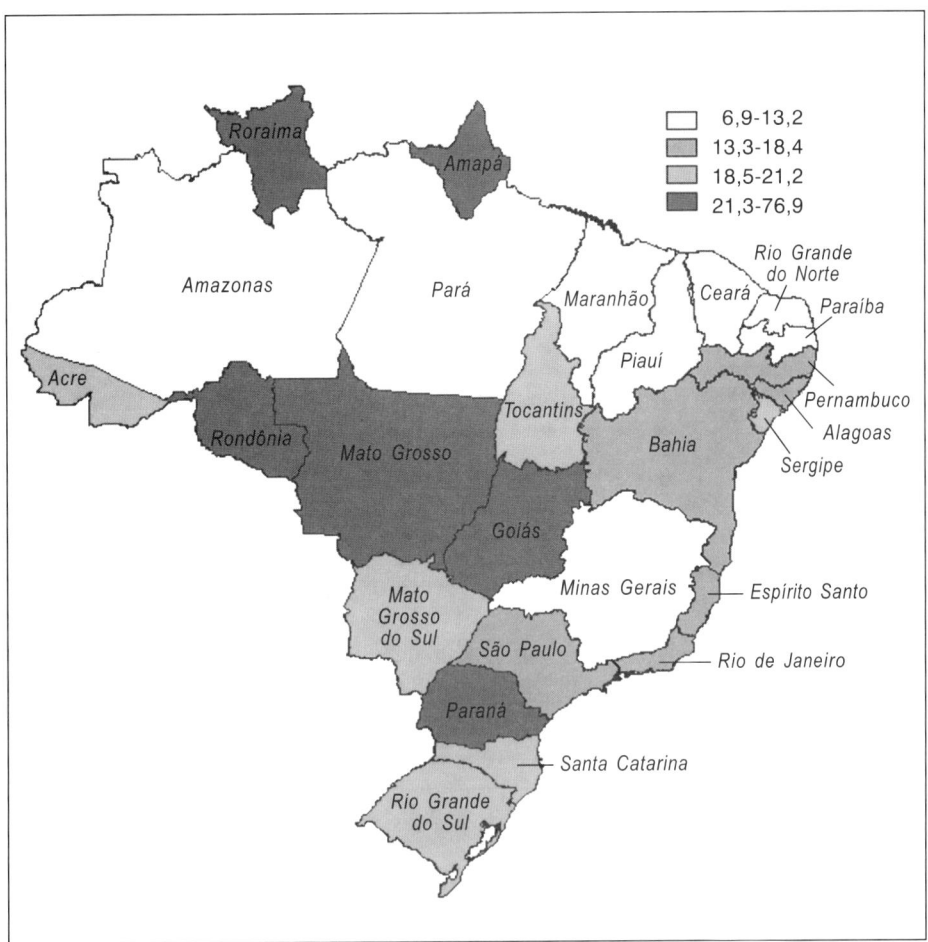

**Fig. 2.5** — *Taxas\* de mortalidade por causas externas na faixa etária de 0 a 9 anos, Brasil, 1999.*

Interessante apontar que os estados da região Sudeste que, tradicionalmente, lideram as taxas de mortes violentas de jovens e adultos possuem taxas reduzidas de mortes violentas infantis.

Os principais tipos de morte de crianças por causas externas no período de 1979 a 1999 estão apresentados na Fig. 2.6.

Na Fig. 2.6, constata-se que o principal tipo de morte é decorrente de outros acidentes, causados principalmente por efeitos adversos de drogas, medicamentos e substâncias biológicas, seguidos pelos decorrentes de fogo/chamas, quedas e envenenamentos. Observa-se seu decréscimo no período, passando de 6,98 para 4,71 por 100.000 habitantes, porém sem significância estatística. Olhando-se os acidentes separadamente, observa-se redução nos acidentes causados por fogo e chamas ($p<0,05$) e aumento nos acidentes por envenenamentos ($p<0,01$) e quedas ($p<0,05$). Os acidentes de transporte seguem em ordem de importância, apresentando o mesmo padrão de ocorrência no período, aumentando até o triênio 1985/87 e decrescendo a partir de então, sem, contudo, apresentar tendência estatisticamente significativa para o período como um todo.

Em relação aos acidentes de trânsito, vê-se a importância do crescimento dos atropelamentos de crianças no período investigado (dados não apresentados). No triênio 1979/81, 27% das mortes no trânsito se davam por atro-

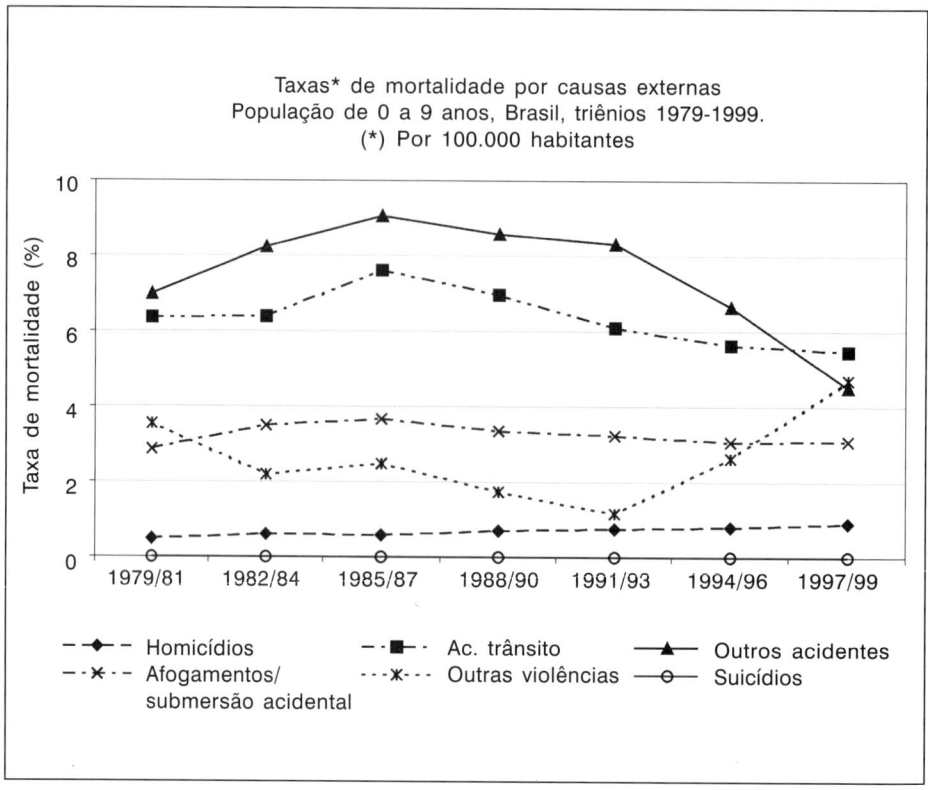

**Fig. 2.6** — *Taxa de mortalidade por causas externas. População de 0 a 9 anos.*

pelamentos. No triênio 1997/99, a incidência praticamente dobrou — 53%, fruto da maior complexidade do tráfego nas ruas e rodovias, associada à falta de uma política eficaz de prevenção aos acidentes de trânsito.

Os afogamentos e submersões ocupam o terceiro lugar em todo o período, sem apresentar oscilações significativas. Outros tipos de violência apresentam oscilação, com crescimento no período mais recente, mostrando um prejuízo na qualidade da informação. Parte desses óbitos ignorados pode ser responsável pelo decréscimo verificado nos outros acidentes. Essas oscilações indicam falhas no sistema de informação da mortalidade.

Os homicídios são o quinto tipo mais freqüente (298 casos anuais no triênio mais recente), evidenciando crescimento ($p<0,001$) mesmo em idade tão precoce. No triênio inicial, 25% dos homicídios infantis se davam por arma de fogo; no final, 33% tinham este instrumento como provocador de óbito.

O tipo de óbito mais incomum apontado na Fig. 2.6 é o suicídio, com três casos anuais no triênio de 1997/99 (taxas próximas a zero).

## MORTALIDADE DE ADOLESCENTES (10 A 19 ANOS)

A mortalidade de adolescentes por violência mostra comportamento muito distinto do observado em crianças. Como se pode constatar na Tabela 2.2, as causas externas ocupam o primeiro lugar na mortalidade proporcional de adolescentes, sendo responsáveis por 62,9% os óbitos, com uma média anual de 25.725 casos no último triênio estudado, crescente nas décadas investigadas (aumento de 22%).

No período investigado, a população brasileira adolescente cresceu cerca de 25%.

As causas violentas indefinidas ocupam o segundo lugar, seguidas pelas neoplasias bem como doenças do aparelho circulatório e respiratório (Tabela 2.2).

Para o Brasil, a taxa de mortalidade por causas externas em adolescentes no ano de 1999 é de 45 por 100.000 habitantes, bem superior à existente anteriormente para crianças. A Fig. 2.7 apresenta a distribuição das taxas de mortalidade de adolescentes segundo os estados/territórios da federação no mesmo ano. Dos 16.070 óbitos ocorridos neste ano, alguns estados ocupam lugar de destaque: Roraima (116,3/100.000), Rio de Janeiro (75,9), Espírito Santo (69,0), Amapá (68,6), São Paulo (67,6), Pernambuco (62,9) e Distrito Federal (59,7). A região Sudeste, a Capital Federal e o estado de Pernambuco despontam como as áreas que congregam elevada urbanização, concentração de renda e violência urbana. Mato Grosso do Sul se aproxima ao quartil mais elevado, com a preocupante taxa de 55,6/100.000. Novamente, cabe destacar que a população de adolescentes de Roraima e Amapá é pequena, podendo ter influenciado no resultado das taxas.

Os estados com menores taxas são: Maranhão (13,4/100.000), Piauí (17,7), Pará (23,0), Paraíba (24,0), Tocantins (26,4), Rio Grande do Norte (27,5) e Bahia (27,6), todos integrantes de regiões com menor grau de desenvolvimento: Nordeste, Norte e Centro-Oeste.

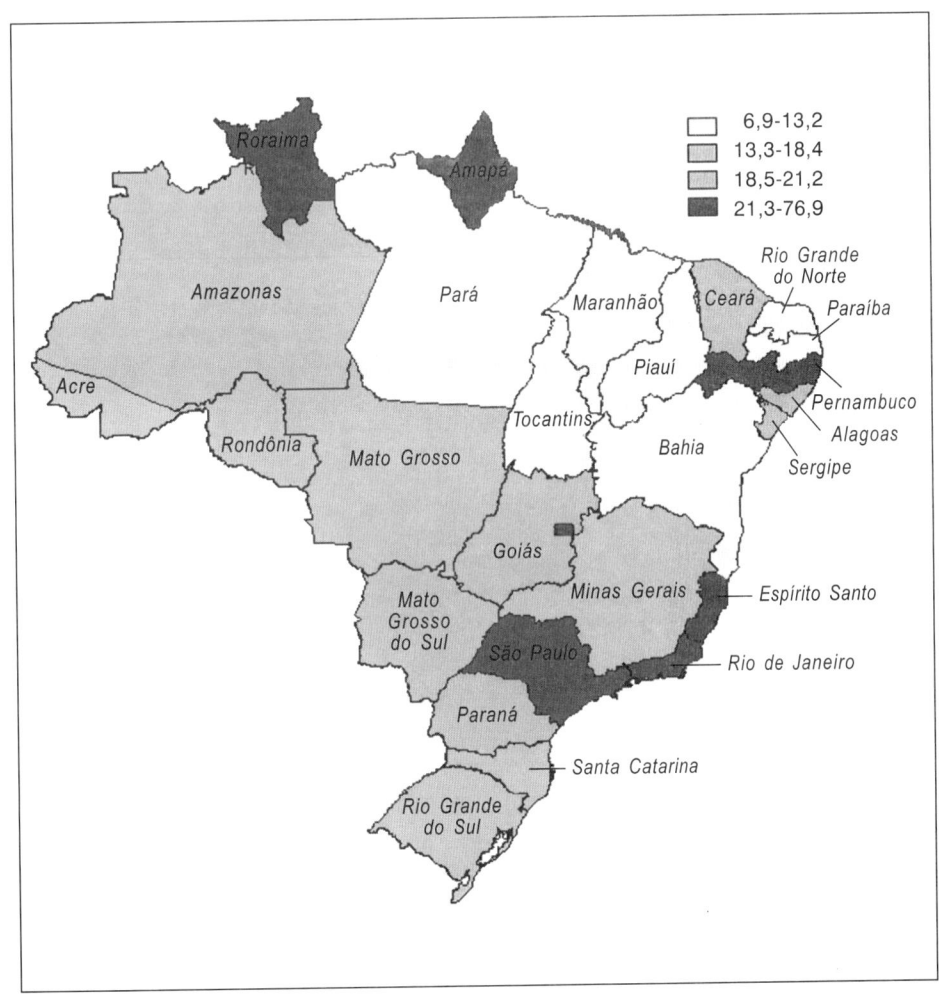

**Fig. 2.7** — *Taxas de mortalidade por causas externas. Faixa etária de 10 a 19 anos, Brasil, 1999.*

### Tabela 2.2
### Principais Causas de Mortalidade de Adolescentes Brasileiros (10 a 19 anos) Triênios 1979-81 e 1997/99

|  | 1979-1981 | 1997-1999 |
|---|---|---|
|  | Média Anual de 21.036 Casos | Média Anual de 25.725 Casos |
| Causas externas | 47,2% | 62,9% |
| Sintomas, sinais e afecções maldefinidos | 13,9% | 7,4% |
| Neoplasias | 5,9% | 6,0% |
| Doenças do aparelho circulatório | 7,0% | 4,6% |
| Doenças do aparelho respiratório | 5,1% | 4,6% |

Por último, apresentam-se os tipos de causas violentas que vitimam os adolescentes brasileiros (Fig. 2.8). Vale comentar o crescimento dos homicídios, que passam de 5,56 para 19,18 por 100.000 habitantes (p<0,001). No triênio 1979/81, 47% dos óbitos de adolescentes eram provocados por arma de fogo. No triênio 1997/99, esse percentual subiu para 67%, mostrando a difusão do uso dessas armas na sociedade brasileira.

A categoria "outras violências" também mostra crescimento estatisticamente significativo no período (p<0,005), indicando problemas na informação sobre causas externas. Os outros acidentes se mantêm relativamente estáveis nas décadas analisadas. Analisando separadamente os tipos de acidentes, houve redução estatisticamente significativa dos acidentes causados por fogo, chama e envenenamentos.

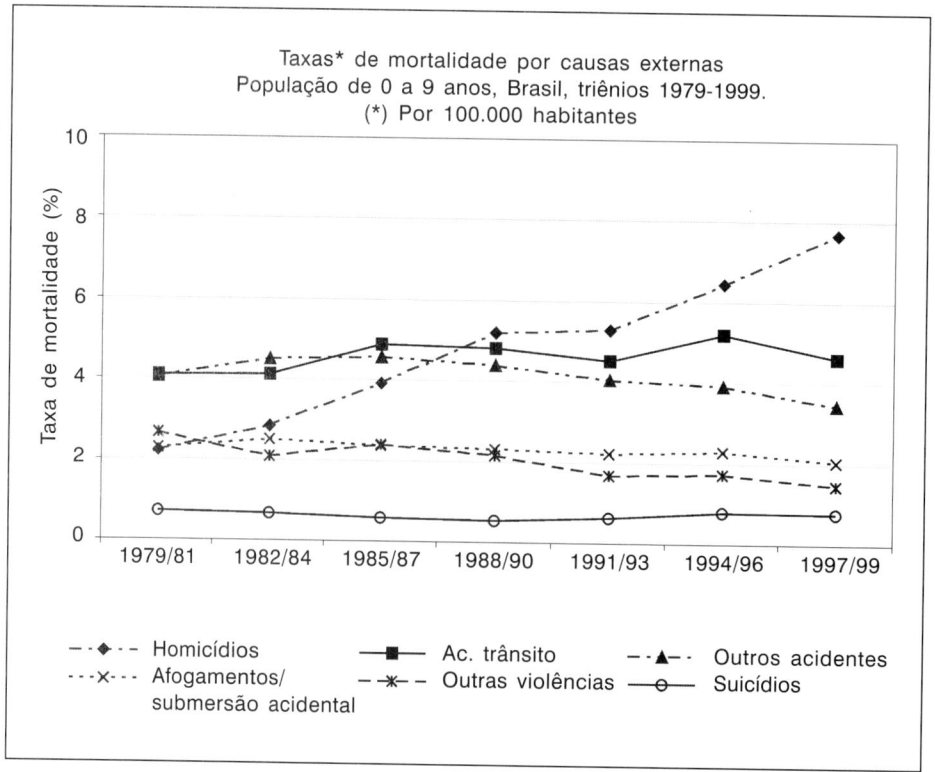

**Fig. 2.8** — *Taxas de mortalidade por causas externas. População de 10 a 19 anos.*

Os acidentes de transporte são estáveis no período. Cabe ressaltar, em relação aos acidentes de trânsito, que 20% dos adolescentes morreram atropelados nos anos de 1979/81; em 1997/99 este percentual subiu para 33%.

Embora os suicídios continuem estáveis, vale lembrar a diferença dos números nesta faixa etária: entre 1979/81 ocorreram 504 óbitos anuais (1,8 por 100000 habitantes); de 1997 a 1999, 669 adolescentes ceifaram suas vidas a cada ano (1,9 por 100.000 habitantes). Essas cifras, conhecidamente subestimadas, apontam para a desesperança e desespero que levam pessoas tão jovens a finalizarem suas vidas.

## CONCLUSÕES

Entre as conclusões a que se pode chegar, ao investigar as mortes violentas em crianças e adolescentes brasileiros, destacam-se:

a) a supremacia dos adolescentes do sexo masculino, alvos privilegiados de todas as formas de violência;

b) a importância dos acidentes causados por efeitos de drogas e medicamentos, fogo, quedas, envenenamentos e afogamentos especialmente entre crianças, e dos acidentes de transporte em todas as faixas etárias;

c) o aumento da incidência de quedas em crianças do sexo masculino e na faixa dos 0-9 anos de idade;

d) a redução dos acidentes causados por fogo, chamas e envenenamentos em todas as faixas etárias e em ambos os sexos;

e) as curvas crescentes dos homicídios em crianças e adolescentes de ambos os sexos e o aumento do uso das armas de fogo como instrumentos provocadores da morte;

f) a importância dos atropelamentos de crianças e adolescentes;

g) a falta de conhecimento sobre os suicídios na adolescência, problema maior no sexo masculino;

h) a necessidade de priorizar preventiva e assistencialmente os estados da região Centro-oeste e Paraná, que lideram as mortes violentas infantis, e os da região Sudeste e Pernambuco, responsáveis pela mortalidade adolescente.

Cabe ainda lembrar as mortes perinatais, em que mães e bebês sofrem diretamente os efeitos da violência estrutural que afeta ampla margem da população brasileira, em rota de exclusão social.

O diagnóstico dos eventos violentos precisa receber mais atenção por parte dos profissionais ligados às instituições envolvidas com essa problemática, especialmente os serviços de saúde e de segurança pública. À medida que houver melhor identificação dos casos, especialmente os óbitos de crianças (mais ignorados), haverá maior fidedignidade nas estatísticas oficiais. Para isso, é necessário que os médicos-legistas passem a preencher mais adequadamente a declaração de óbito, indicando claramente a causa básica da morte, e os policiais investiguem melhor as mortes violentas.

Para que o setor da saúde atente ao seu papel preventivo e assistencial, deve assimilar as especificidades das estruturas e dinâmicas próprias e diversificadas de cada estado/território, contemplando-os com políticas sanitárias coerentes com as suas necessidades. Em termos epidemiológicos, é importante pensar em melhorar os sistemas locais de informação, atualizados e fidedignos, visando à tomada de decisão e ação rápidas e eficazes. A redefinição das prioridades e a redistribuição dos serviços devem ser efetuadas em função da demanda. Isso, sem dúvida, evitaria grande parcela das mortes ocorridas no percurso e na peregrinação em busca de atendimento médico, otimizando os leitos hospitalares disponíveis para atendimento terciário.

A existência de serviços de emergência eficientes, que efetuem um rápido e adequado atendimento às vítimas, reduziria a elevada mortalidade provocada pelos acidentes e pelos homicídios.

Pela própria complexidade e especificidade destes agravos, percebe-se que a atuação preventiva do setor de saúde não pode se restringir ao atendimento em serviços. É preciso que suas políticas se dirijam a etapas anteriores, integrando sua atuação à de outros setores e instituições. A diminuição das desigualdades sociais, a melhoria do sistema educacional, das condições do trânsito, o combate ao crime organizado são exemplos de medidas urgentes a serem adotadas para evitar este quadro lastimável de violência, ao qual a sociedade precisa responder.

## AGRADECIMENTO

À epidemiologista Ana Cristina dos Reis, por auxiliar na organização do plano de análise.

## BIBLIOGRAFIA

1. Barros MDA, Ximenes R, Lima Mlc. Mortalidade por Causas Externas em Crianças e Adolescentes: Tendências de 1979 a 1995. Rev. Saúde Pública 35(2):142-149, 2001

2. Boulding E. Las Mujeres y la Violencia Social. La Violencia y sus Causas. Paris: Unesco, pp.265-79, 1981.

3. Domenach JM. La Violencia. La Violencia y sus Causas. Paris: Unesco, pp. 33-45, 1981.

4. Guimarães MJB, Lessa F, Regazzi AP, Aquino T, Melo N. Violência urbana em Recife: ascensão da mortalidade por causas externas 1980-1991. In: Resumos do 1º Congresso Brasileiro de Ciências Sociais em Saúde, 1995 nov. 7-10, p. 53. Curitiba, Paraná. Rio de Janeiro: Abrasco: 1995.

5. Instituto Brasileiro de Geografia e Estatística (IBGE). Síntese dos Indicadores Sociais, 2000. Rio de Janeiro: IBGE, 2001.

6. Laurenti R. Transição Demográfica e Transição Epidemiológica. In: I Congresso Brasileiro de Epidemiologia, 1990. Anais... Rio de Janeiro: Abrasco, pp. 143-65, 1990.

7. Mello Jorge MHP. Mortes Violentas em Menores de 15 Anos no Brasil. Boletín de la Oficina Sanitaria Panamericana, v. 100, n. 6, 1986.

8. Mello Jorge MHP. Investigação sobre a Mortalidade por Acidentes e Violências na Infância. São Paulo: Faculdade de Saúde Pública. 345 p., 1988. (Tese de Livre-docência.)

9. Minayo MCS, Souza ER, Reis A, Silva CMPF, Malaquias JV. Morbimortalidade de jovens por causas violentas no Brasil: uma análise dos anos 90. Rio de Janeiro: CLAVES/CENEPI/MS, 2002

10. Omram AR. The Epidemiologic Transition: A Theory of the Epidemiology of Population Change. Milbank Memorial Fund Quarterly, 49 (part 1), pp. 509-38, 1971.

11. Possas CA. Padrões Epidemiológicos e Política de Saúde no Brasil. Rio de Janeiro: ENSP/Fiocruz. Tese de Doutoramento. 301 p., 1988.

12. Reichenheim ME, Werneck, GL. Anos potenciais de vida perdidos no Rio de Janeiro, 1990. As mortes violentas em questão. Cadernos de Saúde Pública, 10:188-98, 1994. Suplemento.

13. Souza ER. Homicídios: metáfora de uma nação autofágica. Tese de Doutorado. Rio de Janeiro: Escola Nacional de Saúde Pública/Fiocruz, 1995.

14. Assis SG, Silva CPFS. Violência no município do Rio de Janeiro: áras de risco e tendências da mortalidade entre adolescentes de 10-19 anos. Rev. Panam. Salud Publica 1(5):389-98, 1997.

15. Szwarcwald CL. Mortalidade por Causas Externas no Brasil. RADIS/DADOS, n. 8, 16 p., 1985.

16. Vermelho LL. Mortalidade de jovens: análise do período de 1930 a 1991. A transição epidemiológica para a violência. Tese de Doutorado. São Paulo: Faculdade de Saúde Pública, USP, 1994.

*Renata Dejtiar Waksman*
*Regina Maria Catucci Gikas*

CAPÍTULO 3

# Papel do Pediatra no Desenvolvimento do Comportamento Seguro

## INTRODUÇÃO

Os acidentes são causa crescente de mortalidade e invalidez na infância e na adolescência, e importante fonte de preocupação em nosso País, já que ocupam uma posição de destaque, constituindo-se no grupo predominante de causas de morte a partir de 5 anos de idade (38% de todas as mortes na faixa etária de 5 a 9 anos), e em algumas áreas já sendo a principal causa na faixa etária de 1 a 4 anos (17% do total). O mais impressionante é que 47% do total de mortes de adolescentes de 10 a 14 anos decorrem de causas externas (acidentes e violências).

A cada ano, 120 mil brasileiros morrem e outros 360 mil sobrevivem com incapacidade física permanente devido aos acidentes. De acordo com o Ministério da Saúde, as mortes por essa causa, no Brasil, dobraram em número nas duas últimas décadas.

As causas externas relacionadas ao trauma incluem: lesões não-intencionais (atropelamentos, acidentes envolvendo ocupantes de veículos automotores, afogamentos, queimaduras, quedas, envenenamentos e obstruções de vias aéreas) e lesões intencionais (homicídios, suicídios e abuso).

Em 1999, segundo dados do Ministério da Saúde, as lesões não-intencionais resultaram em morte de 8.313 crianças e adolescentes até 14 anos (cerca de 30% do total de mortes para esta faixa etária). Desse total, 14,8% eram crianças com menos de 1 ano e 24,7% eram crianças que tinham entre 1 e 4 anos. As crianças entre 5 e 9 anos representaram 25,2%, e os adolescentes entre 10 e 14 anos, 35,3%.

Na faixa etária até 1 ano, a principal causa de morte é a obstrução de vias aéreas, seguida de acidentes envolvendo veículos automotores, afogamentos e quedas. No grupo entre 1 e 4 anos, os acidentes envolvendo veículos automotores lideram as causas de morte, seguidos de afogamentos, obstruções das vias aéreas e quedas.

Na faixa etária de 5 a 14 anos, as mortes conseqüentes a acidentes envolvendo veículos automotores continuam na liderança, seguidas de afogamentos, quedas e obstruções das vias aéreas. Na primeira metade do século 20, a prevenção de acidentes iniciou-se com a premissa de que as pessoas que sofriam acidentes eram descuidadas, ignorantes ou indiferentes. Em 1942, DeHaven ressaltou a importância dos mecanismos e da biomecânica dos acidentes, e também o fato de estes serem evitáveis. Sete anos depois, foi instituído, por John Gordon, o conceito da epidemiologia dos acidentes, ao ser comparado com o que se conhecia das doenças infecciosas: os acidentes poderiam, assim, ser caracterizados por possuir variação episódica e sazonal, tendências a longo prazo e distribuição demográfica. Em 1961, esse conceito foi modificado por Gibson, que introduziu o conceito da transferência de energia como causa direta do acidente. Somente 11 anos depois o Dr. William Haddon Jr. desenvolveu esse conceito, resumindo-o em sua matriz (Tabela 3.1).

Ao se considerar o acidente desta forma, em todas as suas dimensões epidemiológicas e em uma fase por vez, surgem, assim, em seqüência causal, as hipóteses específicas dos fatores de risco e os principais pontos de intervenção.

No período pré-acidente, investigam-se os fatores de risco (como idade ou sexo), mas a prevenção depende mais do exame daqueles fatores de risco que poderiam ser modificados; nessa etapa, pode-se citar como exemplo o ato de separar o ciclista do trânsito; na fase seguinte (a do acidente), recomenda-se (ou obriga-se ao!) o uso do capacete para todos os ciclistas; e, no período pós-acidente, destaca-se a disponibilidade de serviços médicos de emergência e de atendimento ao trauma habilitados para tal.

## BIOMECÂNICA

A bioengenharia estuda os acidentes e desenvolve tecnologias de segurança, que irão reduzir o seu risco e a sua severidade. Os princípios biomecânicos mais importantes referem-se à energia envolvida nos acidentes, de acordo com

**Tabela 3.1
Dimensão Epidemiológica**

| Fases | Hospedeiro | Agente | Ambiente Físico | Ambiente Socioeconômico |
|---|---|---|---|---|
| Pré-acidente | Fazer campanhas de prevenção | Reduzir a quantidade | Separar o agente da vítima | Modificações ambientais |
| Acidente | Estabilizar e reparar | Diminuir a liberação de energia | Afastar os outros agentes | Disponibilidades de barreiras ou proteções |
| Pós-acidente | Reabilitar | - | Encaminhar para centros de trauma | Suporte e treinamento de atendimento de emergência |

a premissa de que as lesões ocorrem quando um corpo é exposto a uma quantidade de energia que ultrapasse a sua habilidade de absorvê-la ou dissipá-la. A partir daí, elaboram-se medidas para a prevenção dessas ocorrências, visando minimizar as formas danosas de energia, sem que ocorram lesões estruturais ou funcionais ao corpo.

A gravidade do acidente relaciona-se com a quantidade de energia que o corpo pode manipular (varia diretamente de acordo com a distância de uma queda livre e com o quadrado da velocidade do impacto), com a direção do impacto, com as propriedades mecânicas do tecido envolvido, com a rapidez do impacto e com sua localização.

## COMPORTAMENTO

As principais estratégias para prevenir os acidentes são:
• orientar as pessoas em risco a alterar seu comportamento e melhorar sua proteção;
• incentivar mudanças de comportamento individuais por meio de leis ou normas administrativas;
• promover proteção automática por meio de produtos seguros.

Todas as causas possíveis dos acidentes, de alguma forma, envolvem as ações (ou sua falta!) individuais e os fatores biopsicossociais, que podem manter ou romper o equilíbrio hospedeiro-agente-meio ambiente.

Abordam-se neste texto alguns conceitos básicos dos principais riscos a que as crianças e os adolescentes estão sujeitos, segundo seu desenvolvimento e o papel que o pediatra desempenha na área de prevenção e controle dos acidentes.

## DESENVOLVIMENTOS E RISCOS

Existem certos aspectos, relativos à idade das crianças, que as tornam suscetíveis a diferentes situações de risco.

*Recém-nascido.* É naturalmente dependente do adulto; completamente indefeso, não possui controle motor, não levanta a cabeça. Passa a maior parte do tempo no berço ou no carrinho. As principais situações de risco são quedas (colo, berço, trocador), queimaduras (água do banho, mamadeira, cigarro), afogamentos (banho), intoxicações (medicamentos), sufocações e engasgos (leite, talco, brinquedos).

*Primeiro ano de vida.* Caracteriza-se pelo desenvolvimento rápido: aos quatro meses já se vira, senta com apoio, leva tudo à boca, rola, agita-se no banho; a partir dos sete meses está em movimentação contínua, senta sem apoio, tenta pôr-se de pé; aos nove meses engatinha, seu mundo amplia-se, sua enorme curiosidade faz dele um pequeno explorador. Principais riscos de acidentes: além dos citados anteriormente, aspiração, ingestão ou introdução de objetos pequenos nos orifícios naturais, engasgos com objetos, choques elétricos (dedo na tomada ou fio desencapado).

*Crianças de 1 a 3 anos.* Possuem grande energia motora, andam, correm, necessitam de espaço, não desviam de obstáculos, não conseguem parar com facilidade, sobem e descem escadas, chutam bola, pedalam triciclos, aperfeiçoam o equilíbrio, têm maior domínio sobre os grandes movimentos e realizam movimentos delicados. Nessa idade, os acidentes são mais freqüentes e graves: afogamentos (piscinas, tanques, baldes), atropelamentos, picadas venenosas, mordeduras, traumas (quedas ou colisões), queimaduras (térmicas, elétricas, químicas), além dos acidentes já citados nas outras faixas etárias.

*Crianças de 3 a 7 anos.* O mundo delas já se amplia: brincam no parque e na calçada, freqüentam a escola, sua curiosidade é infinita, perguntam como e por que sobre tudo que as rodeia, inclusive sobre as normas de segurança que devem seguir. Querem fazer sempre o que desejam, mas com pequena capacidade de previsão de riscos. Estão sujeitas a acidentes de trânsito, ferimentos, traumas (aqui se inclui o uso de bicicletas e patins), além dos citados nas outras faixas etárias.

*Crianças de 7 a 10 anos.* Já podem ter aprendido noções de segurança, mas ainda não possuem o pensamento concreto e organizado; seu comportamento reflete desafio às regras estabelecidas que visam à sua proteção, suas habilidades estão aquém de seu julgamento crítico e sem a supervisão do adulto, em situações complexas, como no trânsito, tornam-se vítimas de atropelamento, quedas, ferimentos e lacerações, agressões, impactos contra objetos e pessoas.

*Adolescentes de 10 a 14 anos.* Nessa etapa, descobrem a própria personalidade, possuem maior força física, seus movimentos estão bem coordenados, porém atuam algumas vezes sem pensar nas conseqüências, experimentam e exploram seu ambiente com mais liberdade e sofrem influência de amigos e do ambiente. Aqui, já se refletem imprudência ou desorientação. Principais riscos: traumas, contusões (esporte, trânsito), queimaduras, afogamentos, vícios (fumo, álcool, drogas).

## PREVENÇÃO DE ACIDENTES DOMICILIARES E PERIDOMICILIARES

As orientações feitas pelo pediatra durante a consulta de puericultura deverão ser simples, diretas e adaptadas à idade, às fases do crescimento e do desenvolvimento da criança e às condições socioeconômicas da família.

O pediatra tem por obrigação incorporar a prevenção de acidentes durante as consultas de rotina (Tabela 3.2), da mesma forma que orienta a alimentação e as imunizações da criança. É muito importante que as orientações sejam dadas desde o período pré-natal, conscientizando, assim, os pais sobre a necessidade de se tornar o ambiente doméstico seguro para a chegada do bebê.

O papel do pediatra na área de prevenção dos acidentes é fundamental: como profissional, encontra-se em contato, de forma regular, com a criança e seus pais, estabelece e mantém um relacionamento constante baseado nas preocupações a respeito da saúde, do crescimento e do desenvolvimento infantis, passa a ser personagem-chave para informar sobre os riscos que a criança corre, orientar as medidas de prevenção e usar sua influência para tentar modificar o comportamento individual. Pode, além disso, desenvolver pesquisas sobre os acidentes, além de colaborar com a legislação nos aspectos referentes à segurança infantil, para reduzi-los.

## QUEDAS

As quedas representam a causa mais comum de acidentes não-fatais e estão entre as principais causas de morte de crianças e adolescentes, sem contar o número extremamente elevado de atendimentos em serviços de emergência devido a essa causa. A maioria das quedas ocorre dentro das casas, sendo um quarto em escolas, parques e clubes.

Crianças de até 4 anos sofrem quedas com maior freqüência em casa, de um nível para outro, de escadas, de móveis e de janelas. Crianças maiores caem ou escorregam em um mesmo nível, ou colidem com outra pessoa ou com a mobília. As lesões mais freqüentes decorrentes das quedas são as lacerações e as fraturas; os traumatismos cranioencefálicos contribuem com a maioria das mortes.

## Papel do Pediatra

Aconselhar a respeito dos riscos e da prevenção das quedas em todas as consultas, enfatizando o perigo dentro e fora de casa, à medida que a criança vai crescendo.

### Orientações

Nunca deixar a criança sozinha em cima de qualquer móvel (sofá, cadeira).
Verificar se os equipamentos da criança oferecem segurança e utilizá-los conforme as instruções.
Baixar o estrado e o colchão do berço assim que o bebê estiver sentando sem apoio, e não deixar travesseiros, brinquedos ou objetos soltos no berço — a criança vai utilizá-los como apoio para ficar em pé.
Andadores não devem ser estimulados, já que são perigosos, especialmente em casas com escadas.
Todos os equipamentos devem ser utilizados com cinto de segurança corretamente afivelado (bebê-conforto, cadeirão, carrinho, assento para carro).
Instalar proteção nas escadas (em cima e embaixo), redes ou grades nas janelas, travas de limitação de abertura nas janelas, manter os portões trancados e o acesso para cozinha e lavanderia restrito.
Não manter móveis embaixo das janelas.
Adaptar os pisos: mantê-los limpos, não-encerados, secos e com tapetes bem aderidos.
Os calçados devem ter solas de borracha.
Desencorajar brincadeiras (bola, pipa) e jogos em varandas, deques, lajes e terraços.

## INTOXICAÇÕES

A exposição a substâncias tóxicas é muito comum na infância, particularmente nos primeiros anos de vida.
Os produtos que mais freqüentemente levam a intoxicações incluem produtos de limpeza, medicamentos, cosméticos e plantas. Os medicamentos que causam o maior número de mortes, no caso de intoxicações, são analgésicos, antidepressivos, sedativos, hipnóticos, estimulantes, drogas ilícitas, drogas cardiovasculares e álcool.
Os padrões de intoxicações variam com o sexo e a idade; até a adolescência pode não ocorrer predominância de sexo, mas entre adolescentes as intoxicações ocorrem com maior freqüência no sexo feminino e, com o aumento da idade, assumem caráter intencional.
O pediatra sempre precisa ter em mente que a intoxicação pode fazer parte do diagnóstico diferencial, ao examinar uma criança com nível de consciência alterado, vômito, choque, convulsão ou arritmia cardíaca.

## Papel do Pediatra

O pediatra deve orientar os pais a respeito da interação entre o desenvolvimento da criança e o risco de intoxicações.
Os pais devem estar orientados a reconhecer, em suas casas, áreas de risco conhecidas, afastando a criança do contato com produtos químicos e de limpeza, medicamentos, plantas, inseticidas e instrumentos de jardinagem.

Orientar que todas as embalagens originais devem ser mantidas.

Os produtos "perigosos" devem ser colocados em armários altos e trancados.

Os pais não devem manter substâncias tóxicas e venenos em casa.

Os medicamentos não mais utilizados, com as embalagens abertas e com data de validade vencida, devem ser descartados.

É muito importante orientar que os medicamentos não podem ser comparados ou confundidos com doces — a criança deve saber que necessita tomar um remédio, que pode não ter sabor agradável.

Os pais precisam saber que grande parte das intoxicações por medicamentos ocorre quando a criança, em visita a alguma pessoa da família ou a vizinho que toma regularmente alguma medicação e não possui o hábito de guardá-la, principalmente por não ter crianças em casa, ingere inadvertidamente tal medicação.

Os pediatras sempre devem considerar o risco de intoxicações quando prescrevem medicamentos, e devem tomar algumas precauções, como orientar a família a seguir corretamente a receita médica, a não praticar a automedicação e a manter todos os medicamentos fora do alcance das crianças.

## Acidentes de Trânsito

Após o primeiro ano de vida, a energia mecânica transmitida pelos veículos automotores torna-se causa importantíssima de morte ou de seqüelas graves em crianças ou adolescentes.

Os atropelamentos seguem acontecendo numa proporção assustadora, e a legislação e as campanhas preventivas parecem pouco interferir nas estatísticas nacionais.

As crianças, quando passageiras de veículos motorizados, quase sempre circulam soltas pelo carro, quando não no banco dianteiro.

Os acidentes de trânsito em nosso meio, envolvendo crianças e adolescentes, quer como pedestres, quer como passageiros, infelizmente continuam alimentando as estatísticas com um grande número de mortes. Os pediatras podem e devem reforçar a importância do problema, seja nas consultas de rotina, seja participando das campanhas que envolvem a comunidade; para tanto, necessitam estar bem-informados a respeito dos fatores epidemiológicos, do comportamento das crianças na rua, do uso de dispositivos de segurança dentro dos veículos (cinto e cadeirinha), além dos riscos que envolvem os ciclistas.

### Papel do Pediatra

Orientar os pais a serem exemplo para seus filhos, respeitando as normas de trânsito.

Os pais devem ser alertados a sempre atravessarem as ruas segurando firmemente seus filhos pelo punho.

Os pais devem saber que a rua não é lugar para brincar, e que seus filhos serão supervisionados até que sejam pedestres de comportamento seguro, independentemente da idade que tiverem.

Orientar que o uso de capacete é obrigatório para ciclistas.

Lembrar que as bicicletas devem ser de tamanho apropriado para a criança.

Reforçar sempre que o banco de trás do automóvel é o local mais apropriado para crianças e adolescentes com até 1,45m de altura, e que o uso de dispositivos, como cinto de segurança de três pontos e assentos apropria-dos para cada faixa etária, é fundamental para a segurança da criança.

# Afogamentos

O afogamento caracteriza-se pela morte resultante do acidente por submersão.

Esse tipo de acidente figura entre as principais causas de morte de crianças, logo depois dos acidentes de trânsito. Para cada morte por afogamento, cerca de outros quatro acidentes por submersão ocorrerão.

## Papel do Pediatra

Orientar os pais a nunca deixarem crianças sozinhas em piscinas, mar ou nas áreas que os cercam.

Alertar os pais, se possuírem piscina em casa, de que esta deve estar protegida com cerca alta e apropriada em toda a sua extensão, portão com fechadura e alarme.

Os pais devem ser lembrados de que mesas, cadeiras ou lonas cobrindo a piscina não protegem as crianças dos acidentes por submersão.

Brinquedos, bicicletas e triciclos devem ser mantidos afastados da área da piscina.

Lembrar as famílias de que banheiras, baldes, bacias e tanques representam também grande perigo de afogamento, e nunca devem ser deixados com água em seu interior.

As crianças podem se afogar também nos vasos sanitários, portanto não devem ser deixadas sozinhas nos banheiros.

Os pais devem ser lembrados de que, mesmo que as crianças estejam tendo aulas de natação, existe o risco de afogamento.

A supervisão das crianças deve ser constante, mesmo quando usam dispositivos de flutuação (bóias, coletes salva-vidas, barcos de plástico).

Os adolescentes também correm risco de sofrer afogamentos: deve-se orientá-los a não nadar após ingestão de bebidas alcoólicas, a não nadar sozinhos e a entender o perigo de lesões de coluna e medula irreversíveis, que podem ocorrer após mergulhos em locais desconhecidos.

# Queimaduras

Crianças pequenas têm dificuldade de escapar de construções pegando fogo; as mortes ocorrem geralmente por inalação de fumaça, mais do que por queimaduras.

Na idade pré-escolar, as crianças gostam de brincar de acender fósforos ou isqueiros ou manipular produtos inflamáveis, constituindo-se, assim, no grupo de maior risco de mortes em incêndios domiciliares. Deve-se lembrar, também, que produtos relacionados ao tabaco e aos cigarros podem iniciar muitos incêndios.

Queimaduras por escaldamento devido a líquidos quentes ocorrem em grande freqüência, demandando atendimento em prontos-socorros e, muitas vezes, hospitalizações. Esses acidentes costumam ocorrer na cozinha como resultado de derramamento do conteúdo das panelas sobre a criança.

Outras queimaduras podem ocorrer com a água do banho, seja de chuveiro ou de banheira, geralmente porque a temperatura da água não foi testada de forma adequada ou porque a criança (ou seu irmão) foi deixada sozinha no banho e manipulou as torneiras.

*Observação*: o pediatra deve estar atento para diferenciar as lesões intencionais das não-intencionais, como queimaduras em forma circular, provocadas por cigarros e lesões simétricas, provocadas por escaldadura intencional.

### Papel do Pediatra

Orientar as famílias e os adolescentes a não fumar.

Os pais devem ser alertados a não deixar crianças sozinhas em casa e que estas não devem ter acesso a fósforos, isqueiros e produtos inflamáveis.

Descrever os principais mecanismos e causas dos escaldamentos, alertando para os perigos dos alimentos e da água do banho.

Alertar para o perigo que a cozinha representa, principalmente nos horários de preparo das refeições.

Reforçar a medida de não carregar a criança no colo enquanto estiver cozinhando, ingerindo líquido quente ou fumando.

As famílias devem ser orientadas a não deixar copos, xícaras ou pratos contendo líquidos quentes perto das bordas de mesas ou pias.

As panelas devem sempre ficar com os cabos direcionados para a região central do fogão, e as bocas de trás devem ser utilizadas preferencialmente para preparo dos alimentos.

O pediatra deve reforçar sempre para as famílias a orientação de testar a temperatura dos líquidos que oferecerão à criança e da água do banho.

Outro perigo que deve ser alertado às famílias refere-se ao uso do forno de microondas; mamadeiras aquecidas nesses aparelhos podem ficar com a sua estrutura morna, enquanto o líquido em seu interior, principalmente na parte superior, pode estar fervendo.

Para evitar queimaduras de contato, orientar o uso cuidadoso dos inaladores e vaporizadores, evitando aqueles que esquentam a água em seu interior.

Os pais devem sempre ser lembrados de não deixarem a criança sozinha no banheiro, no chuveiro e na banheira, porque ela (ou seu irmão) pode manipular a torneira de água quente e, conseqüentemente, podem ocorrer queimaduras graves.

## ACIDENTES COM ARMAS DE FOGO

Um grande problema enfrentado hoje decorre do aumento da violência em todos os níveis, somado à atitude das pessoas em manter armas de fogo em casa. Isso só tem contribuído para aumentar as estatísticas de mortalidade, porque essas pessoas, em sua maioria, mantêm as armas carregadas, destravadas e em local acessível para as crianças.

Os médicos devem ter conhecimento das estatísticas de mortalidade por essas causas em sua comunidade, para então poder atuar de forma enérgica, procurando refrear esse hábito, tão comum na atualidade.

Outra preocupação está no uso difundido de brinquedos que imitam perfeitamente armas de verdade, sendo utilizados principalmente por meninos, que repetem as cenas a que assistem pela televisão, nos telejornais ou nos desenhos animados.

### Papel do Pediatra

Orientar os pais a não manter armas em casa, e, se isso for inevitável, devem saber onde e como guardá-las.

Lembrar os pais de que a melhor proteção para crianças e adolescentes está em não ter armas em casa ou nos locais por onde eles circulam.

Os esforços principais devem reforçar a prevenção de homicídios, suicídios e ferimentos não-intencionais por armas de fogo.

### Tabela 3.2
### Calendário de Desenvolvimento e Segurança

| Idade | Desenvolvimento | Tipos de Lesões | Prevenção |
|---|---|---|---|
| RN a 4 meses | Totalmente dependente do adulto, indefeso, já senta e aprende, gosta que falem e cantem. O leite materno é a melhor fonte de alimento. | Asfixia (sufocação, engasgo), queimaduras, afogamento, quedas (colo, trocador, cama, bebê-conforto), contusões, intoxicações (medicamentosas). | Verificar a temperatura do banho e mamadeira, não usar talco, amamentar sempre no colo, ajustar os lençóis sob o colchão do berço, segurança contra quedas, não medicar sem receita, usar cadeirinha para transporte em veículos. |
| 5 a 10 meses | Coloca tudo na boca, quando de bruços levanta a cabeça e ombros, rola, senta, arrasta-se ou engatinha, fica em pé com apoio. Reconhece as coisas e pessoas, não tem medo de animais, mexe em tudo. | Aspiração (corpos estranhos), intoxicações, traumas em geral, fraturas e contusões, afogamento (piscina e balde), queimaduras (fogão), choque elétrico. | Necessitam de supervisão constante, deixar fora de alcance objetos pontiagudos, cortantes, que destacam partes, medicamentos, produtos de uso domiciliar, proteção de tomadas elétricas, de piscinas, transporte em cadeirinhas. |
| 1 ano | Fica de pé, anda, pode subir escadas, fala palavras, aprende o nome das partes do corpo. | As anteriores + atropelamento, quedas de lugares altos. | Supervisão contínua devido à atividade intensa, anteriores + proteção em escadas. |
| 1 a 3 anos | Atividade motora intensa, usa colher e copo, gosta de brincar com água, escova dentes, empilha objetos. Já tem vontade própria, fala muito, canta, imita, tem crises de birra, freqüenta escola. | As anteriores + impactos, picadas e mordeduras. | Estabelecer limites, usar as bocas de trás do fogão, cabos voltados para dentro. Cuidados especiais com água (piscina). |
| 3 a 5 anos | Desenha, rabisca, corre, pula, aprende a contar, conhece as cores, começa a vestir-se, a calçar sapatos. | As anteriores + acidentes de trânsito (pedestre ou passageiro), quedas de lugares altos (lajes), de triciclos, bicicletas e patins. | Orientações de segurança no trânsito, uso de capacetes, animais em geral, perigo de queimaduras. |
| 6 a 10 anos | Conta e inventa histórias, gosta de canções, de ler livros e revistas. | As anteriores + acidentes esportivos, agressões entre crianças, traumatismo dentário. | Ensinar a ser organizado, cuidar de si, do lugar onde vive, a respeitar as pessoas, estimular os estudos, uso de equipamentos de proteção. |
| 10 a 15 anos | Mudanças físicas, psicológicas (desafio, onipotência) e na sexualidade, risco de gravidez e de DST. | As anteriores + uso de drogas lícitas e ilícitas, armas e violência. | Orientações para evitar comportamentos de risco (agressão, vícios), de anticoncepção, prevenção de DST, uso de cinto de segurança. |

Lembrar aos pais que não atuem de forma agressiva, não incentivem o uso de brinquedos semelhantes a armas e evitem expor seus filhos a filmes, desenhos e *sites* da Internet que fomentem a violência.

## OBSTRUÇÕES MECÂNICAS DAS VIAS AÉREAS

As mortes por obstrução mecânica das vias aéreas ocorrem mais freqüentemente no primeiro ano de vida e são mais comuns em meninos. Alimentos ou objetos pequenos, em proporções muito parecidas, podem ser responsáveis por esses acidentes.

Estrangulamento pode ocorrer de forma não-intencional na população pediátrica, resultando de uma roupa, cordão ou colar, localizados no pescoço da criança, que podem ficar presos em algum objeto ou móvel. Asfixia pode ocorrer em locais inseguros, como berços com espaço inadequado entre as suas barras contendo protetores com babados, travesseiros, fraldas, lençóis e cobertores soltos. O sufocamento pode ocorrer com crianças que têm acesso a sacos plásticos, principalmente aqueles utilizados para acondicionar lixo.

### Papel do Pediatra

Orientar a família a manter alimentos e objetos pequenos longe do alcance de crianças de até 4 anos de idade.

Assegurar-se de que a criança se alimenta sentada no cadeirão ou à mesa e de que não fica andando, correndo ou brincando durante as refeições, com alimento na boca.

Orientar que o alimento que será administrado à criança pequena seja cuidadosamente cortado em pedaços pequenos.

A criança deve ser orientada a mastigar bem os alimentos.

As refeições das crianças pequenas devem ser supervisionadas; crianças maiores, muitas vezes, oferecem alimentos perigosos para os irmãos menores.

Ensinar a família a não ter em casa brinquedos com partes pequenas que possam se destacar.

Ressaltar o perigo de cordões, fraldas ou colares colocados ao redor do pescoço da criança.

Espera-se que, com essas considerações, possa haver uma contribuição para a diminuição da incidência dos acidentes infantis em nosso meio, já que é indiscutível que a maioria deles pode ser evitada. Ressalta-se, também, o papel fundamental do pediatra como esclarecedor dos riscos por que passam as nossas crianças. A Tabela 3.2 resume as orientações que podem ser feitas durante as consultas de puericultura.

## BIBLIOGRAFIA

1. Blank D et al. Manual de acidentes e intoxicações na infância e adolescência, Schering Plough, Rio de Janeiro, 1994.

2. CDC: Improper use ofchild seats. MMWR Morb Mortal Wkly Rep; 47: 541-4,1998.

3. Criança Segura — Safe Kids. Brasil, São Paulo, 2001.

4. Durkin MS et al. Epidemiology and prevention of traffic injuries to urban children and adolescents. Pediatrics; 103(6): 7,1998.

5. Estatísticas de Mortalidade — Ministério da Saúde. Brasil, 1999 (em vias de publicação).

6. Fonseca ASM. Paes MIA. Traumatismos de crianças no tráfego. Revista da Abramet (Associação Brasileira de Medicina de Tráfego), out. 2000.

7. Gikas RMC et al. Promoção da segurança infantil — o Pediatra no Centro de Saúde. São Paulo: Sarvier, 2000.

8. Graham JD et al. Reducing risks to children in vehicles with passenger airbags. Pediatrics; 102(1): 3,1998.

9. Guyer B et al. Abordagem à epidemiologia dos acidentes na infância. Clin Ped Amer Norte; 1:3-13,1985.

10. Injury Prevention and Control for Children and Youth. American Academy of Pediatrics, 1997.

11. Mello Jorge MHP. Investigação sobre a mortalidade por acidentes e violências na infância no município de São Paulo. Tese de Livre-docência, Faculdade de Saúde Pública, USP, São Paulo, 1988.

12. Schvartsman S. Schvartsman C. Pronto-socorro de pediatria. 2ª ed., São Paulo: Sarvier, 1999.

13. Waksman RD. Características Epidemiológicas dos Acidentes Fatais de Transporte em Menores de 15 Anos. São Paulo, setembro de 1990 a agosto de 1991. Faculdade de Medicina, USP, São Paulo, 1995. Tese de doutorado.

14. Zukerman BS, Duby JC. Abordagem evolutiva à prevenção. Clin Ped Amer. Norte 1985; 1: 15-27.

*Claudete Ribeiro de Lima*

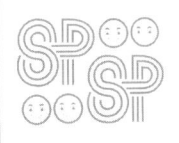

CAPÍTULO 4

# Vínculo Mãe-filho e a Prevenção de Acidentes

## INTRODUÇÃO

A observação da importância do vínculo mãe-filho tem-se mostrado muito importante no cotidiano do pediatra contemporâneo. Pela literatura cientificamente reconhecida, a estruturação da personalidade do indivíduo inicia-se precocemente, atuando o meio ambiente sobre uma carga genética específica. A base para que essa estruturação seja adequada é uma família receptiva e, dentro desta família, uma mãe ou figura que funcione como mãe, capaz de estabelecer um bom vínculo com o bebê recém-nascido.

Descobrimos que muito tem sido escrito sobre esse assunto, mas a informação chega ao pediatra em forma fragmentada, então é preciso uni-la, com bom senso e sensibilidade, para que tenhamos uma linha de orientação própria que depois será compartilhada com as mães.

Na prática pediátrica, percebemos a qualidade do vínculo mãe-filho como base de inúmeras situações vivenciadas pela criança, interferindo no seu crescimento, desenvolvimento, morbidade, aceitação no meio social.

Juntando essa observação prática com a literatura referente à estruturação da personalidade do indivíduo, numa seqüência lógica de pensamento, somos levados a estabelecer uma linha de raciocínio que considere o estabelecimento de um bom vínculo mãe-filho como um dos enfoques na prevenção dos acidentes na infância, na adolescência ou mesmo por toda a vida do indivíduo.

Embora os acidentes sejam responsáveis por grande parcela da mortalidade na faixa etária de 1 a 19 anos, período de atuação do pediatra, pouco se tem investido, principalmente em nosso meio, no estudo da morbidade associada, e menos ainda na compreensão dos fenômenos biopsicossociais envolvidos. Portanto, este texto está baseado mais na intuição, desenvolvimento da percepção, conhecimento empírico e raciocínio lógico, do que fundamentado em dados estatísticos e da literatura especializada em segurança, podendo ser considerado como uma contribuição ou sugestão, numa forma ampliada de se pensar sobre acidentes e sua prevenção, enquanto criam-se condições de investigações sistemáticas.

## CONCEITO DE VÍNCULO MÃE-FILHO

Conceituamos vínculo mãe-filho como a ligação que se estabelece entre a mulher e o fruto da sua concepção, concreta ou ainda no imaginário, quando a mulher vai desenvolvendo ligações com o filho que um dia ela quer ter.

Toda a estruturação deste vínculo encontra-se fortemente alicerçada na formação da personalidade do próprio indivíduo gerador, mais especificamente da mãe, por isso os mecanismos inconscientes dominam no estabelecimento da relação mãe-filho.

Sentimos que, de uma forma ou de outra, todos os mecanismos utilizados pelo indivíduo na busca do seu próprio equilíbrio e harmonia são revistos, questionados e, freqüentemente, reutilizados no processo da "preparação" para a maternidade.

Uma vez concretizada a concepção, o vínculo evolui através das ligações biológicas e psíquicas que determinam que à mulher caiba o papel de continente e provedora da vida inicial que abriga.

Este papel, biologicamente irrefutável durante a gravidez, é substituído, a partir do parto e do nascimento, por um papel desejado ou socioculturalmente imposto, de ser mãe e dessa forma prolongar a continência e a provedoria a um ser vivo dependente, até que ele adquira as características de indivíduo autônomo e integrado na sociedade onde vive. Este indivíduo será progressivamente capacitado para dar conta de si próprio e perpetuar a sua espécie, gerando novos indivíduos para os quais ele será o provedor.

Embora nosso enfoque esteja centrado na relação mãe-filho, é claro que esta se encontra imbricada na relação familiar e comunitária onde está inserida, de forma que a própria mãe possa ser provida ou se prover, física e mentalmente, de modo a poder levar a cabo seu papel, tendo em torno de si outros que também precisam fazer frente às suas responsabilidades e papéis, tais como o pai, avós, parentes, amigos, profissionais e todas as outras pessoas envolvidas socialmente com essa família, chegando até o Estado e a sociedade humana global.

## O CONCEITO DE BOM VÍNCULO MÃE-FILHO

A qualificação do vínculo e sua especificação dependem, obviamente, do contexto sociocultural em que a dupla mãe-filho está inserida. Conceituando segundo uma visão cultural e temporal-espacial, o bom vínculo materno-infantil é um êxito de comunicação e trocas. Quando existe, mãe e bebê são capazes de se compreender, se aceitar e experimentar acréscimos contínuos na sua inter-relação.

Bom vínculo mãe-filho é aquela ligação que, pelo prazer do convívio e da troca, permite ao bebê recém-nascido testar suas potencialidades, selecionando-as e aperfeiçoando-as progressivamente, de forma a poder crescer e desenvolver-se conforme seu potencial genético, tornando-se um indivíduo capaz de acrescentar à sua espécie.

Ao mesmo tempo, a mulher, que é sua mãe, permite a progressiva sensação de segurança e prazer, pelo fato de ter participação ativa na evolução de seu filho, em particular, e da humanidade, em geral. Este sentimento idealizado está no desejo consciente e/ou inconsciente de quem se dispõe a gerar um filho.

## O BOM VÍNCULO MÃE-FILHO E O DESENVOLVIMENTO INFANTIL

O bom vínculo materno-infantil faz com que a mãe perceba as características e necessidades do seu próprio bebê e da sua fase de desenvolvimento. Esta percepção, aliada ao predomínio do desejo, consciente e inconsciente, de que a criança esteja bem e progrida, desencadeia comportamentos maternos espontâneos, que respeitam e aceitam as etapas e peculiaridades do desenvolvimento daquela criança, permitindo uma atuação muitas vezes só intuitiva, que estimula adequadamente o crescimento e o aprendizado.

Favorece, também, a interação da criança com o seu meio, sendo ainda a mãe perceptiva e mobilizada para, dentro do possível, modificar o meio, de forma que este acolha a criança e que esta possa ser protegida enquanto tem tempo e condições para crescer e aprender, sendo capacitada para enfrentar e resolver situações de forma satisfatória.

Isso tudo privilegia um tipo de aprendizado com o menor sofrimento possível sem, no entanto, impedir o contato com a realidade e com as frustrações inerentes à vida.

A estimulação e a preparação progressivas e adequadas não se restringem ao desenvolvimento motor e biopsicossocial básicos, mas atuam de maneira a inserir a criança no seu mundo nuclear e global, para que se relacione com os seus semelhantes de tal forma que seja aceita e querida pelas pessoas que com ela interagem, desencadeando reforços positivos que serão seqüencialmente obtidos, permitindo que a criança seja capaz de aceitar frustrações, querer bem as pessoas e viver relações satisfatórias com o outro e consigo mesma.

Quando a dupla mãe-filho possui um vínculo adequado, inferimos que inúmeros fatores permitem uma melhor proteção da criança, seja pelos indivíduos que a cercam, seja pela própria capacitação na prevenção de acidentes.

## O BOM VÍNCULO MÃE-FILHO E A PREVENÇÃO DE ACIDENTES

Todas as orientações e ações que visam à prevenção de acidentes na infância e adolescência estão associadas ao grau de desenvolvimento, pois para cada idade/fase há riscos mais ou menos específicos e atitudes protetoras e/ou capacitadoras também específicas. Como vimos, o desenvolvimento e a proteção adequados a cada fase estão favorecidos pelo bom vínculo mãe-filho.

Além disso, quando, inversamente, na relação mãe-filho predominam os sinais de uma inadequada vinculação, a mãe não aceita bem as orientações que visam à proteção da criança ou não consegue estabelecer limites adequados na relação, de forma que, mesmo quando quer proteger, não consegue estar mobilizada ou sensibilizada para atuações concretas: levar a criança no carro em condições de segurança, não deixá-la em situações que favoreçam a queda, não cozinhar com a criança no colo.

Observamos que os adolescentes que tendem à rebeldia, contrapondo-se as regras em geral e as de segurança para sua faixa etária, podem evoluir como adultos que nunca chegam a valorizar a vida e a saúde.

Isto nos faz repensar a expressão "criança acidentável", hoje considerada ultrapassada, e voltar a valorizar o ambiente biopsicossocial e como este poderia favorecer ou não a ocorrência de acidentes.

Algumas crianças precisam ser estimuladas a vencer o medo e tentar aquisições; outras precisam ter sua motricidade e falta de noção de perigo condicionadas ao nível de segurança do seu ambiente. Existem ações gerais e específicas na prevenção de acidentes, mas considerar cada criança como um indivíduo, que possa ser capacitado e/ou protegido por uma boa relação com quem o cria e educa, é, sem dúvida, um fator importante a ser valorizado pelo pediatra.

## SITUAÇÕES DE FAVORECIMENTO AO ESTABELECIMENTO DE UM BOM VÍNCULO MÃE-FILHO

Embora a qualidade do vínculo mãe-filho esteja essencialmente ligada a processos profundos e antigos de estruturação da personalidade e das vivências da pessoa que vai ser mãe, interagindo com as características próprias do bebê, podemos considerar que muitos fatores podem influir sobre esta "predisposição inicial", favorecendo ou dificultando o estabelecimento do bom vínculo.

Winnicott fala de uma mãe "suficientemente boa", para se referir aos necessários cuidados, contínuos e continentes, de uma "mãe" para o recém-nascido. Poderíamos tomar "emprestada" esta expressão e dizer que toda situação de "cuidados suficientemente bons" do meio para com a própria mãe "recém-nascida" seria um agente facilitador do estabelecimento do bom vínculo desta com o seu bebê.

Então, numa visão ampla, podemos considerar que uma sociedade que trata bem os seus cidadãos, entre eles a mulher e mãe, garantindo-lhe condições de sobrevivência, de atendimento à saúde, de sensibilidade às peculiaridades é, sem dúvida, facilitadora.

Uma família estabelecida, em que as responsabilidades e tarefas são divididas, com envolvimento de seus membros e um pai participante e exercendo seu papel sem conflitos primordiais não-resolvidos, assim como outros membros do entorno da criança, parece ser de fundamental importância. Precisamos, no entanto, abrir nosso conceito de família, considerando também as composições familiares contemporâneas que muito diferem do modelo tradicional.

E dentro de um universo de variáveis, cabe ao pediatra uma importante função como agente facilitador das boas relações que cercam a criança.

## O PEDIATRA COMO FACILITADOR DO BOM VÍNCULO MÃE-FILHO

São situações relacionadas à atuação do pediatra: o contato pré-natal com a gestante e o futuro pai, o contato precoce mãe-filho na sala de parto, o estímulo ao sistema de alojamento conjunto e aleitamento na maternidade, o acompanhamento periódico de puericultura como apoio seguro da mãe e da família. Não perdemos de vista que para a obtenção de sucesso do pediatra nessas ações também está a qualidade primordial da relação mãe-filho numa via de dois sentidos.

Além destas situações concretas, cumpre ao pediatra facilitar a capacidade para ser "suficientemente bom" na relação com a mãe e o bebê, ou seja, o pediatra precisa funcionar como um bom colo para a mãe, chamado por Winnicott de "envoltura maternal" (*holding*). O pediatra precisa ser continente e afetivo, seguro e provedor, acolhendo inclusive as ambivalências entre o gostar e o rejeitar, até que a mãe possa dar conta, com segurança, das variáveis envolvidas no cuidado de um filho.

Precisa existir um vínculo mãe-pediatra que possa funcionar como "modelo". Este vínculo bem estabelecido permite que a mãe ouça e aceite as orientações, mesmo quando não chegue a compreender as justificativas técnicas associadas.

É como se nesta situação ela fosse "protegida", enquanto tem tempo para crescer e se desenvolver como mãe. Como a mãe e o bebê, em geral, fazem parte de uma família, cabe também ao pediatra dar atenção a esta, considerando suas peculiaridades e valores, de forma que ajustes possam ser feitos entre o que é tecnicamente preconizado e o que pode ser posto em prática dentro daquela família.

Felizmente, em situações sociais normais, o ser humano tem necessidades passíveis de serem atendidas e, quando há um bom vínculo mãe-pediatra, a tendência é que sejam atendidas muitas das exigências relacionadas à saúde do bebê, incluindo a prevenção de acidentes.

O pediatra pode identificar precocemente os distúrbios do desenvolvimento, valorizando a área psicológica, pois, freqüentemente, esses distúrbios refletem problemas na relação mãe-filho; uma vez identificados, precisam ser bem conduzidos.

Muitas vezes cabe ao próprio pediatra a condução adequada. Quando se mostra necessária a atuação de um profissional da área de saúde mental, o encaminhamento precisa ser cuidadoso e muito trabalhado, pois existe uma grande resistência da mãe e da família, para aceitar a etiologia psicológica para os sintomas e sinais e resistência maior ainda para o tratamento psicológico.

## CONCLUSÕES

As estratégias na prevenção da injúria física não-intencional ou acidente estão hoje mais voltadas para a prevenção passiva, tal como na obtida com leis específicas, como, por exemplo, o uso do cinto de segurança ou de uma maneira ainda mais ampla, através de comunidades seguras.

O pediatra observa que os alarmantes dados estatísticos de violência, suicídio ou mesmo injúrias físicas não-intencionais encontram-se inversamente relacionados ao indivíduo que se valoriza, que aprende a "gostar de si mesmo" e dos seus semelhantes e que tem limites estabelecidos para a satisfação dos seus desejos.

Não podemos considerar o estabelecimento do bom vínculo mãe-filho como uma panacéia universal, mas, sem dúvida, ele está na base da saúde infantil e do adolescente em todos os seus aspectos, incluindo a segurança.

## BIBLIOGRAFIA

1. Brazelton TB. O desenvolvimento do apego. Uma família em formação. Ed. Artes Médicas. Porto Alegre, 11-50, 110-137, 183-200, 1988.

2. Bowlby J. Cuidados maternos e saúde mental. 3ª Ed. Martins Fontes, São Paulo, 13-55, 73-144, 1995.

3. Coleman WL, Taylor E et al. A família e o pediatra: Tópicos, desafios e métodos clínicos. In: Clínicas Pediátricas da América do Norte, Ed. Interlivros, Rio de Janeiro. Vol. 1-16, 57-109, 157-169, 1995.

4. Nóbrega FJ, Campos ALR. Distúrbios nutricionais e fraco vínculo mãe-filho. Ed. Revinter. Rio de Janeiro 1-5, 31-68, 1996.

5. Pinto VAC. Prevenção de acidentes na infância. Johnson e Johnson. São Paulo, 1975.

6. Manciaux M, Romes CJ. Accidents in childhood and adolescence. The role research. Word Healt Organization Geneva, 1991.

7. Tanis B. In Moreira CC. Pediatria com psicologia. Editora Moreira Jr. Ltda. São Paulo, 11-17, 1994.

8. Winnicott DW. A família e o desenvolvimento individual. 1ª edição Ed. Martins Fontes, São Paulo, 3-72, 115-137, 1996.

9. Winnicott DW. O ambiente e os processos de maturação — estudos sobre a teoria do desenvolvimento emocional. 3ª edição Artes Médicas, Porto Alegre, 15-16, 38-98, 1990.

10. Winnicott DW. Os bebês e suas mães. 1ª edição Ed. Martins Fontes. São Paulo, 1-98, 1996.

11. Winnicott DW. Da pediatria à psicanálise — obras escolhidas. Imago. Rio de Janeiro, 305-346, 399-423, 2000.

12. Badinter E. Um amor conquistado. O mito do amor materno 2ª edição. Ed. Nova Fronteira. Rio de Janeiro, 1985.

13. Bettellhein B. A psicanálise dos contos de fada. 11ª edição. Paz e Terra. Rio de Janeiro, 1996.

14. Leboyer F. Nascer sorrindo. 15ª edição. Editora Brasiliense. São Paulo, 1994.

15. Gesell A. A criança dos 0 aos 5 anos. 3ª edição Martins Fontes. São Paulo, 1992.

16. Nichols MP, Schwartz RC. Terapia familiar — conceitos e métodos. Artes Médicas. Porto Alegre, 1998.

17. Piontelli A. Do feto à criança. Um estudo observacional e psicanalítico. Imago. Rio de Janeiro, 1995.

18. Rosenbluth D, Shaughness YE, Harris M, Osborne EL. Seu bebê — orientação psicológica para os pais. Imago. Rio de Janeiro, 1982.

19. Spitz R. El primer año de vida del niño. 1ª edição. Fondo de Cultura Económica. México, 1965.

20. Szejer M, Stewart R. Nove meses na vida da mulher. Casa do Psicólogo. São Paulo, 1997.

21. Szejer M, Bernard H. Palavras para nascer — A escuta psicanalítica na maternidade. Casa do Psicólogo. São Paulo, 1999.

22. Verny T, Kelly J. A vida secreta da criança antes denascer. 3ª edição. Cis José Salmi. São Paulo, 1993.

23. Willhein J. O que é psicologia pré-natal. In: Coleção Primeiros Passos. 1ª edição. Ed. Brasiliense. São Paulo, 1992.

# PARTE 2

## Aspectos Específicos

*Wilson Maciel*

# CAPÍTULO 5

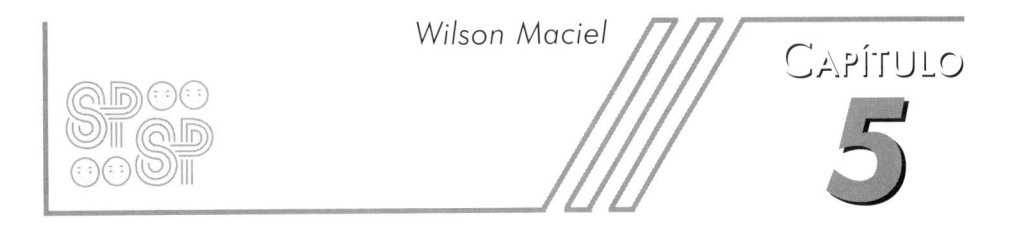

# Acidentes Domésticos

## INTRODUÇÃO

Os acidentes domésticos são os mais freqüentes nos primeiros anos de vida, já que a criança passa a maior parte do tempo no ambiente doméstico.

Conforme se processam o crescimento e desenvolvimento da criança, ela adquire novas habilidades e capacidades, além das interações com o meio mais o ambiente, que aumentam e se modificam. Estes acontecimentos, naturais e previsíveis pelos adultos que convivem com a criança, envolvem riscos variáveis, cuja prevenção deve ser conhecida pelos seus responsáveis e pelo pediatra, em seu papel de orientador familiar.

O pediatra deve incorporar a orientação sistemática sobre a prevenção de acidentes à consulta de rotina, da mesma forma que esclarece sobre alimentação e imunizações. As orientações devem ser transmitidas de forma constante, com início precoce, desde a primeira consulta, conscientizando os pais ou responsáveis sobre a importância de tornar o ambiente doméstico seguro para a criança.

## FATORES DE RISCO

a) Faixa etária: principalmente as crianças de até 2 anos de idade que permanecem mais tempo em casa.

b) Desenvolvimento e crescimento: que induz a comportamentos variados, que podem causar erros na avaliação dos riscos e suas conseqüências.

c) Locais do acidente: podem ser diferentes de acordo com o tipo de habitação ou ambiente.

d) Situações educacional, econômica e social das famílias também podem influir na ocorrência dos acidentes.

Num mundo organizado por adultos e para adultos, que não possuem "olhos de criança" e 80cm de altura, os pais devem ser capazes de examinar o ambiente em que a criança vive, detectar e eliminar a maioria dos fatores de risco, fornecendo proteção à criança.

Os fatores que influenciam e favorecem a ocorrência de acidentes estão relacionados: a própria criança, ao ambiente em que ela vive e a organização do ambiente doméstico, como recreação inadequada, falta de vigilância, indisciplina, uso inadequado de objetos, entre outros.

As crianças menores de 1 ano, por serem totalmente dependentes de seus responsáveis, necessitam de proteção em tempo integral.

De 1 a 5 anos as crianças ainda permanecem um grande espaço de tempo no domicílio, mostram maior liberdade para locomover-se, interessam-se pelo que existe ao seu redor. Necessitam da proteção chamada "passiva", que consiste em ter o ambiente protegido com barreiras físicas, tais como grades ou redes nas janelas e sacadas, portões nas escadas, corrimão bilateral, panelas com cabos voltados para o centro do fogão, móveis sem quinas e arestas.

Levando em conta seus níveis de compreensão, já devem receber educação em prevenção em grau crescente de complexidade, para que iniciem suas mudanças de atitudes (prevenção "ativa"), identificando os riscos e evitando-os.

Em ordem decrescente de freqüência, a distribuição dos acidentes domiciliares, levando em consideração moradias como apartamentos e casas, se faz: na cozinha (*cozinha não é local de recreação*), no banheiro, nas escadas e corredores, no quarto, na sala de refeições, na sala de estar, no elevador, na lavanderia, na piscina, no quintal e na garagem-depósito. Com relação às diferentes faixas etárias, os acidentes domésticos mais prevalentes estão sintetizados na Tabela 5.1.

## OS SEIS MANDAMENTOS DA SEGURANÇA INFANTIL

1. Sejam o exemplo para seus filhos.
2. Ensinem as crianças a distinguir os riscos que podem assumir daqueles que devem evitar.
3. Ensinem a melhor maneira de enfrentar os riscos que não podem ser evitados.
4. O objetivo é conhecimento e cautela, não o medo.

| Tabela 5.1 Prevalência de Acidentes Domésticos | | |
|---|---|---|
| 0 a 1 Ano | 2 a 4 Anos | + de 5 Anos |
| Asfixias | Quedas | Quedas |
| Sufocações | Asfixia — sufocação | Atropelamento |
| Quedas | Queimaduras | Queimaduras |
| Queimaduras | Afogamentos | Intoxicações |
| Corpos estranhos | Intoxicações | Afogamentos |
| Intoxicações | Choque elétrico | Choque elétrico |
| Ferimentos vários | Atropelamentos | Traumatismos vários |
| | Traumatismos vários | |

5. Usem o bom senso. Não superestimem seus filhos, creditando uma inteligência maior da que eles têm e, também, não os subestimem, julgando que eles não sejam capazes de pensar por si mesmos.

6. Estejam sintonizados com seus filhos. Aquilo que eles são incapazes de fazer hoje poderão fazê-lo em breve. Jamais digam: "Nunca imaginei que ele pudesse fazer isto ou aquilo."

## TIPOS DE ACIDENTES E SUAS MEDIDAS DE PROTEÇÃO

### QUEDAS E TRAUMAS

- Do colo do adulto — manter com atenção a criança segura.
- Da cama ou berço — ter grades protetoras.
- Bebê-conforto — só deixar em nível do piso, sempre com o cinto de segurança afivelado.
- Pisos lisos, tapetes, escadas — ter corrimão bilateral, portões de segurança, piso antiderrapante.
- Janelas tipo guilhotina ou basculante — devem possuir trava de segurança.
- Traumas contra o mobiliário — evitar móveis de bordas pontiagudas ou cortantes.
- Vidros grandes em portas, separações ou janelas — devem estar identificados.
- Lajes e muros — evitar o acesso a estes locais.
- Elevadores — crianças somente acompanhadas e muito bem orientadas.
- Árvores — evitar o acesso, ser vigilante.
- Parquinhos — sempre com vigilância.

### QUEIMADURAS

- Água de banho — testar temperatura com cotovelo.
- Líquidos ou alimentos — não manusear com a criança no colo.
- Cabos de panelas — voltados para dentro.
- Velas, isqueiros, fósforos — não devem ser manuseados por crianças.
- Ferro de passar e aparelhos elétricos (eletrodomésticos) — não deixar próximos às crianças.
- Frasco de álcool e produtos químicos inflamáveis — jamais manter próximos a chamas e sempre fora do alcance
- Banhos de sol — somente antes das 10 ou depois das 16 horas.

### AFOGAMENTOS

- Banheiros — jamais deixar criança sozinha.
- Piscinas, praias, rios — só com vigilância.
- Baldes ou bacias com água — nunca deixar ao acesso das crianças.

### ASFIXIAS, SUFOCAÇÕES, ENGASGOS

- Talco — não usar ou deixar a lata ao alcance da criança.
- Cordão ou presilha de chupeta — não devem ser utilizados.
- Sacos plásticos — devem ser mantidos fora do alcance.
- Caroços de frutas, balas, pequenos objetos — sempre fora do alcance.
- Lençóis, mantas, cobertores — bem presos ao colchão.

## Intoxicações

- Dar preferência a produtos químicos cujas embalagens disponham de tampa de segurança para crianças.
- Medicamentos — sempre fora do alcance das crianças, reler a receita antes de administrar à criança.
- Derivados de petróleo — não ter em casa.
- Domissanitários — fora do alcance, manter os produtos em sua embalagem original e nunca misturar produtos que tenham amoníaco com aqueles que tenham hipoclorito de sódio (cândida e água sanitária, por exemplo).
- Plantas ornamentais — verificar as tóxicas, não ter em casa: saia branca, comigo-ninguém-pode; oficial-de-sala, pinhão paraguaio.
- Alimentos que podem deteriorar — devem ser conservados em *freezer*, verificar validade e experimentar antes de oferecer a criança.

## Elétricos

- Fios desencapados — substituí-los imediatamente.
- Chaves com fusíveis expostos — substituir por disjuntores.
- Tomadas — sempre ocultas ou com protetores.

## Corpos Estranhos

- Grãos de cereais, chiclete, balas duras, botões, colchetes, tachinhas, pregos, parafusos, agulhas, alfinetes, moedas, medalhinhas, nunca ao alcance de crianças, manter em locais fechados.

## Brinquedos

- Não devem ser pequenos, não podem-se destacar pequenas partes, nem ter arestas cortantes, nem ser pontiagudos; não podem ser facilmente quebráveis, pois seus fragmentos podem oferecer riscos. Triciclos e ou bicicletas, só na época correta, com aprendizado seguro e uso de capacete, principalmente quando a criança for andar de bicicleta.

## Outras Causas de Acidentes

- Objetos perigosos: facas, furadores, martelos, alicates, chaves de fenda, serra, sempre fora do alcance. Armas de fogo, punhais, nunca sob colchões ou em gavetas, devem ser guardados em locais inacessíveis.
- Animais: não manter em casa animais de tamanho avantajado ou comportamento sabidamente agressivo. Controlar rigorosamente a vacinação, ensinar a criança a evitar contato com animais estranhos ou muito próximo, especialmente no rosto.

## BIBLIOGRAFIA

1. Blank D. Manual de acidentes e intoxicações na infância e adolescência — Sociedade Brasileira de Pediatria — Comitê de Acidentes, Shering Plough 144p., Rio de Janeiro, 1994.

2. Anais Nestlé. Acidentes na Infância — Prevenção de Acidentes na Infância. Anais Nestlé nº 92, pp. 17-23, São Paulo, 1978.

3. Caballero, CG, Picanyol J, Sancho J M. Pediatria social. Editora Dias Santos S. A, pp. 249-261, Madrid, 1995.

4. Galagher Susan S, Hunter, Paul et al. Clínicas Pediátricas da América do Norte — Prevenção de acidentes em crianças no lar — Editora Interamericana. Vol.1, pp. 97-112. Tradução c/ adaptação do vol. 32, nº 1, do original. WB Saunders Company, Rio de Janeiro, 1985.

5. Maciel W. Epidemiologia dos acidentes na infância em Embu — Tese de doutorado apresentada na Unifesp — Depto. de Pediatria da EPM. São Paulo, 1989.

6. Masse, Nabialie, Mande R, Manciaux M et al. Pediatria social — Acidentes na Infância. Editora Flamarion Medicine Science. Cap. 18, pp. 400-410, Paris, 1970.

7. OPS — OMS Glizer, Isaac M. Prevenção de acidentes e lesões. Oficina Regional de Washington em países em desarrolho, p. 343, Washington, USA (Série Paltex Prog. de Saúde nº 29), abril de 1993.

8. Paregon MS. Elementos para prevenção de acidentes infantis em Andaluzia. Consergeria de Saúde da Junta. Andaluzia, Espanha, 1995.

9. Sancho JM. El niño acidentado. MCE Editores, Barcelona, Espanha, 1997.

10. Schvartsman S et al. Acidentes na infância. Editora Almed Livraria, pp. 39-65, São Paulo, 1983.

*Hilton Waksman*
*Amâncio Ramalho Júnior*

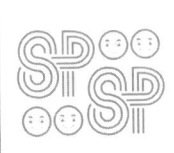

CAPÍTULO 6

# Ferimentos de Partes Moles e Fraturas

## Ferimentos de Partes Moles

### INTRODUÇÃO

Os ferimentos de partes moles são lesões decorrentes de injúrias involuntárias (acidentes) com comprometimento de tecidos do corpo humano ditos não-rígidos (ossos ou cartilagens), não-viscerais (ocos ou sólidos) ou considerados vitais para a vida (como os protegidos por arcabouço ósseo, como o sistema nervoso central e cardiovascular-respiratório; e o sistema genital). A partir desta definição verificamos que se trata de lesões que comprometem basicamente os tecidos de revestimento do corpo humano: pele, celular subcutâneo, tendões, músculos e aponeuroses.

Estes ferimentos têm causa variável com graus de lesões diversos, podendo ser classificados de várias maneiras, estabelecendo, deste modo, critérios e táticas diferentes de tratamento.

Os ferimentos de partes moles (muitas vezes de extremidades) podem ser decorrentes de politraumatismos, de modo que sempre se deve ter em mente a aplicação de regras de atendimento inicial ao politraumatizado com avaliação inicial e condutas prioritárias visando à preservação da vida do paciente. Estas lesões, via de regra, raramente oferecem risco de morte ao paciente, entretanto podem evoluir com seqüelas variáveis dependendo da sua extensão, profundidade e localização, quando indevidamente tratadas. Mesmo em lesões simples de partes moles (extremidades ou não) o atendimento inicial deve seguir o seu curso normal (avaliação inicial e ressuscitação, avaliação secundária e tratamento definitivo). A avaliação deste tipo de ferimento faz parte da avaliação secundária, a não ser quando ocorrem hemorragias externas (associadas a fraturas ou não) situação em que sua manipulação se faz já na fase inicial do atendimento.

O paciente sempre procura uma cura imediata para este tipo de ferimento, porém o tratamento pode prolongar-se por vários meses, de modo que uma relação médico-paciente franca e aberta é fundamental para obtenção do melhor resultado. O tratamento visa corrigir as alterações anatômicas provocadas pela lesão, de modo a proporcionar uma disposição estética adequada e o restabelecimento das funções dos tecidos envolvidos.

O processo de reparação dos tecidos passa por três fases diferentes, porém interligadas:

- inflamatória aguda: há edema (exsudato serofibrinoso e leucócitos) e enzimas que digerem os tecidos necróticos, inicia-se duas a três horas após o trauma, com duração variável;
- proliferação celular: formação de tecido de granulação com fibroblastos e vasos neoformados e produção de colágeno, que irá promover a aderência das feridas nos primeiros cinco a seis dias após o trauma;
- maturação dos tecidos: inicia-se da segunda a quarta semana, terminando entre a sexta e a oitava semana. Ocorre redução dos vasos neoformados e fibroblastos, ficando a cicatriz constituída basicamente por colágeno. Após cerca de dois anos aparecem fibras elásticas.

## FATORES QUE INTERFEREM NA EVOLUÇÃO DAS LESÕES DE TECIDOS MOLES

Quanto melhor for o "estado geral do paciente", mais rápida e correta será a cicatrização das lesões, sempre obedecendo às fases acima citadas. Desnutrição, hipovitaminoses, imunodeficiências, uso de medicamentos, diabetes e discrasias sangüíneas são situações que podem retardar o processo de cicatrização, predispondo a complicações no tratamento. A correção destas deficiências melhora o prognóstico de cura.

Via de regra, dependendo do tipo de trauma, há a ocorrência de "necrose tecidual", maior ou menor, que leva à liberação de enzimas proteolíticas, leucócitos, perda de líquidos e absorção de toxinas, facilitando a proliferação bacteriana, que retardariam e ou interfeririam na boa cicatrização dos tecidos. Deste modo o "combate à infecção" destas lesões deve ser focado na correta assepsia e antisepsia, remoção de tecido desvitalizado e o eventual uso de antibióticos (empregado sempre que houver contaminação grosseira, necrose tecidual importante ou quadro de infecção estabelecido nos tecidos traumatizados). A "não-retirada" de corpos estranhos nestas lesões interfere, também, na evolução das feridas.

O "aporte sangüíneo" a um ferimento é de fundamental importância para a cicatrização das lesões, de modo que se deve sempre estar avaliando tal função para garantir um melhor resultado.

## CLASSIFICAÇÃO

O traumatismo de partes moles pode ser classificado de diversas formas, relacionadas ao tipo de trauma, tipo de lesão, profundidade e tecidos comprometidos. Deste modo podemos separar em:

1. Contusões: lesão sem solução de continuidade na pele, há ocorrência de edema traumático, hematomas e eritema traumático.

2. Ferimentos: lesões com solução de continuidade da pele, cuja profundidade é variável, indo desde a derme até planos profundos, como músculos e tendões.

Estas lesões podem ser classificadas, também quanto ao aspecto da ferida e ao tipo de traumatismo:

a) Abrasivo: ferida rasa, decorrente de perda parcial ou total da cobertura de pele (derme e/ou epiderme), de bordas imprecisas e altamente dolorosas. Como exemplo podem-se citar as lesões decorrentes de quedas sobre superfícies irregulares, por vezes pontiagudas, como cair e raspar a pele no asfalto.

b) Inciso: ferida profunda (no mínimo, derme e epiderme), de bordas nítidas e regulares, sem perda de tecido, como, por exemplo, a decorrente de um ferimento por bisturi.

c) Cortante: ferida profunda (no mínimo, derme e epiderme), com bordas parcialmente nítidas, com perda de tecido em mínima ou pequena quantidade; como as causadas por faca, machado ou caco de vidro.

d) Perfurante: ferida profunda (no mínimo, derme e epiderme), com ou sem perda de substância, porém puntiforme (maior ou menor raio), como a causada por agulhas, pontas de tesoura ou pregos.

e) Lacerante: ferida profunda (no mínimo, derme e epiderme), com bordas nítidas, porém irregulares, com grande perda de substância e com desorganização importante das camadas teciduais. São exemplos as feridas causadas por traumas com grande energia cinética como acidentes de automóvel e quedas de grandes altitudes.

Quando o agente causador do ferimento (lesão de continuidade na pele) causar, também, contusões teciduais, há um imbricamento nas classificações acima, como, por exemplo, ferimentos perfurocontusos, lacerocontusos, cortocontusos, etc.

Quando buscamos classificar os traumatismos de partes moles de acordo com o agente causador, temos a seguinte distribuição:

a) agentes físicos: são divididos em: mecânicos (ferimento por faca, p. ex.), térmicos (ferimento por calor, p. ex.) e elétricos (ferimentos decorrentes da passagem de corrente elétrica, p. ex.);

b) agentes químicos: ferimentos decorrentes da ação de substâncias químicas, que levam à lesão tecidual por mecanismos de anticoagulação, liquefação ou necrose;

c) efeitos devido à radiação: como raios X, radioterapia ou exposição a agentes radioativos.

## TRATAMENTO

O tratamento dos ferimentos de partes moles obedece aos princípios básicos de técnica cirúrgica, mesmo que o ferimento em questão seja pequeno e superficial. Após anamnese e exame físico, já existem subsídios suficientes para que se decida qual o melhor tratamento a ser instituído.

Os diferentes tipos de traumatismo em partes moles, conforme apresentado acima, têm formas variáveis de tratamento de acordo com o tipo, extensão, profundidade e fator causal da lesão, porém algumas regras estão sempre presentes, como:

• Assepsia: qualquer traumatismo de partes moles requer, inicialmente, uma limpeza adequada da lesão com água e sabão (neutro) ou solução salina (soro fisiológico). Esta manobra visa à remoção de corpos estranhos e/ou contaminantes grosseiros (p. ex., cacos de vidro, grãos de areia e outros) e secreções existentes (p. ex., saliva de animal quando da mordedura de animal). Esta limpeza deve ser tão intensa quanto mais profunda, contaminada ou complexa for a lesão.

- Anti-sepsia: após a assepsia rigorosa, há necessidade de se "esterilizar" a pele ao redor da lesão, bem como a própria lesão, com anti-sépticos. Atualmente tem sido mais empregado o uso de derivados de iodo (p. ex., iodopovidona, povidine), com gaze estéril e em movimentos circulares excêntricos à lesão.
- Hemostasia: o sangramento decorrente de traumatismos de partes moles deve ser sempre tratado, pois pode acarretar em complicações na evolução destas lesões. A hemorragia capilar (borda de pele, p. ex.) é controlada por simples compressão local. Em sangramentos devidos à lesão de vasos de pequeno ou médio porte, se não houver controle com a compressão dos mesmos, há necessidade de se fazer ligadura deles ou eletrocoagulação. Nos vasos mais calibrosos, eventualmente, pode ser necessária a realização de ligadura deles por transfixação ou com uso de pinças hemostáticas.
- Espaço vazio: com a aproximação inadequada dos tecidos traumatizados pode ocorrer o aparecimento de "espaços vazios", que serão preenchidos por secreções, que podem se tornar um meio de cultura para bactérias, além de predispor a uma cicatrização irregular com resultado final estético e funcional insatisfatórios. Deste modo é fundamental a aproximação dos tecidos da profundidade para a superfície, procurando evitar os "espaços vazios", permitindo uma cicatrização adequada sem perda de função.
- Ausência de tensão: as suturas (quando empregadas) devem apenas aproximar os tecidos, evitando-se nós apertados, que dificultem a circulação sangüínea local e, por conseguinte, a nutrição dos tecidos lesados. Deve-se evitar tração da incisão, principalmente em lesões com perda de substância, pois também pode provocar cicatrizes alargadas.

Após os cuidados iniciais, assepsia, anti-sepsia e hemostasia, faz-se o tratamento definitivo, que pode variar de acordo com a lesão. Em *lesões superficiais* (somente derme e/ou epiderme), de pequena extensão, pode se fazer um curativo simples, oclusivo com uso de gaze estéril e adesivo (p. ex., Micropore). Como estas lesões podem apresentar exsudato nos primeiros dias, provocando forte adesão da gaze à lesão e dificuldade para troca do curativo, podem-se utilizar materiais que diminuam este risco, como p. ex., gaze vaselinada, "*rayon* vaselinado", Inadine etc.

As lesões profundas (no mínimo, derme e epiderme), com pequena extensão (menor que 1,5-1,0cm) podem ser tratadas com curativos simples, quando não forem largas, ou com aproximação com pontos falsos (Micropore, *steri-streep*) ou até adesivos estéreis (Dermabond).

O uso da cola de pele (Dermabond) não deve ser feito em lesões laceradas e/ou extensas, com bordas irregulares, próximo a orifícios (nariz, boca, ouvidos, olhos e genitais) ou em mãos e grandes articulações. O seu emprego, porém, apresenta vantagens relativamente à menor manipulação da lesão e por possuírem um efeito antimicrobiano (gram+), diminuindo as taxas de infecção.

Em lesões mais extensas deve-se proceder à sutura da lesão obedecendo aos cuidados acima citados, usando fios adequados, que seriam inabsorvíveis (na pele) e absorvíveis (TCSC, músculo e aponeuroses), finos, porém, de espessura mínima que impeça a ruptura dos mesmos. Via de regra para pele empregam-se fios de náilon ou prolene (que mantém força tênsil por até 60 dias) monofilamentar 5 ou 6-0, e, para planos profundos, fios absorvíveis sintéticos ou não (vicril ou categute) 4 ou 5-0. Dependendo do local da lesão, da extensão dela, da necrose tecidual associada e da perda de substância, pode ser necessário o uso de outros tipos de fios de sutura, bem como de técnica de aproximação dos tecidos.

Em ferimentos de lábios e língua, bem como em genitais, devem-se usar, preferentemente, fios absorvíveis.

Ferimentos nas pálpebras, região plantar dos pés e palmar das mãos têm cicatrização com um mínimo de hipertrofia diferentemente dos ferimentos em região externa e dorsal. Lesões de pele que obedeçam às linhas de força da pele tendem a deixar cicatrizes pouco visíveis.

Ferimentos decorrentes de mordeduras de animal devem ser tratados com curativos simples, pois são considerados contaminados e potencialmente infectados quando suturados. Deve-se submeter à sutura quando são extensos, porém com cuidados redobrados quanto à infecção.

No tratamento dos ferimentos de partes moles, se houver necessidade de suturas, desbridamentos de tecidos ou remoção de corpos estranhos (que não sejam retirados com a irrigação com SF), há necessidade de se fazer uma anestesia local. Habitualmente se empregam derivados da lidocaína. Verificar sempre se há antecedente de alergia ao anestésico. A realização da anestesia pode por vezes ser um pouco dolorosa, de modo que algumas manobras podem ser feitas para diminuí-la, como: soluções anestésicas aquecidas, agulhas finas, baixa velocidade de infusão, injeção abaixo da borda se a ferida não for contaminada e uso de anestésico tópico (EMLA).

Em lesões da face e couro cabeludo considerar o uso de anestésico tópico e anestesia locorregional em lesões plantares, palmares ou de dedos (mãos ou pés).

A presença de cabelos e pêlos nas lesões deve ser evitada com o afastamento deles (eventualmente com grampos ou esparadrapo) ou secção deles da área ao redor do ferimento, com emprego de tesouras, pois o uso de lâminas para sua remoção aumenta o risco de infecção. Não devem ser retirados pêlos das sobrancelhas.

As suturas em ferimentos com baixo risco de infecção podem ser realizadas em até 12 horas após o trauma, porém, quando o risco de infecção é elevado (contaminação grosseira, áreas malvascularizadas, pacientes imunossuprimidos), devem ser feitas no máximo em até seis horas.

Após a realização da sutura e do curativo, ele deve permanecer ocluído sem molhar por 48 horas; depois se pode molhar, porém sem mergulhar ou esfregar. Deve-se observar a presença de sinais locais de infecção (hiperemia, edema, secreção e calor). Na maioria das lesões suturadas, os pontos devem ser retirados em cerca de sete dias, porém em suturas de face deve-se retirá-los em cinco dias, e em locais de tensão (articulações) permanecem 10 a 15 dias. Nestes locais, após a retirada dos pontos, devem-se aplicar fitas adesivas (Micropore ou *steri-streep*), para diminuir o risco de deiscência ou alargamento da sutura.

Deve-se evitar a exposição ao sol durante pelo menos seis meses.

## ANTIBIOTICOTERAPIA

A antibioticoterapia profilática rotineira não é recomendada. O uso de antibióticos é determinado pelo mecanismo de trauma, tempo do trauma até o atendimento, grau de contaminação da ferida e antecedentes do paciente.

Via de regra, antibióticos são prescritos em ferimentos decorrentes de mordedura animal (cão, gato, homem e outros), em ferimentos intra-orais, em proximidade aos genitais externos e ânus, em ferimentos associados a fraturas expostas ou com exposição de tendões e cartilagens; basicamente em situações em que ocorra contaminação grosseira ou com alto risco de infecção.

Na lesão associada a fraturas expostas, com exposição de tendões e cartilagens, devem-se usar antibióticos com espectro de ação para estreptococos ou estafilococos, como cefalosporina de primeira geração ou penicilina penicilinase-resistente (cefaclor, cefadroxil e outras). Deve-se considerar cobertura, também, para Gram-negativo nos casos de grandes fraturas expostas (Cefuroxime).

As mordeduras de cão ou gato, que usualmente contêm a bactéria *Pausterella multocida*, além de estreptococos e estafilococos, devem ser tratadas com antibiótico de amplo espectro, como a amoxicilina + clavulanato. Mordeduras de seres humanos podem conter a bactéria *Eikenella corrodens*, podendo ser tratadas do mesmo modo.

Em ferimentos perfuro- ou cortocontusos plantares, podem ocorrer infecções por *Pseudomonas* de modo que o antibiótico de escolha é a ciprofloxacina.

## COMPLICAÇÕES

As complicações mais comuns deste tipo de lesão são de ordem infecciosa, caracterizada por dor, edema, eritema, calor local e saída de secreção purulenta, sendo seu tratamento baseado na retirada de pontos na área comprometida, curativos com limpeza das secreções e emprego de antibiótico sistêmico. Podem ocorrer hematomas associados ao trauma, que só devem ser manipulados se houver suspeita de infecção associada. Deiscência de suturas podem ocorrer quando houver infecção associada ou em caso de problema técnico com a sutura ou ainda se houver fatores que prejudiquem uma cicatrização adequada.

## IMUNIZAÇÃO

De acordo com o estado de imunização do paciente e o tipo de ferimento, deve-se estabelecer uma conduta para prevenção de tétano (Tabela 6.1).

**Tabela 6.1**
**Ferimentos de Partes Moles e Imunização Contra Tétano**

| História de Imunização | Ferimentos Pequenos e Limpos | Ferimentos Pequenos e Limpos | Outros Ferimentos* | Outros Ferimentos* |
|---|---|---|---|---|
| | Toxóide | Imunoglobulina | Toxóide | Imunoglobulia |
| <3 doses ou não sabe | Sim | Não | Sim | Sim |
| >3 doses: Tempo da última dose | | | | |
| < 5 anos | Não | Não | Não | Não |
| Entre 5 e 10 anos | Não | Não | Sim | Não |
| > 10 anos | Sim | Não | Sim | Não |

* Ferimentos contaminados, perfurantes plantares, queimaduras extensas, avulsões, esmagamentos.

# Fraturas

## FRATURAS NA CRIANÇA E NO ADOLESCENTE

O trauma é a principal causa de morte de crianças e adolescentes, e em termos de morbidade só é suplantado pelas infecções. As fraturas respondem por aproximadamente 15% das lesões traumáticas nas crianças.

As fraturas das crianças diferem das observadas nos adultos e, além disso, diferem também segundo a faixa etária, pois as fraturas observadas nos lactentes, na idade escolar e na adolescência apresentam características significativamente diferentes. A consideração e o conhecimento dessas diferenças é essencial para a condução adequada do tratamento.

## EPIDEMIOLOGIA

Os meninos são afetados com maior freqüência que as meninas. As lesões aumentam em freqüência à medida que a criança cresce, e a porcentagem de lesões que acometem a cartilagem epifisial também aumenta com a idade.

É esperado que aproximadamente 50% dos meninos e 25% das meninas sofram algum tipo de fratura durante a infância. Essa incidência também aumenta na medida em que é intensificada a prática esportiva. O punho é a região mais afetada (Figs. 6.1 e 6.2).

## FATORES DE RISCO

• Mineralização óssea — crianças com doenças sistêmicas como *osteogenesis imperfecta*, doenças renais, fibrose cística, *diabetes mellitus* e deficiências de hormônio de crescimento sofrem alteração na qualidade do osso, predispondo à ocorrência de fraturas.

• Doenças neuromusculares — crianças portadoras de paralisia cerebral, espinha bífida e artrogripose estão sujeitas a um maior risco para fraturas, pois, além da qualidade mineral óssea deficiente, apresentam também contraturas musculares e rigidez articular.

• Atividade — a criança por si só já apresenta maior risco de fraturas pela própria personalidade, que impõe um nível de atividade mais intenso. Aque-

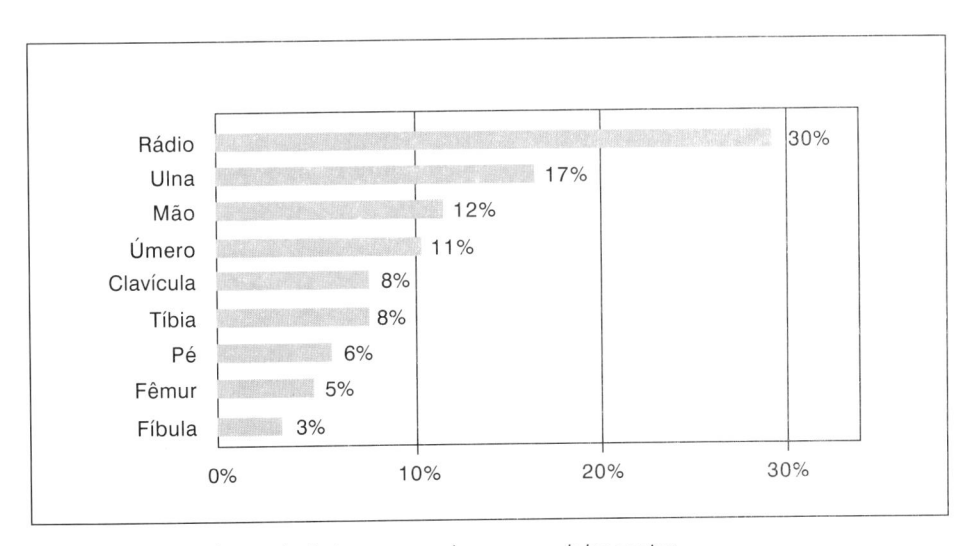

| Osso | % |
|---|---|
| Rádio | 30% |
| Ulna | 17% |
| Mão | 12% |
| Úmero | 11% |
| Clavícula | 8% |
| Tíbia | 8% |
| Pé | 6% |
| Fêmur | 5% |
| Fíbula | 3% |

**Fig. 6.1** — *Freqüência de fraturas em crianças e adolescentes.*

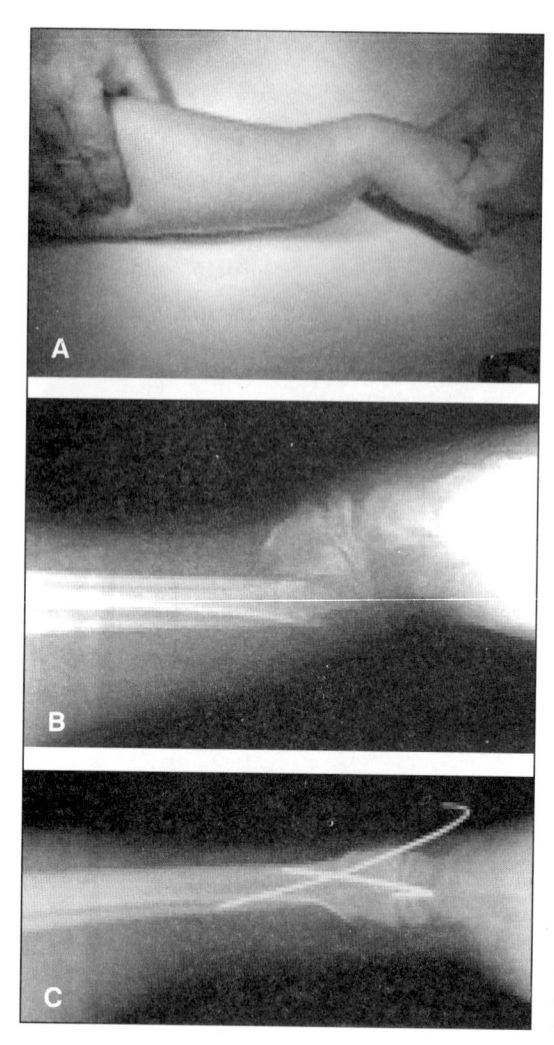

**Fig. 6.2** — *Fratura da extremidade distal do rádio, instável, com importante desvio dorsal (A e B), tratada com redução fechada e fixação percutânea com fios de Kirschner (C).*

les que, além dessa característica natural, se expõem a atividades e comportamentos de maior risco estão ainda mais suscetíveis aos acidentes e fraturas.

# FISIOPATOLOGIA

As fraturas das crianças e adolescentes são diferentes porque o sistema musculoesquelético nessa faixa etária é diferente do adulto. À medida que a criança cresce, as diferenças diminuem; de maneira que uma fratura de um adolescente se assemelha à de um adulto.

*Disco epifisial* — a diferença mais evidente entre um adulto e uma criança, no que se refere ao sistema musculoesquelético, é a presença do disco epifisial ou cartilagem de crescimento. A resistência dessa cartilagem comparada à do osso adjacente varia de acordo com a idade, sendo mais resistente que o osso nos lactentes, o que explica a maior ocorrência de fraturas diafisárias nessa idade.

*Contribuição para a cura das fraturas* — o disco epifisial geralmente contribui para o tratamento das fraturas, pois o crescimento ósseo é fundamental para a remodelação, que irá corrigir uma angulação residual. A taxa de remodelação depende da taxa de crescimento da cartilagem de crescimento adjacente e do potencial de crescimento da criança.

*Lesões no disco epifisial causam deformidades* — da mesma forma que a cartilagem de crescimento auxilia na remodelação óssea, podem ocorrer deformidades quando uma fratura acomete o disco epifisial, provocando fechamento precoce e crescimento assimétrico da extremidade.

## Ossos

*Proporção entre a substância mineral e o colágeno* — nas crianças, o osso possui maior proporção de colágeno que nos adultos, o que lhes diminui o módulo de elasticidade e a resistência aos esforços.

*Maior celularidade e porosidade* — isso reduz a resistência óssea aos esforços ao mesmo tempo em que reduz a propagação da fratura pelo osso, o que explica a menor incidência de fraturas cominutivas em crianças.

*Ruptura em tensão e compressão* — essa característica explica por quê, nas radiografias de crianças com fraturas incompletas da região metafisária, não se visualiza a solução de continuidade óssea, observando-se apenas um abaulamento na cortical decorrente da interpenetração e compressão entre os fragmentos. Na língua inglesa, essas fraturas são denominadas *buckle fracture* ou *torus fracture*.

## Periósteo

*Atividade metabólica* — a atividade metabólica do periósteo na criança é muito mais intensa que no adulto. Isso explica os calos ósseos exuberantes observados na consolidação de fraturas em crianças, além da rápida consolidação e remodelamento observados na infância. O periósteo contribui para o crescimento aposicional do osso, ossificação intramembranosa, que é a forma de crescimento ósseo em diâmetro, o que sem dúvida é um dos fatores mais importantes no remodelamento de um osso fraturado que consolidou com desvio.

*Espessura e resistência* — o periósteo das crianças é significativamente mais espesso e resistente. Nas fraturas em que o periósteo permanece íntegro, os desvios são menores e às vezes de difícil diagnóstico, como, por exemplo, nas deformações plásticas onde não se visualiza a fratura, mas o encurvamento ósseo (Fig. 6.3).

*Idade e tipo de fratura* — as modificações ósseas que ocorrem durante o crescimento levam a diferentes padrões de fraturas, como, por exemplo, as fraturas diafisárias no lactente, as fraturas metafisárias na idade escolar e as fraturas epifisárias do adolescente.

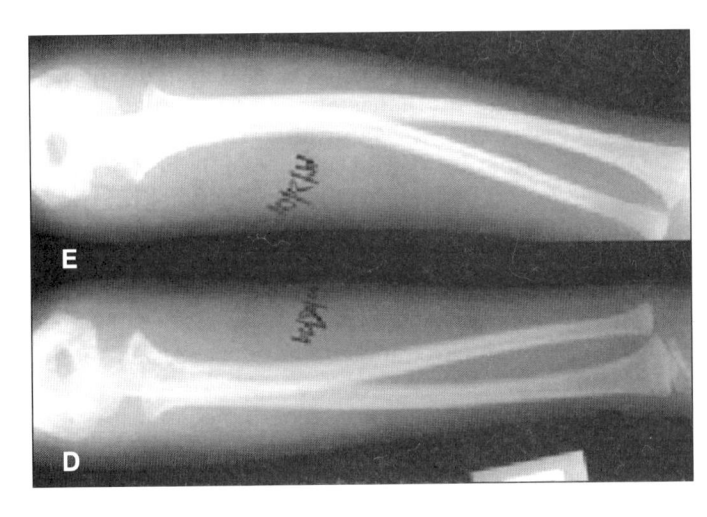

**Fig. 6.3** — *Fratura da ulna esquerda com deformação plástica e desvio em varo da extremidade distal.*

### Ligamentos

Nas crianças os ligamentos são mais resistentes que os ossos. Geralmente o osso se rompe antes que os ligamentos. As fraturas por avulsão são, portanto, comuns nessa população. O disco epifisial distal do fêmur rompe-se mais facilmente que os ligamentos colaterais.

### Cartilagem

A maior proporção entre cartilagem e osso que se observa na epífise de ossos em crescimento aumenta sua resistência, porém ao mesmo tempo torna mais difícil o diagnóstico de lesões por radiografias. O tamanho dos fragmentos epifisários fraturados geralmente é subestimado.

### Lesões no Disco Epifisial

As fraturas que afetam o disco epifisial correspondem a aproximadamente 25% das fraturas que ocorrem nas crianças. São mais comuns em meninos, na extremidade superior e na idade escolar. Lesões fisárias também podem ocorrer por tumores, infecções ou isquemia. A importância dessas fraturas está relacionada às seqüelas que eventualmente ocorrem pelo comprometimento do crescimento que irá ocorrer à custa dessa cartilagem.

#### *Anatomia*

A anatomia do disco epifisial varia, mas sempre com um padrão similar. A cartilagem de crescimento pode ser categorizada em: 1) cartilagens de ossos longos, como, por exemplo, a que separa a epífise da metáfise distal do fêmur; 2) cartilagens em forma de anel como a que se observa em ossos arredondados como o cubóide e os corpos vertebrais; e 3) as apófises que se localizam nas extremidades não-articulares de ossos longos como o grande trocanter, a tuberosidade da tíbia etc. Os discos epifisiais dos ossos longos apresentam uma forma ondulada com processos mamilares, o que lhes confere maior resistência às forças de cisalhamento, mas ao mesmo tempo aumenta o risco de lesões por alto impacto.

#### *Lesões Fisárias*

As lesões fisárias geralmente ocorrem na camada hipertrófica da cartilagem de crescimento, preservando a camada de células germinativas, de forma que o crescimento é mantido. Lesões mais raras que afetam a camada germinativa ou que resultam em pontes ou fusões através da cartilagem podem resultar em bloqueios de crescimento ou deformidades.

Pode-se dizer que existe certa suscetibilidade para lesões fisárias em certos ossos. O local mais suscetível é a parte anterior do disco epifisial proximal da tíbia, cuja lesão decorrente de traumas menores pode provocar a deformidade em *recurvatum*.

Lesões por estresse ocorrem com maior freqüência em atletas e em crianças portadoras de mielodisplasia. As fraturas fisárias por estresse na epífise distal do rádio podem ocorrer com maior freqüência em ginastas, não sendo incomum o bloqueio de crescimento.

Os bloqueios de crescimento ocorrem com maior freqüência em lesões em que se forma uma ponte óssea através da cartilagem epifisial. A localização e a área de secção da ponte óssea determinam o grau de deformidade.

*Classificação*

A classificação mais utilizada para essas lesões é a proposta por Salter e Harris (SH)(Fig. 6.4). Por essa classificação as fraturas são divididas em cinco categorias, e o tipo V é muito raro. O tipo I é definido para as fraturas que ocorrem exclusivamente através do disco epifisial. No tipo II, a fratura segue parcialmente a cartilagem epifisial e continua-se através da metáfise, de modo que um fragmento metafisário permanece ligado à epífise pelo disco epifisial. No tipo III estão as fraturas em que o traço segue parcialmente o disco epifisial e estende-se até a epífise, dividindo-a em duas ou mais partes. No tipo IV incluem-se as lesões que atravessam o disco epifisial separando um fragmento da epífise e da metáfise do restante da extremidade óssea. Quando o trauma ocorre de forma axial, ou seja, no eixo longitudinal do osso, pode haver uma compressão do disco epifisial, o que eventualmente implica lesão fisária e conseqüente alteração no crescimento. As fraturas dos tipos I e II são as mais freqüentes e raramente requerem tratamento cirúrgico. Nos tipos III e IV, a redução da fratura deve ser anatômica, com a estabilização dos fragmentos fraturados por meio de redução e fixação cirúrgicas.

*Evolução*

A maioria das fraturas fisárias habitualmente se consolida rapidamente, as deformidades menores remodelam completamente, com o crescimento se processando normalmente. Aproximadamente um por cento das lesões pode causar pontes ósseas e alterar o crescimento. Pequenas pontes podem se soltar espontaneamente, porém as pontes periféricas que produzem deformidades eventualmente necessitam liberação cirúrgica.

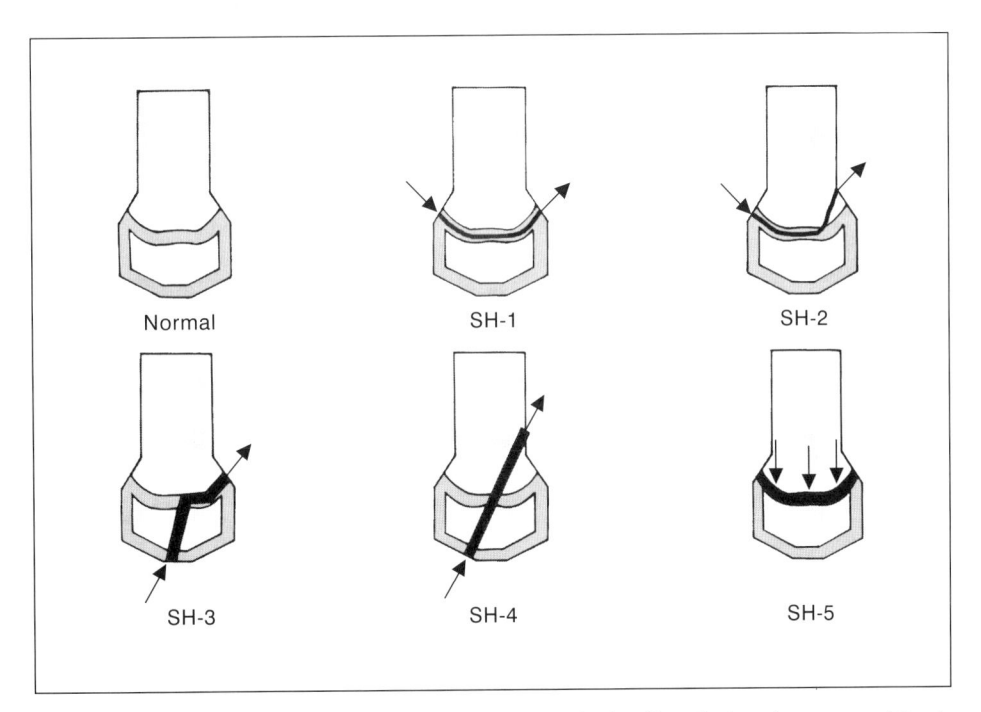

**Fig. 6.4** — *Adaptado da classificação de Salter-Harris. A classificação baseia-se no padrão da fratura. Nos tipos I e II, a fratura não atinge a epífise (linhas mais escuras) e, portanto, não causa problemas no crescimento. Os tipos III, IV e V podem causar bloqueios de crescimento e deformidades.*

# REMODELAÇÃO

A capacidade de remodelação influencia significativamente o tratamento das fraturas nas crianças. Um dos grandes desafios na ortopedia pediátrica é a predição sobre qual fratura necessita de redução e qual poderá ser aceita com desvio, na expectativa de uma remodelação completa.

O mecanismo de remodelação é resultado da ossificação intramembranosa com crescimento ósseo aposicional na concavidade da deformidade e reabsorção na convexidade e também pelo crescimento assimétrico no disco epifisial, resultante da ossificação endocondral. Para que ocorra a remodelação, é importante que não haja lesões no disco epifisial ou no periósteo (Fig. 6.5).

A remodelação segue a lei de Wolff, segundo a qual a forma e a distribuição da massa óssea são orientadas para melhor resistir às forças extrínsecas. Por essa razão, a remodelação é maior para as deformidades no plano de maior movimento da articulação próxima à fratura. Assim, o desvio dorsal de uma fratura do terço distal do rádio passará por maior remodelação que um desvio lateral, pois o plano de maior movimento da articulação do punho é o sagital. Os desvios no plano coronal (varo e valgo) têm menor potencial para a remodelação. Nos ossos em que há consolidação viciosa de fraturas com desvios rotacionais, geralmente não há remodelação (Fig. 6.6).

## Princípios de Tratamento

A indicação de redução das fraturas na criança e no adolescente é complexa e requer análise cuidadosa. Para isso, os seguintes princípios devem ser observados.

*Fraturas metafisárias e diafisárias* — quanto mais jovem a criança, maior o potencial para remodelação.

• Localização — a remodelação é maior quando a fratura se localiza nas extremidades dos ossos.

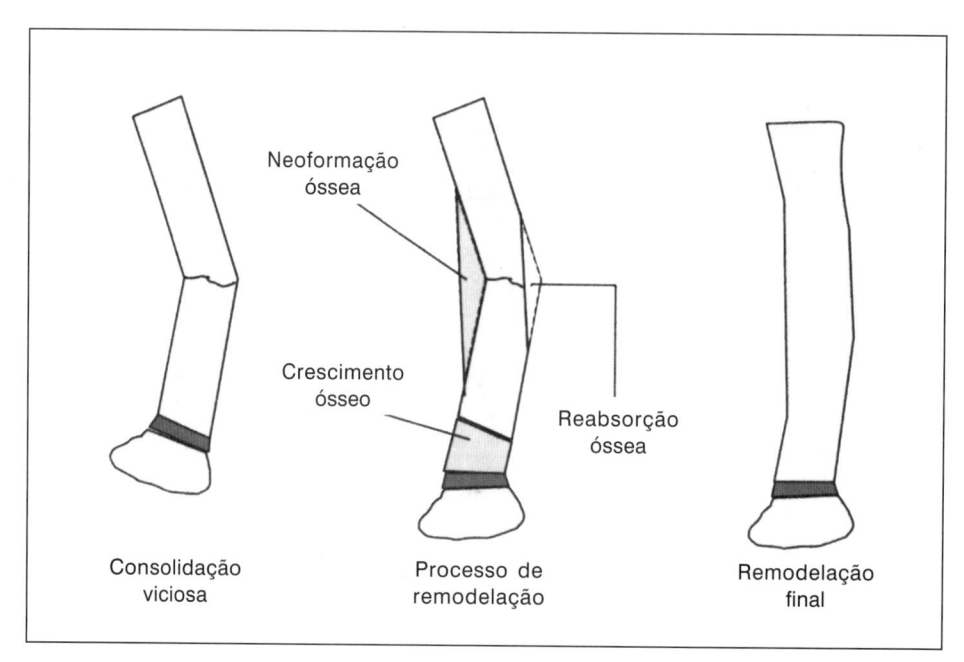

**Fig. 6.5** — *A remodelação óssea ocorre por neoformação óssea na concavidade e reabsorção na convexidade de um osso em que houve a consolidação viciosa de uma fratura.*

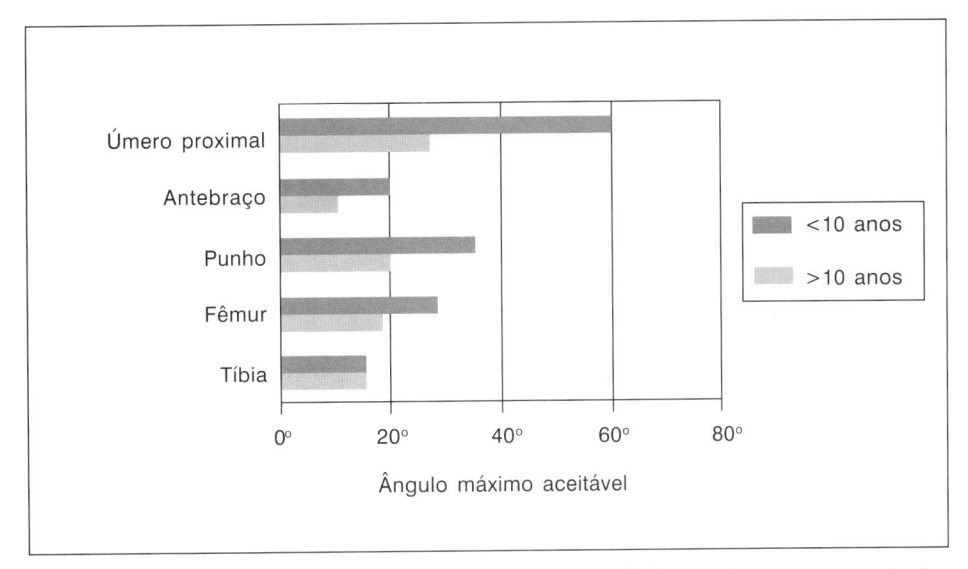

**Fig. 6.6** — *Potencial de remodelação. Este gráfico mostra os limites aceitáveis para angulações em fraturas de ossos longos em crianças.*

• Plano da deformidade — a remodelação geralmente é maior para os desvios no plano sagital, pois nesse plano os movimentos têm maior amplitude. Os desvios rotacionais em geral não passam pelo processo de remodelação (Fig. 6.7).
• Potencial de crescimento da cartilagem epifisial adjacente à fratura — desvios maiores podem ser aceitos, quando próximos a epífises com maior potencial de crescimento.
• Período para remodelação — a remodelação ocorre completamente após cinco a seis anos, e as maiores correções são vistas entre os dois primeiros anos.
• Algumas fraturas não são remodeladas, como a fratura supracondiliana do úmero que, se não reduzida corretamente, leva à deformidade do cúbito varo.

*Fraturas fisárias* — as fraturas fisárias tipos III e IV devem ser reduzidas anatomicamente para prevenir a formação de uma ponte óssea através da cartilagem epifisial, o que levará a deformidades angulares.

*Fraturas articulares* — as fraturas articulares são raras nas crianças, pois a cartilagem é bastante resistente. Algumas considerações podem ser feitas:

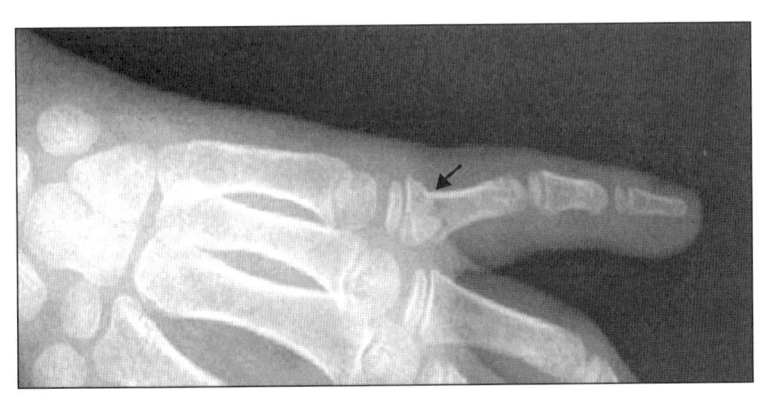

**Fig. 6.7** — *Fratura da metáfise proximal da falange proximal do quinto dedo da mão de uma criança de 6 anos de idade, com desvio em varo e rotação. Há indicação para redução, pois os desvios não coincidem com o plano de movimento e, portanto, a chance de remodelação é pequena.*

- Deformidades articulares podem ser aceitas em idades menores.
- Desvios horizontais são mais aceitáveis que desvios verticais, pois um degrau na superfície articular causa maior dano que o alargamento da extremidade.
- Desvios de até 2mm, medidos nas radiografias, são aceitáveis.

*Indicações para redução aberta* — a indicação para a redução aberta de uma fratura depende de fatores médicos, sociais e econômicos, porém em algumas situações a cirurgia para estabilização da fratura está indicada. Nas crianças politraumatizadas, com lesões de múltiplos sistemas, a estabilização das fraturas pode ser necessária para facilitar o tratamento de outras lesões. Algumas fraturas, devido à localização anatômica e a possíveis complicações, necessitam de tratamento cirúrgico imediato (Tabela 6.2).

## Avaliação

O diagnóstico preciso é, com certeza, o passo mais importante do tratamento de uma criança vítima de um trauma. Na presença de múltiplas lesões, a avaliação é mais complexa, pois a criança não é cooperativa e a situação de emergência torna uma avaliação completa difícil. Os erros de diagnóstico ocorrem principalmente nos politraumas, em que algumas fraturas não são evidentes no primeiro momento, podendo incorrer em algum grau de incapacidade posteriormente. Eventualmente, as lesões musculoesqueléticas podem até ser causa de morte, porém mais freqüentemente resultam em algum grau de incapacidade.

### Prioridades

A avaliação pulmonar, cardiovascular e neurológica é sempre prioritária. Quanto ao sistema musculoesquelético, são prioritárias a avaliação cervical bem como a pesquisa de luxações (do quadril, em especial) e das fraturas instáveis e expostas.

**Tabela 6.2**
**Indicações mais Comuns para Redução Cirúrgica e Fixação de Acordo com a Localização Anatômica e a Idade**

|  | *Até 5 Anos* | *5 a 10 Anos* | *Acima de 10 Anos* |
|---|---|---|---|
| Úmero distal | Freqüente | Freqüente | Freqüente |
| Colo do fêmur | Freqüente | Freqüente | Freqüente |
| Punho | Rara | Freqüente | Freqüente |
| Fêmur distal | Rara | Freqüente | Freqüente |
| Tornozelo | Rara | Freqüente | Freqüente |
| Pelve | Rara | Eventual | Freqüente |
| Fêmur diáfise | Rara | Eventual | Freqüente |
| Antebraço | Rara | Eventual | Freqüente |
| Vértebras | Rara | Rara | Freqüente |
| Tíbia proximal | Rara | Rara | Freqüente |
| Úmero diáfise | Rara | Rara | Eventual |
| Mão | Rara | Rara | Eventual |
| Tíbia diáfise | Rara | Rara | Eventual |
| Pé | Rara | Rara | Eventual |

*História*

A história do trauma deve ser pesquisada atentamente, pois o tipo, a velocidade e o mecanismo do trauma podem ser importantes para o tratamento. Eventualmente, um problema de maior importância, como, por exemplo, um tumor pode ter como história inicial um trauma de menor intensidade.

*Exame Físico*

A maioria dos erros diagnósticos decorre de uma avaliação incompleta. A criança deve ser completamente examinada, retirando as roupas e eventuais imobilizações. A busca deve ser por deformidades, edemas e movimentos espontâneos. Os pontos de maior dor (PMD) devem ser identificados, pois serão de grande valia na interpretação das radiografias que, no esqueleto imaturo, podem ser de difícil identificação. A condição vascular deve ser atentamente avaliada, lembrando que o reenchimento capilar distal e a dor durante o estiramento passivo dos dedos podem indicar isquemia mesmo na presença de pulsos.

*Imagem*

A maioria das fraturas e luxações pode ser avaliada pelas radiografias convencionais. Eventualmente, radiografias de extremidades contralaterais podem ser necessárias para comparação. As artrografias podem ser úteis na avaliação de fraturas articulares por evidenciarem o contorno cartilaginoso. A cintilografia óssea pode ser útil na localização de fraturas, especialmente na suspeita de crianças vitimizadas. A tomografia computadorizada é um exame importante na identificação e entendimento de fraturas fisárias complexas e no estudo de fraturas de vértebras. A ressonância magnética é um exame pouco utilizado pela necessidade de sedação, sendo restrito aos traumas raquimedulares e a situações atípicas. O ultra-som é pouco utilizado, restringindo-se ao diagnóstico de lesões em partes moles, derrames articulares e descolamentos epifisários do cotovelo em recém-nascidos.

## Lesões Ocultas e Problemas em Diagnóstico

As lesões ocultas são mais freqüentes na criança devido à imaturidade esquelética. Pequenas lesões não identificadas nas radiografias podem ser detectadas pela cintilografia óssea, porém isso deve ser considerado diante dos sintomas e da situação, em que a identificação de um trauma não-acidental (criança vitimizada) pode ser importante. A criança que claudica persistentemente e cuja história e exame físico não são esclarecedores deve ser considerada sob essa ótica, pois o custo de exames como cintilografia e ressonância magnética pode não se justificar, uma vez que não iriam alterar o tratamento.

## Situações Especiais

Algumas fraturas, por sua freqüência, complicações ou especificidade de tratamento, merecem menção especial.

## Fraturas do Recém-nascido

Traumas de parto em fetos macrossômicos, distocia de ombro ou em algumas doenças como osteogênese imperfeita ou artrogripose podem ocasionar algumas lesões. As principais, pela gravidade, são a lesão do plexo braquial e fraturas da clavícula, que devem ser tratadas apenas com um enfaixamento, mantendo o braço da criança junto ao tórax. Outra fratura comum é a do fêmur, que pode ser tratada com o suspensório de Pavlik. A remodelação ocorre e corrige eventuais deformidades.

## Criança Vitimizada

Pela gravidade e risco de vida, essa hipótese deve ser considerada para todos os lactentes apresentando fratura. Quando o diagnóstico não é feito no primeiro momento, novas lesões podem ocorrer em aproximadamente 50% dos casos com até 10% de letalidade. A suspeita deve ser feita sempre que se observar a fratura de um osso longo em uma criança normal, no primeiro ano de vida. A maioria das fraturas do fêmur em lactentes deve-se a maus-tratos. A suspeita deve ser feita sempre que se relatam apenas mudanças de comportamento da criança sem referência a um trauma específico. Lembrar sempre que a vitimização ocorre em todas as classes sociais. As fraturas da criança vitimizada em geral ocorrem na região metafisária, na diáfise umeral, costelas, escápula, extremidade da clavícula e vértebras. Fraturas de idades diferentes também são suspeitas e ocorrem em aproximadamente 13% dos casos. Quando a possibilidade de maus-tratos for aventada, a criança deverá ser internada e as autoridades competentes, notificadas. A consulta a um pediatra e a documentação completa do caso são fundamentais nesses casos (Fig. 6.8).

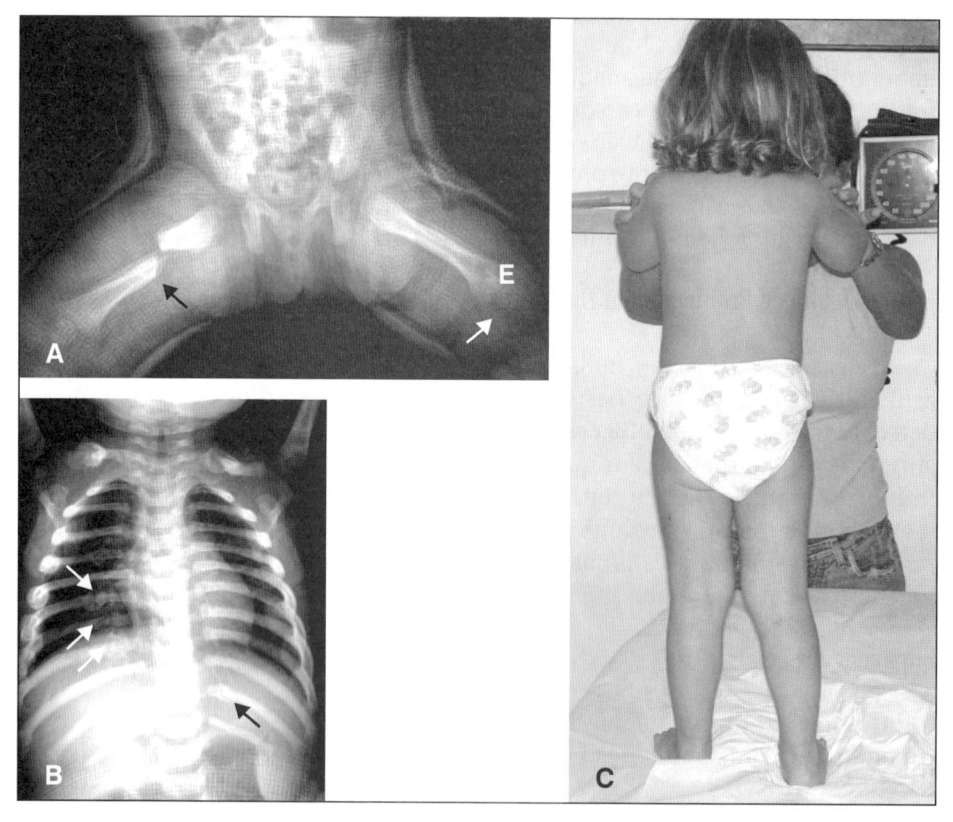

**Fig. 6.8** — *Radiografia dos fêmures (A) e das costelas (B) de criança de 3 meses de idade, vitimizada, mostrando fraturas em diferentes estágios de consolidação (setas). Mesma criança aos 2 anos de idade, após identificação e resolução do problema, sem seqüelas (C).*

## Fraturas do Fêmur

O fêmur é um osso que se consolida espontaneamente mesmo com grandes desvios. As pseudo-artroses são raras. A velocidade de consolidação depende da idade com relação praticamente linear entre idade e tempo de consolidação. Outro fenômeno observado é o hipercrescimento ósseo pós-fratura, que é maior em idades menores. Por essa razão é desejável que, em crianças menores, haja uma sobreposição óssea de mais ou menos 1,5cm de forma a compensar o hipercrescimento. A orientação para o tratamento dessas fraturas é dada nas Figs. 6.9 e 6.10.

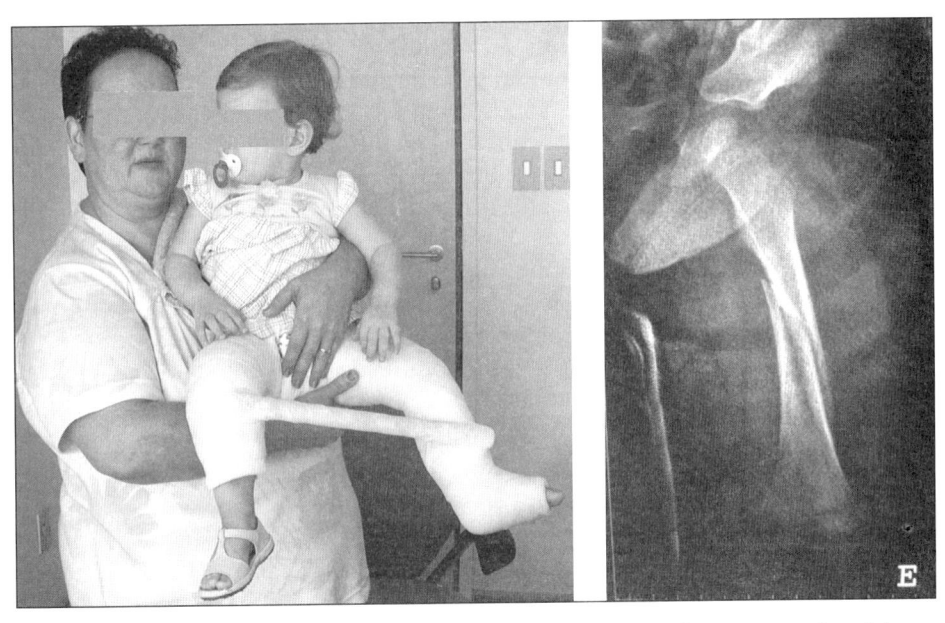

**Fig. 6.9** — *Fratura do fêmur em criança de 1 ano e 6 meses tratada com gesso imediato.*

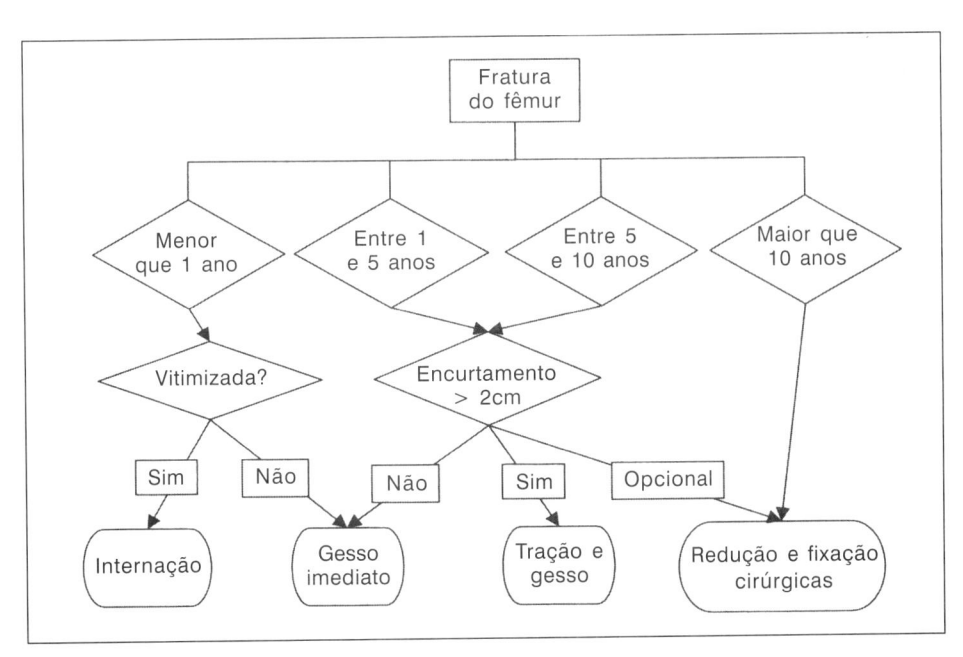

**Fig. 6.10** — *Diretrizes básicas para o tratamento das fraturas do fêmur na criança.*

## Fraturas Supracondilianas do Úmero

São as lesões freqüentes no cotovelo. Lesões vasculares e neurológicas e desvios em varo podem ocorrer com relativa freqüência nessas fraturas. Ocorrem principalmente em torno dos 4 anos de idade, decorrentes de quedas da própria altura. São classificadas em três categorias: tipo I — fraturas sem desvio; tipo II — desvio moderado permanecendo o contato entre uma das corticais ósseas; tipo III — desvio importante, anterior ou posterior, com perda completa do contato entre os fragmentos ósseos. O tratamento é definido pelo tipo da fratura. No tipo I recomenda-se apenas a imobilização com o cotovelo em flexão de 90° pelo período de quatro semanas. As fraturas do tipo II são estáveis, porém necessitam de redução sob anestesia, sendo recomendável a fixação percutânea com fios de Kirschner para evitar perda de redução e eventual consolidação viciosa com a deformidade em varo do cotovelo. As fraturas do tipo III são graves, sendo freqüentes as lesões vasculares e nervosas. Nesses casos, o tratamento deve ser feito na urgência (até 24h), podendo ser necessária a abordagem direta da fratura para descompressão das estruturas vasculonervosas e a abertura do compartimento anterior do cotovelo e antebraço (Figs. 6.11 e 6.12). Nessas situações, a complicação grave é a contratura isquêmica de Volkmann (Fig. 6.13), em que, pelo hematoma da fratura, edema de partes moles e pela deformidade, há um aumento de pressão no compartimento osteofibroso e conseqüente compressão venosa que levam à isquemia muscular e nervosa, com lesões irreversíveis dessas estruturas e conseqüente perda funcional. Esse processo pode se instalar em algumas horas, daí a necessidade do diagnóstico e tratamento precoces.

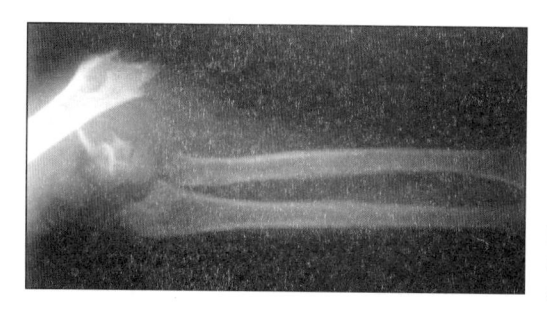

**Fig. 6.11** — *Fratura supracondiliana do úmero, tipo III, com desvio importante e lesão nervosa.*

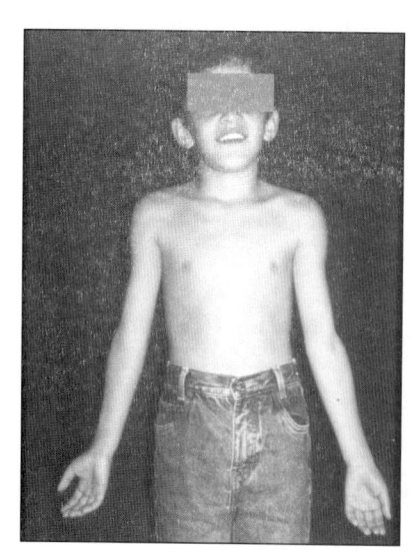

**Fig. 6.12** — *Mesma criança da Fig. 6.11 após o tratamento com redução aberta via anterior, fixação com fios metálicos e descompressão nervosa. Sem seqüelas.*

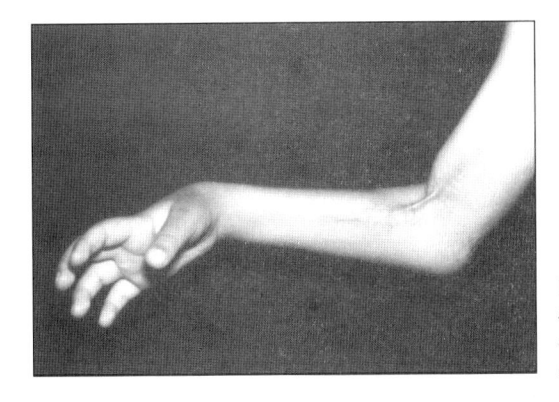

Fig. 6.13 — Seqüela de uma fratura supracondiliana em uma criança de 5 anos que apresentou a contratura isquêmica de Volkmann.

## BIBLIOGRAFIA

### Ferimentos de Partes Moles

1. Agarwal S, Agarwal R, Jain UK, Chandra R. Management of soft-tissue problems in leg trauma in conjunction with application of the Ilizarov fixator assembly. Plast Reconstr Surg 107(7):1732-8, 2001.

2. Blasen LS. Soft tissue injuries. Management of common presentations. Adv Nurse Pract 8(9):65-6, 84, 2000.

3. Concannon MJ, Puckett CL. Wound coverage using modified tissue expansion. Plast Reconstr Surg 102(2):377-84, 1998.

4. Goldstein EJ, Citron DM, Merriam CV, Tyrrell K, Warren Y. Activity of gatifloxacin compared to those of five other quinolones versus aerobic and anaerobic isolates from skin and soft tissue samples of human and animal bite wound infections. Antimicrob Agents Chemother 3(6):1475-9, 1999.

5. Hallock GG. Dog bites of the face with tissue loss. J Craniomaxillofac Trauma 2(3):49-55, 1996.

6. Leach J. Proper handling of soft tissue in the acute phase. Facial Plast Surg 17(4):227-38, 2001.

7. Lodovici, O. Cicatrização das feridas. In: Clínica Cirúrgica Alípio Correa Neto, 3ª edição, São Paulo, Sarvier, v. I, 1974.

8. Macedo NF. Tratamento das feridas, suturas e curativos. In: Cirurgia Plástica, São Paulo, Roca, 1981.

9. Mackway-Jones K, Harrison M. Towards evidence based emergency medicine: best BETs from the Manchester Royal Infirmary. Management of uncomplicated soft tissue gunshot wounds. J Accid Emerg Med 17(4):284-5, 2000.

10. Modolin M & Kamakura L. Aspectos gerais da cicatrização das feridas. In: Cirurgia Plástica, São Paulo, Roca, 1981.

11. Peled ZM, Chin GS, Liu W, Galliano R, Longaker MT. Response to tissue injury. Clin Plast Surg 27(4):489-500, 2000.

12. Salgado Filho, I & Zanini, SA. Reparação dos traumas de pele e tecidos moles. In: Cirurgia Plástica Reparadora e Estética, Rio de Janeiro, Editora Medsi, 1988.

13. Shafer D, Bennett J. Associated soft tissue injuries. Atlas Oral Maxillofac Surg Clin North Am, 1994; 2(1):47-63, 1994.

14. Stewart KJ, Tytherleigh-Strong G, Bharathwaj S, Quaba AA. The soft tissue management of children's open tibial fractures. J R Coll Surg Edinb 44(1):24-30, 1999.

15. Stone HH. Soft tissue infections. Am Surg 66(2):162-5, 2000.

16. Vallee DS. Suture repair of soft tissue lacerations. Plast Surg Nurs 18(3):189-95, 1998.

**Fraturas**

1. Della-Giustina K. Della-Giustina DA. Emergency Department Evaluation and Treatment of Pediatric Orthopedic Injuries. Emergency Medicine Clinics of North America 17(4), 1999.

2. Frost HM. The "muscle-bone unit" in children and adolescents: a 2000 overview. J Pediatr Endocrinol Metab 13(6): 571-90, 2000.

3. Jain AM. Emergency Department Evaluation of Child Abuse. Emergency Medicine Clinics of North America 17 (3), 1999.

4. Janjua KJ. Prospective evaluation of early missed injuries and the role of tertiary trauma survey. J Trauma 44(6): 1000-6, 1998.

5. John SD. Trends in Pediatric Emergency Imaging. Radiologic Clinics of North America 37 (5), 1999.

6. Lins RE, Simovitch RW, Waters PM. Elbow Trauma and Reconstruction. Orthopedic Clinics of North America 30(1), 1999.

7. Moseley CF. Instr Course Lect — AAOS. 41: 361-7, 1992.

8. Murray DW. Bone growth and remodelling after fracture. J Bone Joint Surg Br 78(1): 42-50, 1996.

9. Perlow JH. Birth trauma. A five-year review of incidence and associated perinatal factors. J Reprod Med 41(10): 754-60, 1996.

10. Peterson HA. Physeal fractures: Part 1. Epidemiology in Olmsted County, Minnesota, 1979-1988. J Pediatr Orthop 14(4): 423-30, 1994.

11. Peterson HA. Physeal fractures: Part 2. Two previously unclassified types. J Pediatr Orthop 14(4): 431-8, 1994.

12. Peterson HA. Physeal fractures: Part 3. Classification. J Pediatr Orthop. 14(4): 439-48, 1994.

13. Sanders JO. Treatment of femoral fractures in children by pediatric orthopedists: results of a 1998 survey. J Pediatr Orthop 21(4): 436-41, 2001.

14. Staheli, LT. Practice of Pediatric Orthopedics 3ª edição, Philadelphia. Lippincot Williams & Wilkins: 203-262, 2001.

*Amancio Ramalho Jr.*
*Mauricio Pegoraro*

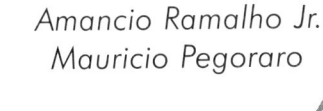

CAPÍTULO 7

# Esportes

## INTRODUÇÃO

A participação da criança nos esportes aumenta a cada ano. Aproximadamente 50% dos meninos e 25% das meninas em idade escolar participam regularmente de pelo menos uma atividade esportiva de maneira recreativa ou competitiva.

A participação em esportes competitivos ocorre em idades cada vez mais precoces. Brincar e praticar esportes é fundamental para a saúde e para o desenvolvimento normal da criança.

A obesidade infantil vem se tornando cada vez mais freqüente, e a prática dos esportes é uma alternativa importante para evitar o complexo TV-geladeira, evitando, portanto, o sedentarismo.

Por meio do esporte a criança aprende disciplina, relacionamento interpessoal e como enfrentar dificuldades e resolver problemas.

A participação nos esportes deve ser lúdica, com oportunidades para a criança exercitar sua criatividade e desenvolver habilidades compatíveis com seu potencial. Acredita-se que a prática do esporte prepare a criança para enfrentar os desafios da vida moderna.

Crianças que são pressionadas por pais muito exigentes, técnicos ou treinadores agressivos, praticam o esporte em condições locais e sociais inadequadas ou têm limitação de opções de esporte poderão vivenciar uma experiência negativa na prática desportiva.

A criança forçada a praticar um esporte para o qual possui pouca habilidade terá desempenho insatisfatório. Isso, geralmente, envergonha a criança, podendo causar danos à sua auto-estima.

## FISIOLOGIA E PSICOLOGIA

O entendimento das características fisiológicas e emocionais da criança é fundamental para a orientação da prática esportiva.

Crianças de mesma idade podem ter tamanhos diferentes. Crianças menores podem correr maior risco de lesões, especialmente nos esportes coletivos e de contato, como futebol, basquete etc. Uma solução nesses casos pode ser o agrupamento por tamanho e não por idade.

O excesso de competitividade é prejudicial. Quando são enfatizadas as vitórias e premiações, reduz-se a chance de que a criança continue na prática do esporte. Sabe-se que algumas crianças ainda não estão preparadas para experimentar o desgosto de uma derrota, o que causa uma experiência negativa principalmente em esportes em que o segundo colocado não é premiado ou valorizado como, por exemplo, o futebol.

As crianças que se destacam nos esportes podem sofrer conflitos entre as solicitações do esporte, da vida social e dos estudos. Aquelas que se transformam em atletas de elite, pela necessidade de envolvimento e dedicação ao esporte, podem ficar comprometidas no seu desenvolvimento intelectual.

A atividade física pode causar retardo da menarca em meninas e estas, durante a puberdade, estabilizam seu desempenho em corridas, enquanto nos meninos, este desempenho pode aumentar após esse período.

A quantidade de gordura é mais ou menos equivalente nas crianças, porém na adolescência as meninas tendem a adquirir mais gordura que os rapazes. Na mulher adulta, aproximadamente 15% do peso corporal são de gordura, enquanto nos homens essa proporção é de 5%.

A força muscular pode continuar aumentando nos meninos após a puberdade, o que em geral não ocorre nas meninas. A força muscular aumenta rapidamente no primeiro ano após o estirão de crescimento. Nos atletas do sexo masculino, os músculos podem corresponder a 40% do peso. Já nas atletas, chegam a 23% do peso. Isso contribui para as diferenças de desempenho entre os adolescentes de sexos opostos.

As crianças transpiram menos que os adultos e, portanto, podem sofrer superaquecimento com maior facilidade. A hipertermia pode ser evitada com maior ingestão de líquidos. A prática de esportes será facilitada em locais com menores temperaturas, devendo-se evitar locais muito pequenos e pouco ventilados.

## RISCOS DO TREINAMENTO INTENSIVO E DA ESPECIALIZAÇÃO

Todas as atividades físicas e esportes implicam risco de lesões físicas. Cerca de um terço das lesões em pacientes entre 5 e 17 anos nos EUA, em 1988, foi devido a esportes e atividades recreativas. Se o objetivo for a prevenção de todas as lesões, a única solução será a eliminação completa de todas as atividades recreativas e dos esportes. A perda de controle e a tentativa de realizar esforços maiores que os suportados por determinados segmentos corporais são as principais causas de lesões.

Para provocar uma lesão durante uma atividade esportiva, temos dois mecanismos: o macrotrauma, que é um trauma agudo que lesa com uma força intensa aplicada ao órgão abruptamente, ou os microtraumas repetidos levando a uma lesão progressiva da região.

Esportes que apresentam grande contato físico ou colisões, como boxe, artes marciais, futebol, handebol, basquete etc., têm maior probabilidade de causar lesões em comparação com esportes de contato limitado, como ciclismo, ginástica olímpica, *squash* etc. A ausência de contato entre os competidores de, por exemplo, arco e flecha, dança, natação e tênis não afasta a possibilidade de ocorrer uma lesão durante a prática deles, já que o uso excessivo de um membro ou a aplicação de má técnica podem gerar uma lesão por esforço ou fadiga.

As atividades que requerem grandes esforços levam a riscos de problemas cardíacos ou pulmonares. A intensidade do esforço pode levar a sobrecargas dinâmicas (por volume) ou estáticas (pressão) no sistema cardiovascular. Esta intensidade pode variar em baixa, moderada ou alta de acordo com a sobrecarga exigida. Exemplos disto são ciclismo (demanda dinâmica e estática altas), futebol (demanda dinâmica alta e estática baixa), judô (demanda dinâmica baixa e estática alta) e golfe (demanda estática e dinâmica baixas).

Segundo estatística norte-americana, os esportes que levam a maior incidência de lesões são atletismo (corrida de 8.000m feminino), futebol americano, luta greco-romana, futebol feminino, atletismo (corrida de 8.000m masculino), ginástica olímpica, futebol masculino, basquete feminino, corrida de 100m feminina e basquete masculino (Tabela 7.1).

Estima-se que mais da metade das lesões ocorridas durante atividades esportivas em crianças e adolescente possa ser prevenida. O uso de equipamentos corretos como calçados adequados para cada atividade, treinamento com técnica adequada, passada pelos treinadores e técnicos evitando estresse sobre um membro, exercícios de alongamento muscular ou flexibilidade e avaliação médica e multiprofissional com orientação para o jovem podem prevenir estas lesões.

## ESPORTES E SUAS LESÕES

### TÊNIS

A prática intensiva do tênis pode provocar lesões com certa freqüência.

Os problemas de adaptação com perda de flexibilidade e força em regiões que são submetidas a grandes esforços (microtraumas) tendem a se agravar com o tempo.

O atleta jovem, com dificuldade de aprender as funções biomecânicas corretas visando à *performance* ideal, também estará predisposto a sofrer lesões.

As lesões provocadas mais comumente pelo tênis em adolescentes são lesões do joelho, epicondilite no cotovelo e dores no ombro e punho (Tabela 7.2).

**Tabela 7.1**
**Esportes de Risco (EUA) — Freqüência de Lesões**

| Tipo de Esporte | Freqüência de Lesões em Diferentes Atletas |
|---|---|
| 1. Futebol americano | 36,7% |
| 2. Atletismo (corrida de 8.000m) feminino | 33,1% |
| 3. Luta romana | 32,1% |
| 4. Futebol feminino | 31,6% |
| 5. Ginástica olímpica | 26,2% |
| 6. Futebol masculino | 25,2% |
| 7. Atletismo (corrida de 8.000m) masculino | 24,6% |
| 8. Basquete feminino | 24,2% |
| 9. Basquete masculino | 22,9% |
| 10. Corrida de 100m feminina | 18,0% |

| Tabela 7.2 Prevalência de Lesões ou Dor Relacionadas à Prática do Tênis* |||
| --- | --- | --- |
| Região | Masculino (%) | Feminino (%) |
| Dor lombar | 31 | 47 |
| Dor no ombro | 17 | 31 |
| Dor região escapular | 15 | 15 |
| Cotovelo | 22 | 25 |
| Punho dominante | 19 | 29 |
| Punho não-dominante | 6 | 25 |

*Questionário com perguntas dirigidas e específicas aplicado em tenistas do sexo masculino e femino que participaram do Campeonato Nacional de Tênis, realizado em 1998, nos Estados Unidos, sobre lesões ou dores que impediram o tenista de treinar ou competir por, pelo menos, sete dias (Dados de Safran e Hutchinson, não-publicados, 1998).

## FUTEBOL

O futebol apresenta um risco moderado. Lesões por uso excessivo dos joelhos e tornozelos são comuns. As lesões dos ligamentos dos joelhos também são freqüentes.

Muitas lesões podem ser prevenidas, como concussões cerebrais e contusões de crânio, com uma orientação sobre as técnicas corretas de cabecear evitando os excessos. O uso de protetores nas pernas (caneleiras) pode prevenir fraturas da tíbia (Fig. 7.1).

## NATAÇÃO

São muito comuns as lesões do manguito rotador do ombro, dor patelofemoral e espondilólise. Problemas não-ortopédicos também podem apare-

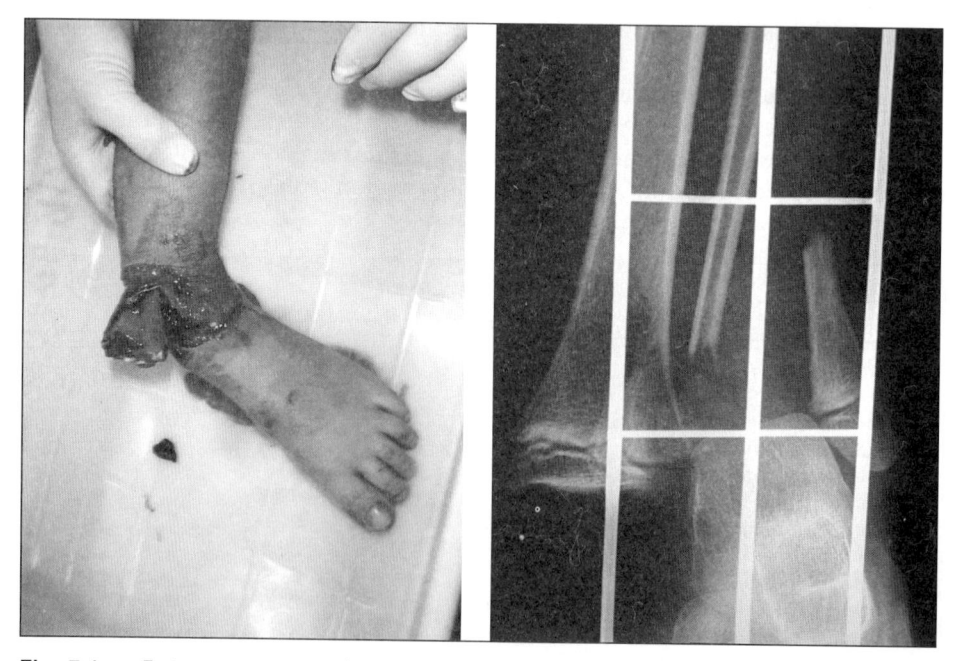

**Fig. 7.1** — *Fratura exposta da tíbia e fíbula após trauma direto (carrinho) em pré-adolescente de 10 anos de idade, durante jogo de futebol.*

cer com esta prática, como asma induzida por exercícios, doenças respiratórias (infecções virais), mononucleose; anemia (pseudo-anemia do esporte por expansão plasmática), deficiência em ferro e hemólise intravascular por turbulência que está presente em até 25% dos nadadores de provas de longa distância. Podemos citar ainda com maior freqüência a otite externa, lesões timpânicas, exostose de canal auditivo e lesões dermatológicas.

A criança em geral não está preparada para aulas de natação antes dos 4 anos. É necessária coordenação motora, que depende da maturidade do SNC para a realização dos movimentos. Até este momento a criança fará apenas movimentos na água como uma brincadeira, já que a maioria das crianças gosta de estar em uma piscina. Os programas de atividades aquáticas para o lactente não previnem o afogamento.

## GINÁSTICA OLÍMPICA

Exercícios de flexões e extensões repetitivas do tronco com compressão e estresse sobre as vértebras e discos intervertebrais podem causar lesões vertebrais, como apofisites e espondilólise/listese.

No punho, a sobrecarga e traumas repetidos podem levar a capsulites, pinçamentos dorsais e epifisite radial. O cotovelo é freqüentemente alvo de lesão ligamentar ou osteocondrite dissecante. A instabilidade do ombro e as tendinites do bíceps e supra-espinhoso também são causas de dor nos ginastas olímpicos.

## VOLEIBOL

O voleibol é um esporte considerado como de contato limitado com demanda moderada do ponto de vista cardíaco. É muito popular entre as atletas do sexo feminino, pois 55% dos jogadores de vôlei são do sexo feminino.

Alguns esportes são classificados como estéticos ou artísticos, como, por exemplo, dança, ginástica olímpica, animadora de torcida, natação entre outros. Já o voleibol, da mesma forma que o futebol, basquete, tênis e artes marciais, é considerado como esporte não-estético ou artístico. Essa classificação tem importância ao considerar o tipo físico do atleta, pois aqueles que se envolvem em esportes estéticos têm maior preocupação com o peso corporal. Assim, há boa aceitação pelos esportes não-estéticos, entre os quais o vôlei, pelas crianças que necessitam perder peso ou ainda cuja altura excede a média da faixa etária. É também um esporte recomendado para crianças que apresentam aumento da cifose, em especial as do sexo feminino.

Entre as lesões mais comuns nesse esporte estão as tendinites do tendão patelar no joelho (tendinite do saltador) e as apofisites da tuberosidade da tíbia (doença de Osgood-Schlater), em que ocorre lesão da cartilagem de crescimento da tíbia junto ao joelho que incomoda muito durante a adolescência, mas que se resolve com o repouso, aplicação de gelo e eventualmente imobilização nas fases agudas, e que se cura no final do crescimento. Aproximadamente 6% das crianças atendidas em serviços de emergência nos Estados Unidos com lesões provocadas por esporte nos anos de 1998 e 1999 eram jogadores de voleibol, uma taxa superior aos acidentes por *skate* e patins (5%), mas inferior às taxas de basquete (21%) e futebol (15%).

## AVALIAÇÃO FÍSICA

A avaliação física do jovem atleta pode ser feita pelo pediatra ou pelo médico do esporte vinculado ao local onde ele é praticado.

As vantagens da avaliação feita pelo pediatra é que este geralmente estabelece ou já estabeleceu vínculo com o paciente, faz uma avaliação global, permite a continuidade de tratamento e oferece tempo e ambiente mais propício para o aconselhamento. As desvantagens desta prática são a perda de relação direta do atleta com seu médico, a dificuldade de agendamento das avaliações nos momentos apropriados, um custo maior, a dificuldade de comunicação com os técnicos e preparadores físicos, além de alguns pediatras não se interessarem por esportes e/ou não estarem preparados para a avaliação e aconselhamento adequados.

A avaliação física feita pelo médico de clube ou time apresenta como vantagens a especialização deste em medicina do esporte, melhor relação custo-benefício (maior número de atletas em menor tempo), a utilização de treinadores, fisioterapeutas, nutricionistas e dentistas, além do médico, no trabalho de avaliação, a facilidade de comunicação com treinadores e técnicos pela proximidade e integração a respeito de problemas com um atleta, e a possibilidade de realizar testes de desempenho físico e técnico durante a avaliação. Como desvantagens temos número inadequado de profissionais treinados para esse trabalho, se considerado o grande número de atletas, instalações físicas geralmente inadequadas para uma avaliação reservada, a comunicação com os pais dessas crianças — que nesse ambiente é praticamente impossível — os problemas detectados na avaliação que, muitas vezes, não podem ser acompanhados por esse tipo de profissional, dificuldade de detectar problemas psicológicos e, às vezes, devido ao grande número de atletas a serem avaliados, a pressa em terminar o exame.

Os objetivos da avaliação são identificar possíveis condições clínicas ou ortopédicas que impliquem risco quando na participação de esportes com atenção para o esporte que está sendo recomendado no momento, buscar condições ou doenças ainda não detectadas por meio da anamnese e do exame físico, além de facilitar a aplicação de programas de prevenção de lesões.

## HISTÓRIA MÉDICA

Pesquisar na história clínica sensação de cansaço, fraqueza, arritmias cardíacas ou síncope durante exercícios e asma desencadeada pelo esforço, causando dispnéia.

História recente de mononucleose que leva a uma esplenomegalia com possibilidade de ruptura de baço deve ser investigada e, se positiva, afastar temporariamente das atividades, evitando-se assim um traumatismo abdominal.

Perguntar cautelosamente sobre as medicações em uso, como metilxantinas, antidepressivos tricíclicos, antibióticos macrolídeos (eritromicina) e drogas ilícitas que podem causar arritmias, uso de anabolizantes, esteróides e suplementos nutricionais.

Em meninas incluir dados de história menstrual, como amenorréia ou menarca tardia (após 16 anos).

## HISTÓRIA FAMILIAR

Um importante dado de história é a morte de um dos pais por problema cardíaco com idade inferior a 50 anos. Noventa por cento das mortes por problemas cardíacos em adolescentes nos EUA ocorrem entre 15 e 21h, durante ou logo após a prática de esportes. Pode-se suspeitar de doenças, como arritmias, cardiomiopatia hipertrófica e Marfan, quando presentes na família. Deve ser pesquisada história de doenças crônicas que possam trazer riscos ao jovem atleta, como asma, diabetes, distúrbios de coagulação e epilepsia.

## Exame Físico Geral

Medir os sinais vitais (pressão arterial, freqüência cardíaca, pulso e freqüência respiratória) e ainda a altura e o peso. Atenção dobrada deve ser dada para a pressão arterial (medida correta, manguito adequado), pois uma hipertensão grau IV é contra-indicação para a atividade esportiva (Tabela 7.3).

## Exame Físico Especial

O exame físico começa pela avaliação geral do atleta, verificando-se: o grau de obesidade, o estado nutricional e presença de um fácies sindrômico que possa sugerir uma patologia com associação de defeito cardíaco com risco para a prática de esporte.

Procurar lesões na pele que sugiram doenças contagiosas.

A acuidade visual deve ser de, no mínimo, 20/40 para esportes competitivos. Examinar também a boca, o nariz e o ouvido em busca de lesões dentárias ou infecções que possam ocorrer durante atividades físicas em piscina.

O aparelho cardiocirculatório não deve mostrar sinais de miocardiopatia hipertrófica ou presença de arritmias.

Os pulmões devem ser auscultados, para observar presença de sibilos, e o abdome palpado na procura de visceromegalias, rim solitário ou outras lesões.

A genitália é examinada para verificar a presença de hérnias, testículos e para classificar o grau de maturidade sexual Tanner.

O exame ortopédico é realizado procurando-se instabilidades, limitações e alterações neurológicas da coluna cervical ou cifoses, escolioses e dor na coluna dorsal e lombar. Os ombros não devem apresentar sinais de instabilidade ou limitações de movimento, os joelhos não devem apresentar instabilidade ou dor (Osgood-Schlater, condromalácia, osteocondrites), e os tornozelos devem estar sem dor, sem edema e estáveis.

No exame físico devem estar incluídas observação da habilidade motora, capacidade de aprendizado e visão, podendo-se, assim, recomendar o esporte e definir os objetivos de acordo com as habilidades.

## ESPORTES E FAIXAS ETÁRIAS

Após uma avaliação completa da criança ou adolescente com dados de história e exame físico, e já traçado um perfil psicológico, podem-se analisar os vários esportes, respeitando também sua vontade de praticar determinado esporte e orientar com uma base maior, considerando a disponibilidade e facilidade, a atividade física.

**Tabela 7.3**
**Classificação de Hipertensão em Adolescentes**

| Idade | Pressão Arterial | Leve (I) | Moderada (II) | Severa (III) | Grave (IV) |
|---|---|---|---|---|---|
| 13-15 | Sistólica | 135-139 | 140-149 | 150-159 | > 160 |
|  | Diastólica | 85-89 | 90-94 | 95-99 | > 100 |
| 16-18 | Sistólica | 140-149 | 150-159 | 160-169 | > 180 |
|  | Diastólica | 90-94 | 95-99 | 100-109 | > 110 |

Pediatrics 99:637-638, 1997.

## Dos 2 aos 5 Anos

Nesta faixa etária a habilidade motora é limitada, com as reações de equilíbrio ainda não definidas. Geralmente, ocorre uma dificuldade de atenção seletiva, e o aprendizado egocêntrico se dá por erros e acertos. As crianças possuem uma dificuldade de acompanhar objetos em movimento e avaliar velocidades. Devem ser então enfatizadas as atividades que exijam apenas habilidades fundamentais e instruções simples, enfatizar o aspecto lúdico e explorador evitando a competitividade. Exemplos disto são a corrida, natação, jogos tipo pega-pega etc.

## Dos 6 aos 9 Anos

A criança nesta faixa etária tem melhora do equilíbrio com reações mais automáticas e melhora no tempo de reação, apresenta dificuldade de atenção, com início do desenvolvimento da memória e limitação para decisões rápidas. Ocorre melhora na capacidade de acompanhar objetos móveis, mas com alguma dificuldade em direcionamento. Orientar então esportes com regras flexíveis que permitam a prática no tempo livre, com poucas instruções e regras e o mínimo de competição, como escolinhas de futebol, basquete, judô e natação.

## Dos 10 aos 12 Anos

Ocorre grande melhora da habilidade motora, mas o indivíduo ainda apresenta alguma dificuldade de equilíbrio relacionada à puberdade. Ocorre uma capacidade de atenção seletiva, capacidade de uso da memória para estratégia em jogos, e a visão já se apresenta com o padrão do adulto. A recomendação deve ser direcionada para o desenvolvimento de habilidades, táticas e estratégias. Lembrar que as crianças que se desenvolvem precocemente podem ser pressionadas para um melhor desempenho pelo tamanho e força, o que no tempo pode desaparecer.

Recomendar atividades em grupos com maturação similar.

Já as crianças que apresentam desenvolvimento tardio podem sentir-se limitadas quanto ao seu talento e habilidade. Nesses casos devem ser recomendados esportes com menor ênfase no tamanho físico, como tênis, futebol, artes marciais etc.

### ESCOLHA DO ESPORTE

Quando é oferecida a oportunidade, a criança naturalmente seleciona e modifica as atividades físicas de que participa, de forma a obter sucesso e divertir-se. As tentativas de introduzir um esporte para o qual a criança não esteja preparada em termos de desenvolvimento é frustrante.

A estrutura dos esportes organizados pode destruir a capacidade adaptativa da criança. Ao não flexibilizar sua participação, pode-se afastá-la do esporte. Estima-se que aos 15 anos 75% das crianças que participaram de esportes abandonam essa prática. Isso sugere que a forma de organização dos programas de atividades físicas não considera o interesse das crianças e a estrutura dos jogos esportivos, e a expectativa dos adultos por resultados deve ser revista de forma a atender às necessidades das crianças.

Experiências positivas na infância serão a base de uma atividade duradoura.

A Carta de Direitos do Jovem Atleta (Sullivan, 1988) nos traz uma série de princípios que devem ser respeitados para um bom convívio entre a criança e seu esporte. De acordo com esses princípios, toda criança tem o direito de:
1. participar de esportes.
2. participar de esportes adequados para sua idade e habilidade.
3. ter liderança e supervisão adequada de um adulto.
4. jogar ou participar como uma criança e não como um adulto.
5. participar das decisões que dizem respeito à sua prática esportiva.
6. participar de esportes em meio ambiente adequado e seguro.
7. receber uma preparação física adequada.
8. oportunidades iguais para obter sucesso.
9. ser tratada com dignidade e respeito.
10. divertir-se com a prática dos esportes.

## BIBLIOGRAFIA

1. American Academy of Pediatrics: Athletic participation by children and adolescents who have systemic hypertension: Position statement, RE 9715. Pediatrics 99:637-638, 1997.
2. Anderson SJ et al. Intensive training and sports specialization in young athletes. Pediatrics 106 (1), 2000.
3. Anderson SJ. Swimming programs for infants and toddlers. Pediatrics 105(4), 2000.
4. Bijur PE, Trumble A, Harel Y et al. Sports and recreation injuries in US children and adolescents. Arch Pediatr Adolesc Med 149:1009-1016, 1995.
5. Bruns W, Maffulli N. Lower limb injuries in children in sports. Clin Sports Med 19(4):637-62, 2000.
6. Emery HM. Considerations in child and adolescent athletes. Rheumatic Diseases Clinics of North America; 22 (3) 503, 1996.
7. Faigenbaum AD. Strength training for children and adolescents — pediatric and adolescent sports injuries. Clinics in Sports Medicine 19(4), 2000.
8. Ferrell MC. The spine in swimming: aquatic sports injuries and rehabilitation. Clinics in Sports Medicine 18(2)389-393, 1999.
9. Kibler WB, Safran MR. Musculoskeletal injuries in the young tennis player. Clinics in Sports Medicine 19(4), 2000.
10. Kohl HW, Hobbs KE. Development of physical activity behaviors among children and adolescents. Pediatrics 101(3), 1998.
11. Metzl JD. The adolescent preparticipation physical examination — is it helpful? Clinics in Sports Medicine 19(4), 2000.
12. Micheli LJ, Glassman R, Klein M. The prevention of sports injuries in children. Clin Sports Med 19(4):821-834, 2000.
13. Myers A, Sickles T. Adolescent medicine — preparticipation sports examination. Primary Care; Clinics in Office Practice 25(1), 1998.
14. Nichols AW. Aquatic sportsinjuries and rehabilitation — nonorthopaedic problems in the aquatic athlete. Clinics in Sports Medicine 18(2)395-411, 1999.
15. Patel DR, Nelson TL. Sports injuries in adolescents. Med Clin North Am 84(4):983-1007, 2000.
16. Rice SG. Epidemiology and mechanisms of sports injuries. Teitz CC. Scientific Foundations of Sports Medicine. Toronto, BC Decker. 3-23, 1989.

17. Robinson NM, Olszewski-Kubilius PM. Gifted and talented children: iIssues for pediatricians. Pediatrics in Review 17(12), 1996.

18. Ryu RKN, Fan RSP. Adolescent and pediatric sports injuries. Pediatr Clin North Am 45(6):1601-35, 1998.

19. Saperstein AL, Nicholas SJ. Common orthopedic problems II — pediatric and adolescent sports medicine. Pediatric Clinics of North America 43 (5), 1996.

20. Sullivan JA, Anderson SJ. Care of the Young Athlete. 1ª ed. American Academy of Orthopaedic Surgeons/American Academy of Pediatrics. USA. 2000.

21. Wojtys EM. Sports injuries in the immature athlete. Orthop Clin North Am 18:689-708, 1987.

Saul Cypel
Almir Ferreira de Andrade
Raul Marino Jr.
Flávio Key Miura
José Carlos Rodrigues Jr.

CAPÍTULO 8

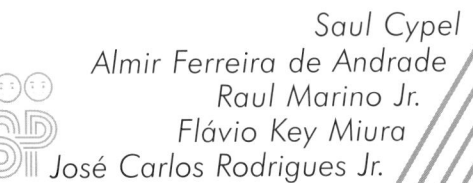

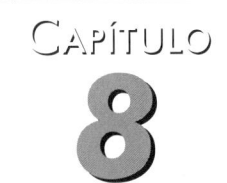

# Traumatismo Cranioencefálico: Aspectos Clínicos e Cirúrgicos

## Aspectos Clínicos

*Saul Cypel*

### INTRODUÇÃO

O desenvolvimento acelerado do mundo moderno, incluindo a incessante busca de novas tecnologias, desperta nos indivíduos, muitas vezes de forma sedutora, o interesse por atividades que envolvam riscos que podem causar danos físicos. Estes riscos nem sempre ficam explicitados, ou então, na direção do prazer antevisto, as pessoas não chegam a avaliá-los de forma cuidadosa.

Particularmente com relação à criança, o incentivo televisivo à violência favorece o desenvolvimento de brinquedos e brincadeiras que, por alguns de seus detalhes, são capazes de produzir lesões. O estímulo à onipotência desenvolve nas crianças o espírito dos super-heróis, capazes de saltos e vôos radicais, e, por conseqüência, exposição a perigos potenciais de traumatismos de várias ordens.

Além do que é, preferencialmente, produzido para os jovens, existem as produções para os adultos que, em boa parte das vezes, não se preocupam com os riscos que diretamente podem afetar as crianças que os acompanham. Até mesmo medidas de segurança que beneficiam o adulto poderão ser prejudiciais para as crianças, como, por exemplo, o *air bag*, que visa evitar lesões traumáticas compressivas nos acidentes automobilísticos, poderá lesionar a criança.

É nosso propósito abordar as medidas preventivas relacionadas com os traumatismos cranioencefálicos. Trata-se de uma tarefa complexa, tal o número de condições capazes de causá-los. Evidentemente, existem algumas recomendações gerais, que podem ser aplicadas em todas as situações. Entretanto, há outras mais particulares, relacionadas com o tipo de traumatismo e sua causa. Procuraremos abordá-las de forma individualizada, e o faremos com aqueles cuja freqüência é mais observada.

## CONSIDERAÇÕES GERAIS

### INCIDÊNCIA

O traumatismo cranioencefálico (TCE) é uma das categorias mais importantes dentro do contexto dos traumatismos da criança, sendo responsável, em vários centros especializados, por até 75% dos óbitos devidos a trauma nesta faixa etária (Mayer e cols., 1981); na faixa etária de 1 a 19 anos, relaciona-se com 50% dos óbitos, considerando os traumas em geral (Gotshall, 1993). É evidente que estas casuísticas incluem os casos fatais que ocorrem no local do acidente e não só os que foram hospitalizados; esta não-inclusão poderá reduzir artificialmente estes números. Em um estudo populacional realizado por Kraus e cols., em 1990, foram observados 6% de falecimentos nos indivíduos abaixo de 15 anos, tendo sido a taxa de TCE de 17%; deste grupo, das crianças internadas em coma 59% faleceram. Michaud e cols., em 1992, relataram que houve 33% de óbitos entre os adolescentes até 16 anos, admitidos em um centro regional de trauma; a escala de Glasgow para coma foi de 8 ou menos.

Entretanto, existe um número impreciso e de difícil determinação de TCE que requer cuidados médicos, mas não necessita de hospitalização. Em atendimento de serviço de emergência, somente cerca de 2 a 3% vão permanecer hospitalizados; de cada 30 a 50 crianças liberadas para observação em domicílio, uma permanecerá no hospital (Rivara e cols., 1989). Se considerarmos este tipo de amostragem, a taxa de óbitos chega a 4,1% (Durkin e cols., 1998); naqueles em que houve comprometimento cerebral importante, esta taxa chegou a 44%.

### SEXO

Para os TCE vale o que se observa para todos os tipos de trauma, ou seja, os indivíduos do sexo masculino têm duas vezes mais ocorrências do que os do feminino. Estes números são já observados em idades bem precoces: <de 1 ano, 1,2:1; 1-4 anos, 1,7:1; 5-12 anos, 3,4:1; 13-16 anos, 3,4:1 (Durkin e cols.). É notória também uma ocorrência maior na adolescência. Estudo epidemiológico realizado em São Paulo por Maset e cols., em 1993, observou a relação de 1,72:1, considerando a faixa etária de 0 a 9 anos, com predomínio masculino.

### IDADE

A ocorrência de TCE geralmente mantém-se estável nas várias faixas etárias das crianças, notando-se um nítido aumento na adolescência, a partir dos 15 anos (Kraus e cols., 1990), refletindo, provavelmente, as mudanças de comportamento nesta idade, particularmente o uso de veículos motorizados. Entretanto, Durkin e cols. chamam a atenção para a mais elevada ocorrência em crianças com idade abaixo de 1 ano tanto para traumas leves como para os mais graves. É entre as idades de 1 a 4 anos que se observam as taxas mais baixas, com aumento gradual até a idade de 12 anos. Por outro lado, estudos mostram altas incidências de TCE entre os pré-escolares (Rivara e cols., 1982), em conseqüência de terem seu centro de gravidade mais elevado, facilitando as quedas e o impacto inicial da cabeça; além disso, os pais estão mais atentos para os traumas nestas idades, procurando socorro com maior freqüência, o que facilita a notificação.

## FATORES SOCIOECONÔMICOS

Os TCE e as taxas de mortalidade mantêm estreita relação com a cor e a condição econômica da população.

A ocorrência de TCE é 50% maior nas crianças não-brancas do que nas brancas (Kraus e cols., 1986) e também com renda familiar mais baixa. O risco maior nas crianças pobres estaria relacionado com a menor vigilância que estariam recebendo, bem como à pouca informação sobre medidas de prevenção. De acordo com Durkin e cols., 1998, a relação é de 1,71:1 entre crianças de famílias com baixa renda e as outras.

Considerando os casos seguidos de morte, a ocorrência nos EUA, é maior nas crianças indígenas; a seguir as negras, hispânicas e brancas, sendo menor nas asiáticas (Kraus e cols., 1990). Para todas estas crianças, as taxas de mortalidade estão inversamente relacionadas às condições socioeconômicas.

## CAUSAS DE TCE

As causas mais freqüentes de TCE na criança podem ser agrupadas genericamente em quedas, acidentes com veículos motorizados, atividades recreativas, assaltos e abusos. Em virtude da particularidade de cada uma destas condições, passaremos a abordá-las de forma individualizada.

### Quedas

É a causa mais comum de TCE em crianças com idade abaixo de 4 anos (Durkin e cols., 1998). Se considerarmos a faixa etária do pré-escolar, verificamos que cerca de 42% das quedas resultam em TCE, enquanto nos adolescentes as quedas são responsáveis por 14% dos TCE (Rivara e cols., 1993).

As quedas constituem 35% das hospitalizações das crianças com TCE ou dos casos que resultam em óbito (Kraus e cols., 1990), sendo a causa mais freqüente de atendimento em emergência tanto para crianças como para adolescentes (Rivara e cols., 1989).

Estudos recentes têm procurado correlacionar a altura da queda com o risco de ocorrência de TCE (Chadwick e cols., 1991; Williams, 1991). Crianças em torno de 1 ano e pré-escolares costumam escapar ilesos de quedas com menos do que 3,5m de altura; lesões cerebrais severas em crianças com quedas de alturas menores devem ser cuidadosamente investigadas, principalmente considerando a possibilidade de abuso. Entretanto lactentes e crianças abaixo de 2 anos de idade podem não ter a mesma resistência para quedas e em decorrência apresentarem lesões cerebrais. Particularmente, os hematomas epidurais podem ocorrer com quedas de alturas menores, como 1,20m ou menos.

Uma causa relativamente freqüente de acidentes e TCE em crianças entre 7 e 14 meses é o andador. No período de 1986 a 1991, a Academia Americana de Pediatria reportou um aumento de 45% no número de acidentes com o andador, tendo sido observados inclusive casos fatais (Buterbaugh, 1992). Mayr e cols., 1994, estudando 240 famílias com crianças entre 2 e 6 anos, observaram que 55% possuíam andador e 20% das crianças que o utilizavam tiveram algum tipo de acidente, com discreto predomínio entre as meninas. Podem ocorrer por queda sobre a escada ou sobre um simples degrau ou objetos que estão no chão, rolar de escada por ausência de portão que a isole, bater em tampo de mesa ao deslocar-se, queda por perda de uma das rodas e desequilíbrio do andador. São encontrados variados tipos de lesão desde as mais benignas até as mais graves, como fratura da calota, concussão cerebral, contusão e laceração cerebrais. Devemos recordar que lesões nas extremidades, boca e face ocorrem com bastante freqüência.

### Acidentes com Veículos Motorizados

Os acidentes de tráfego são responsáveis por cerca de 25% dos casos de TCE em crianças de acordo com os dados de Rivara, 1994; outros estudos mostram que determinam 38% daqueles traumatismos (Durkin e cols., 1998). Nos EUA (Wagenaar e cols., 1987), constituem a causa mais importante de morte em crianças; apesar da legislação já determinada, verifica-se que a maioria das crianças pequenas não usa qualquer método de contenção (40 a 60%). Cerca de 75% das cadeiras especiais colocadas nos automóveis são usadas incorretamente (Shelness e Jewwett J, 1983; Eby e Kostyniuk,1999).

Outro fator potencialmente causador de TCE é paradoxalmente o uso do *air bag*, construído para o uso e proteção de adultos, mas que pode produzir fatalidades para os que têm menos de 12 anos (Graham e cols.,1998). Este risco se multiplica quando a criança não está protegida pelos meios de contenção dentro do veículo, tendo sido relatados vários casos de morte (CDC, 1995); no impacto do acidente a criança é projetada em direção ao painel do carro e pela explosão do *air bag* é arremessada de imediato e no sentido inverso, para trás, indo de encontro ao teto, laterais e outras partes internas do automóvel. Em decorrência, esta sucessão de impactos resulta em TCE grave. Atualmente, com o desenvolvimento de novas tecnologias constroem-se *air bags* que não disparam se crianças com idade baixa estão no banco dianteiro.

Em crianças e adolescentes menores de 15 anos, a maioria destes acidentes ocorre com os chamados não-ocupantes, ou seja, com pedestres e ciclistas atropelados, correspondem os primeiros a 70% dos casos; os ciclistas correspondem a 20% dos traumatizados com idade abaixo de 15 anos e que necessitam de hospitalização. Já o estudo de Viano e cols., 1997, indica uma incidência de 40,7% para os ocupantes de veículos, seguidos de 33,6% de pedestres e 18,2% de ciclistas.

Os acidentes ocorridos com pedestres são a causa mais habitual de morte por trauma em crianças entre 5 e 9 anos de idade, somente sendo superados pelo câncer. Estas crianças em geral apresentam lesões cerebrais de extrema gravidade.

Por outro lado, a maioria dos TCE que acontecem com veículos motorizados na adolescência reflete o padrão do adulto, estando eles na condição de acompanhantes.

É importante mencionar os acidentes com veículos motorizados, cuja regulamentação de uso não está legalmente definida, como bicicletas motorizadas, pequenas motos com minipneus largos, triciclos e quadriciclos motorizados que se parecem mais como brinquedos inocentes ou algo para uma distração esportiva. Estes brinquedos chegam a atingir velocidade de até 70km/hora, podendo provocar acidentes de alto risco, inclusive fatais. Seus modelos não atendem às normas de segurança e são dirigidos por crianças pouco experientes para manusear estes pseudobrinquedos. A faixa etária mais afetada, como seria previsível, é a de 12 a 15 anos de acordo com as observações de Russell e cols., 1998. Durante um período de três anos, estes autores observaram 33 casos de acidentes com os referidos veículos, sendo 64% em indivíduos abaixo de 16 anos. A maioria apresentou TCE, mas ocorreram também traumatismos espinhais. Os traumas deveram-se a queda ao solo, impacto contra uma árvore, corpo projetado a distância ou para trás, contusão com uma roda e outras situações menos comuns. Do grupo de crianças, observaram-se dois óbitos, três casos com paraplegia e um com severas e difusas lesões neurológicas.

### Atividades Recreativas

Os esportes, incluindo as atividades recreativas, são responsáveis por cerca de 21% dos TCE em crianças e adolescentes, ocorrendo mais nas crianças com menos de 5 anos (Rivara, 1994; Lillis e Jaffe 1997). Muitas destas crianças acidentam-se nos equipamentos de *playground*, e 43% destas apresentam lesões na cabeça e pescoço segundo estudo realizado por Lillis e Jaffe, em 1997. Estes autores observaram 269 crianças com este tipo de acidente, no período de um ano e quatro meses, que chegaram à emergência hospitalar, com idade média de 5,9 anos. Os brinquedos de trepar foram os que mais acidentes provocaram, seguidos do escorregador. Não houve óbitos, porém 18 casos foram hospitalizados, sendo 77% por fraturas nas extremidades e 12% com TCE.

### Assaltos

Os assaltos ou abordagens violentas nas crianças e adolescentes constituem causa importante de TCE, podendo ser incluídas nesta categoria as situações de abuso, principalmente o *shaken baby*. A ocorrência é bastante elevada, e 1 em cada 10 casos de lesão cerebral nesta faixa etária tem esta condição causal.

Nos adolescentes, a maioria dos assaltos resulta em alguma forma de comprometimento neurológico, já que ocorrem com presença de arma de fogo; nas crianças de idade menor, as alterações neurológicas não têm esta mesma relação (Durkin e cols., 1998).

Em um grande número de crianças, a causa da lesão neurológica não pode ser determinada com melhor evidência, havendo a possibilidade de tratar-se de casos de abuso ou negligência. Destaque especial deve ser dado para os chamados casos de abuso. Cerca de 24% de crianças com TCE hospitalizadas são conseqüência de atos de violência (Rivara, 1994). Excluídas as fraturas da calota craniana, 95% das lesões cerebrais graves e 64% dos TCE em crianças com menos de 1 ano se devem às condições de abuso. Estas situações vêm sendo cada vez mais verificadas ou talvez identificadas

Das condições de abuso, o *shaken baby* deve ser sempre considerado quando nos encontramos diante de uma criança com quadro do tipo TCE com idade abaixo dos 2 anos, no qual não há uma causa definida para o quadro. Esta situação se desencadeia quando o bebê é sacudido rápida e violentamente e/ou impulsionado para o alto com certa brusquidão. Isto pode ser determinado pela babá da criança, pelos pais ou outros circunstantes, numa atitude, às vezes, reativa e impaciente a um choro continuado do bebê, ou mesmo naquelas brincadeiras de segurar o bebê pelas axilas e jogá-lo para cima.

Nestes casos, ocorrem principalmente hematomas subdurais, hemorragias na fissura inter-hemisférica ou somente edema cerebral. Em decorrência destas lesões os bebês de imediato ficam lerdos e quietos e vão progressivamente se tornando inconscientes. São colocados no berço, e a gravidade da situação progride; como demoram a despertar, os familiares percebem que algo de anormal está ocorrendo e passam a tomar algum tipo de providência. Já quando as complicações se estabeleceram, pouco resta a fazer pela criança. A morbimortalidade é bastante elevada; naquelas crianças que chegam com alteração importante do nível de consciência, 60% falecem ou mantêm-se com seqüelas graves do tipo retardo mental, tetraplegia espástica ou outras limitações motoras severas (Committee on Child Abuse and Neglect — AAP, 1993).

## Prevenção

Os acidentes causadores de lesão cerebral são, na maioria das vezes, não-intencionais.

Em virtude do que foi referido anteriormente, é possível ter uma dimensão da seriedade relacionada ao TCE, principalmente considerando a sua morbimortalidade. Certamente as mortes e incapacidades conseqüentes não se reduzirão somente com a melhoria dos cuidados médicos. É uma condição de características universais na faixa etária pediátrica, e sua prevenção deveria constituir-se numa prioridade dos programas de saúde pública.

As ações de prevenção podem ser realizadas através de múltiplas estratégias:
• Campanhas de esclarecimento à população, sobre as diversas condições que, no dia-a-dia da criança podem favorecer a ocorrência de TCE, situações às quais lactentes, principalmente, são expostos com freqüência.
• Informações transmitidas pelo pediatra, sempre com tanto zelo pelas orientações quanto à nutrição, poderão também abordar com os pais algumas situações de risco mais freqüentes que favorecem exposição a traumas físicos para a criança e ser enfático nas suas recomendações. Estas informações deverão ser também difundidas com toda a sua realidade por outros locais e profissionais que lidem com crianças (escola, posto de saúde, parques infantis, centros esportivos etc.).
• Propostas através dos canais políticos competentes para a criação de legislação pertinente visando à obrigatoriedade do uso de equipamentos de segurança notoriamente eficientes para evitar a ocorrência de TCE.

As lesões que ocorrem no sistema nervoso dependem de que seja ultrapassado um limiar pela energia do impacto do agente causal. Todas as ações que possam reduzir esta intensidade do impacto reduzirão, por conseqüência, a severidade da lesão, ou até poderão preveni-la inteiramente. Entretanto, as medidas chamadas passivas ou automáticas parecem ser mais vigorosas e com melhor perspectiva do ponto de vista de saúde pública, visto que mudanças de comportamento são mais difíceis de serem aceitas principalmente pelas características dos indivíduos considerados de maior risco para acidentes, como os adolescentes, crianças de baixo nível socioeconômico e drogaditos.

## Alguns Equipamentos e Estratégias para a Prevenção de TCE

### Capacete

O uso de capacete principalmente para ciclistas tem-se mostrado de extrema eficiência na prevenção tanto dos traumas de crânio como de suas complicações, incluindo os óbitos. Estudo de casos-controle realizado por Thompson e cols., em Seattle, em 1989, verificou que o uso de capacete em ciclistas reduziu em 85% o risco de trauma de crânio e em 88% de lesões cerebrais; esta última verificação mostrou-se 8 vezes maior nos indivíduos que não usavam capacete.

O custo do equipamento poderá limitar o seu uso, principalmente entre as famílias de baixa renda. Programas educacionais, promoções de lojas esportivas e outras iniciativas facilitarão a sua aquisição. Ressalte-se que os programas educacionais conseguiram aumento de 40% no uso capacetes em certas comunidades (Bicycle Helmet Promotion Programs,1993); cifras semelhantes foram também conseguidas por legislação pertinente. Quando ações integradas foram adotadas (campanhas, legislação, promoções de venda), chegou-se a cifras de 70% de uso, como no estado de Victoria na Austrália.

O uso de capacetes também está recomendado para hipismo ou mesmo passeios a cavalo, patinação, *roller skating*, esqui e veículos motorizados de pequeno porte.

Muitas crianças sentem-se envergonhadas de usar o capacete e estranham aquele objeto na cabeça; referem desconforto e calor. Deve-se estimulá-las a fazer uso deste equipamento, falando da vantagem de evitar ferimentos e mostrando ídolos esportivos e outras pessoas de destaque quando se expõem a situações de risco.

### Cintos de Segurança

O uso de cintos de segurança em veículos automotores é seguramente um meio efetivo de evitar lesões se houver algum acidente de trânsito. Cerca de 90% de lesões sérias e óbitos são evitadas desta forma em crianças com menos de 5 anos de idade; já nas crianças mais velhas e nos adolescentes estas ocorrências são evitadas pelos cintos de segurança em 45% das situações.

O uso do cinto deve ser feito corretamente, sob pena de não produzir o resultado esperado ou até provocar lesões decorrentes do seu posicionamento. Este recurso não deve ser utilizado em lactentes ou crianças de pouca idade, pois potencialmente pode determinar lesões craniencefálicas ou espinais.

### *Air Bag*

O uso de *air bag* nos automóveis tem-se mostrado bastante efetivo e é um complemento do uso obrigatório do cinto de segurança. É útil mais especialmente para os adolescentes, cujo porte físico se assemelha ao do adulto. Para as crianças menores, pode representar um risco, principalmente se estiverem no banco dianteiro e sem restrição, aumentando o perigo de mortalidade naquelas com menos de 12 anos (Graham e cols., 1998). Por ocasião do choque do automóvel, a criança que não está presa pelo cinto de segurança é jogada contra o painel do carro; com o inflar do *air bag* ela é em seguida violentamente atirada para as laterais e teto do veículo quando então lesiona-se gravemente.

Aliás, vale enfatizar mais uma vez que crianças sempre devem viajar no banco traseiro e ser contidas pelo cinto de segurança. Nunca as cadeiras especiais para crianças de baixa idade devem ser colocadas no banco dianteiro.

O desenvolvimento de novas tecnologias vem buscando melhorias com relação ao *air bag*, por exemplo, fazendo com o dispositivo de liberação deste equipamento não dispare se uma criança estiver sentada no banco dianteiro.

### Assentos de Segurança para Uso em Automóveis

O uso de assentos de segurança nos veículos contendo a criança poderá reduzir ou prevenir entre 70 e 90% a ocorrência de lesões ou morte durante acidentes (Roberts e Turner, 1984). Seu uso foi enfatizado recentemente pela Academia Americana de Pediatria — AAP (2002).

É interessante notar que há uma evidente desinformação sobre este recurso e sua utilização mesmo entre os profissionais que atuam em serviços de emergência médica. Destes, os pediatras mostraram um melhor conhecimento (McKay e Curtis, 2002), e que esta situação pode ser melhorada através de rápidas reuniões informativas.

Conforme sugestão da AAP, o equipamento melhor e de maior segurança é aquele que se adapta a uma referida criança de acordo com o seu tamanho e peso. Uma vez preferido determinado assento, os familiares deverão testá-lo na criança antes de adquiri-lo, verificar o material e a qualidade dos seus componentes, seu ajustamento no carro em que será utilizado, e não simplesmente fazer a escolha através de um folheto promocional.

Estes assentos têm características e uso peculiares. Assim, este equipamento para lactentes é usado em bebês até 10kg, sendo colocado no banco com a face da criança oposta ao painel do carro, possuindo de três a cinco tiras de fixação, sendo pequeno e portátil, mais especialmente adequado ao recém-nascido. Já os assentos maiores poderão receber crianças de até 17 a 20kg; são colocados no banco da mesma forma como os anteriores quando a criança tiver menos de 1 ano de idade; para as crianças maiores poderão ser fixados já com a face da criança voltada para o painel. As recomendações técnicas deverão ser lidas e seguidas cuidadosamente de acordo com as instruções do fabricante.

A melhor compreensão dos mecanismos e da fisiopatologia que estão envolvidos na produção e gravidade dos traumatismos cranioencefálicos tem permitido o desenvolvimento de procedimentos e instrumental protetor visando não só prevenir a ocorrência daqueles traumatismos mas também, uma vez acontecidos, limitar ao máximo as lesões neurológicas capazes de determinar óbito ou causar incapacitações funcionais. A cada nova tecnologia que surge no mercado, será sempre cauteloso observar suas vantagens bem como conhecer os riscos a que expõe e, neste sentido, pesquisas deverão permanentemente ser desenvolvidas procurando encontrar atitudes de prevenção que possam minimizar ou evitar aqueles riscos.

## Aspectos Cirúrgicos

*Almir Ferreira de Andrade*
*Raul Marino Jr.*
*Flávio Key Miura*
*José Carlos Rodrigues Jr.*

### EPIDEMIOLOGIA

Considerando o impacto devastador que o trauma na infância produz na criança e em seus familiares, o médico envolvido no atendimento da criança tem obrigação de se comprometer com os esforços de prevenção das lesões. O trauma fechado é o tipo que predomina na população pediátrica, mas os ferimentos penetrantes parecem estar aumentando, particularmente entre adolescentes. Dado o fato de que mesmo o menor TCE (traumatismo cranioencefálico) pode provocar influências profundas nos aspectos de desenvolvimento físico, cognitivo, emocional e social, todos os esforços na prevenção de TCE são certamente justificáveis.

A legislação referente à segurança (lei do cinto de segurança, do transporte de crianças, exigência de capacetes para ciclistas, controle de armas etc.) é louvável. Os médicos ocupam uma posição privilegiada não somente para identificar o problema mas também porque podem exercer o papel de modelos e líderes comunitários nesta área. A comunidade médica não pode permitir o desperdício de qualquer oportunidade, considerando a importância do impacto das lesões traumáticas em crianças.

Recentemente, uma grande quantidade de informações sobre TCE na criança tem sido relatada. Com o uso clínico da tomografia computadorizada (TC) e da ressonância magnética (RM), que permitem um estudo anatômico e uma visão evolutiva do TCE nas crianças; com a monitoração da pressão intracraniana (PIC) e a determinação da velocidade do fluxo sangüíneo cerebral (FSC) e do metabolismo cerebral, somam-se conhecimentos sobre as mudanças fisiopatológicas que ocorrem no TCE; a pontuação do nível de consciência através da escala de coma de Glasgow (ECGl), do conteúdo de consciência usando a *Galveston Orientation and Amnesia Test* (GOAT) e a evolução dos pacientes com *Extended Glasgow Outcome Scale* (EGOS) têm permitido comparação neurológica e neuropsicológica imediata, mediata e tardia.

Atualmente, com medidas fisiológicas do FSC através do Doppler transcraniano e angiografia isotópica com perfusão celular encefálica (SPECT com ECD-Tc-99m — *Single Photon Emission Computed Tomography*), tem sido possível explicar quando não há correlação entre a lesão anatômica e a disfunção do sistema nervoso central (SNC).

## PECULIARIDADES DA CRIANÇA

As dificuldades nos estudos da resposta fisiopatológica do cérebro da criança seguindo-se ao TCE diferem significativamente daquelas dos adultos. A diferença mais importante deve-se ao fato de que o cérebro da criança está continuamente mudando em sua anatomia, química e fisiologia através dos anos da infância. A resposta do crânio ao TCE difere também quando este é fino com as suturas e fontanelas abertas, do que quando estas estão fechadas. Assim, a mesma lesão traumática pode produzir um diferente espectro de lesões no cérebro, em diferentes idades durante a infância, tornando difícil a comparação e levando a conclusões errôneas se dados das crianças de diferentes idades forem agrupados.

Em crianças pequenas, a queda é a causa mais comum de TCE, sendo a lesão cerebral freqüentemente menor. As causas de TCE grave mais freqüentes são abuso infantil ou acidente automobilístico.

Crianças maiores têm como causas de TCE grave os atropelamentos e acidentes de bicicletas. Finalmente, nos adolescentes os acidentes automobilísticos (como motoristas) e ferimentos por projétil de arma de fogo são as causas mais comuns de TCE grave.

Em crianças menores de 2 anos, um tipo específico de TCE, não-acidental, ocorre em 54% dos casos com um curso clínico e achados patológicos únicos. A morbidade e a mortalidade são comumente resultantes de lesão ao sistema nervoso central.

Devido ao melhor entendimento da biomecânica do TCE na infância, hoje se conhece mais sobre os danos neurológicos conseqüentes às quedas. Esta familiarização com os mecanismos do TCE na infância e com a apresentação e avaliação dos traumatismos não-acidentais é importante para a prática do neurocirurgião, para emitir o seu parecer sobre o mecanismo necessário do TCE para causar o quadro clínico observado, fato muito importante para as resoluções médico-legais.

As decisões médico-legais podem afetar o paciente, seus familiares ou responsáveis de maneira profunda, e o neurocirurgião responsável deve ter cuidado em separar o que é conhecido e entendido do que é suposto.

Como nos adultos, o mecanismo do traumatismo é muito variado e tende a ser diferente em cada faixa etária, podendo levar a dificuldades na interpretação dos dados. A estes problemas deve-se adicionar a variação no tempo decorrente entre a lesão até o atendimento especializado da criança, o tipo e extensão da reanimação no local do acidente, atendimento intra-hospitalar e o tratamento após a hospitalização, além da extensão e intensidade da reabilitação, seja física, cognitiva ou psicossocial.

## APRESENTAÇÃO CLÍNICA

A criança apresenta reações sistêmicas peculiares, quando comparada ao adulto. O recém-nascido e os lactentes freqüentemente demonstram palidez, vômito ou sonolência extrema mesmo com um TCE leve, devendo-se a patologia resultante ao tipo de traumatismo e à idade da criança.

Uma vez que a consciência está perdida e uma resposta motora anormal está presente, o exame clínico fornece poucos subsídios para avaliar a extensão do dano cerebral. A lesão axonal difusa (LAD), a isquemia cortical global e a elevação da PIC podem produzir achados neurológicos similares.

Crianças podem apresentar hematomas extradurais assintomáticos, sendo diagnosticados pela TC do crânio, solicitada por situações não relacionadas a tais hematomas. Assim, esta condição deve, sempre que possível, ser diagnosticada precocemente, para que medidas cirúrgicas, se necessário, sejam tomadas, tendo em vista a gravidade de tais lesões.

Lesões focais intracranianas, como hematomas epidurais, subdurais ou intraparenquimatosos, podem ocorrem após o TCE na criança, mas somente 20% das crianças em coma necessitam de procedimento neurocirúrgico, comparado a 50% nos pacientes adultos. O hematoma subdural agudo é mais freqüentemente visto em crianças com TCE não-acidental (maus-tratos); com lesões usualmente laminares, ao longo da foice cerebral (inter-hemisférico) e, de forma geral, não necessitam de intervenção cirúrgica.

Não abordaremos os tocotraumatismos, pois não são pertinentes ao escopo deste livro.

As medidas terapêuticas do TCE são baseadas na opinião de que, em relação à lesão primária (efeito direto do traumatismo sobre o cérebro, por exemplo, lesão axonal difusa), o médico pouco tem a oferecer como tratamento adequado ao paciente. O objetivo do tratamento do TCE é prevenir a lesão secundária (lesões focais e difusas), que pode ocorrer minutos, horas ou até dias após a lesão primária. A lesão secundária também pode resultar da hipotensão sistêmica e choque, hipoxia, hipercarbia e hipertensão intracraniana (HIC), todas podendo ser modificadas ou prevenidas pelas condutas adotadas desde o local do acidente.

Atualmente, muitos pacientes têm recebido tratamento já nas primeiras 4 horas e freqüentemente dentro de 30 minutos após o TCE. A conduta de intubação endotraqueal precoce, normalmente associada a sedativos, analgésicos ou agentes anestésicos, tornou difícil a aplicação de pontuação de avaliação do exame neurológico. Enquanto houver falta de padronização da avaliação do TCE na infância, alguns problemas poderão ocorrer:

• crianças receberem tratamentos desnecessários devido a possíveis lesões graves, que podem estar ausentes clinicamente;

• alterações da consciência devidas à hipoxia, choque, convulsões ou drogas podem não ser detectadas devido ao coma por TCE.

As crianças são expostas a diferentes formas de traumatismos de acordo com a idade. Provavelmente, o tipo mais comum de trauma na infância é o TCE leve, evoluindo com piora do quadro neurológico ou evolução fatal. Se uma criança com TCE leve não é admitida para observação, os familiares necessitam ser orientados a respeito da possível evolução para uma piora neurológica

## EXAMES DE NEUROIMAGEM E ACHADOS PATOLÓGICOS

O papel da neuroimagem, realizada precocemente no TCE, é o de identificar qualquer lesão intracraniana que possa sugerir ou não tratamento neurocirúrgico, prevenindo as herniações cerebrais, e identificar, tanto quanto possível, os aspectos focais e difusos do TCE. Novas visões dentro das alterações neuroquímicas do TCE têm sido relatadas e está surgindo uma nova área terapêutica de possível prevenção da lesão secundária.

Em crianças que morrem devido a TCE, os achados patológicos comuns são tumefação cerebral difusa (TCD), áreas de infarto, contusões cerebrais, LAD, hemorragia subaracnóidea (HSA) e, menos freqüentemente, hematomas subdurais e extradurais. Exceto pela freqüência de contusões, estes achados se correlacionam bem com a TC do crânio feita precocemente, em que TCD, HSA e áreas de baixa densidade são freqüentes. Em 95% das crianças com escala de coma de Glasgow à admissão (ECGla) menor ou igual a 8, e em 50% das crianças com sinais clínicos de HIC que morrem, comumente existem sinais de HIC em achados de necropsia. Desta forma, os achados patológicos associados com um resultado fatal relacionam-se de forma consistente.

## PRESSÃO INTRACRANIANA (PIC)

A PIC normal em recém-nascidos com as fontanelas abertas é de 3 a 5mmHg. A PIC normal nos adolescentes é de 0 a 10mmHg. No TCE é considerada como indicador de terapia a PIC acima de 15mmHg. De 20 a 40mmHg a PIC geralmente é reversível com a abordagem clínica ou cirúrgica. Acima de 40mmHg o FSC está comumente alterado, com disfunção elétrica cerebral. A PIC mantida acima de 60mmHg é quase sempre fatal.

## TUMEFAÇÃO CEREBRAL DIFUSA (TCD)

A tumefação cerebral difusa (TCD) pós-traumática por edema, ocasionando HIC refratária, é o principal fator de mau prognóstico no TCE. A TCD é comum após o TCE na infância (5 a 40%) e é facilmente identificada na TC de crânio por diminuição ou colabamento dos ventrículos laterais e terceiro ventrículo e compressão e ausência das cisternas situadas na base do crânio. Os mais poderosos fatores preditivos de mortalidade nestes pacientes são os valores mais altos da PIC dentro das 72 horas pós-TCE e exames pupilares após o atendimento, segundo o *Advanced Trauma Life Support* (ATLS).

O aumento da TCD na criança com edema cerebral maligno é devido ao edema cerebral mais do que a uma congestão cerebrovascular grave. Um aumento da TCD associado à diminuição do espaço do LCR deve-se a um aumento no conteúdo de água tecidual ou ao aumento do volume sangüíneo. Isto parece representar o maior problema patológico como causa do aumento no volume da TCD.

Somente pequena porcentagem das crianças exibe evidências de choque, atividade convulsiva ou hipoxia que possam ser responsáveis pela TCD traumática.

A patogênese da TCD permanece desconhecida. A visão mais aceita na literatura é que a TCD é causada primariamente por ingurgitamento vascular e que o edema possui um papel relativamente menor. Uma peculiaridade encontrada nas crianças com TCE grave é a tumefação cerebral difusa. Bruce afirma que esta lesão pode se desenvolver do primeiro ao quinto dia após o TCE.

A incidência de TCD tardia deve ser pequena apesar da alta freqüência de síndromes de concussão leve e de concussão cerebral clássica. Entretanto, quando ocorre, pode levar a grave disfunção neurológica e até morte. A história típica é de uma concussão cerebral ou mesmo uma concussão clássica. Minutos a horas mais tarde, o paciente se torna letárgico, torporoso, e fica em coma. O estado de coma pode ser leve, com resposta motora apropriada ao estímulo doloroso, ou pode ser profundo, associado a posturas de decorticação e descerebração.

A diferença entre a TCD tardia e a LAD é que no último caso existem sinais motores anormais desde o momento do TCE, enquanto na TCD tardia há um intervalo em que os sinais estão ausentes. Tal diferenciação é de grande importância, porque na LAD certa quantidade de lesão primária já ocorreu no momento do TCE, ao contrário da TCD tardia. Entretanto, os efeitos deletérios da TCD tardia podem ser potencialmente reversíveis, e, se estes são controlados, a evolução pode ser favorável. Entretanto, o controle destes efeitos pode ser difícil. Monitoração rigorosa da PIC é necessária, e o tratamento da TCD deve ser precoce e agressivo para controlar a elevação da PIC.

As formas graves de TCD tardia freqüentemente ocorrem em crianças de 4 a 10 anos de idade. A fase inicial, após o trauma, caracteriza-se por um maior ou menor intervalo de lucidez, a criança então se torna letárgica e evolui para o coma, freqüentemente associado à convulsão precoce pós-traumática. A seguir, nos próximos meses, ocorre uma seqüência dinâmica de eventos: primeiro, a TCD se apresenta na tomografia pelo colabamento dos ventrículos cerebrais e espaços subaracnóides. Se há um controle adequado da HIC, uma semana ou mais após o trauma, a TCD começa a diminuir até um nível em que as coleções extracerebrais ocorrem. Dentro de um mês após o TCE, estas coleções desaparecem espontaneamente, o cérebro se torna diminuído, e o sistema ventricular aparece aumentado. Isto é freqüentemente associado a aumento dos sulcos corticais, dando o aspecto de atrofia cortical à TC. Ao mesmo tempo, alguma recuperação neurológica do coma ocorre. Ainda mais tarde, 6 a 9 meses após o TCE, a aparência de atrofia cerebral à TC desaparece, e o cérebro apresenta sua configuração normal.

Os mecanismos exatos que causam esta série prolongada de eventos são desconhecidos, mas a evolução final destes pacientes, se sua PIC foi controlada, é boa, sem déficits neurológicos residuais. TCD tardia menos grave pode ocorrer com síndromes concussionais leves ou mesmo com a concussão clássica. Não é diagnosticada com freqüência, por estar associada com letargia pós-traumática, que desaparece precocemente. Entretanto, estes pacientes exibem a mesma evolução clínica que aqueles pacientes com TCD tardia grave.

A TCD tardia pode não ocorrer em todos os pacientes com lesões difusas, isto tem sido atribuído à reação ao trauma e não a lesão primária.

A TCD tardia inicialmente representa uma reação vascular ao trauma, na qual os vasos cerebrais perdem seus mecanismos normais de controle e dilatam difusamente. Isto resulta em aumento do fluxo e do volume sangüíneos cerebrais. Ocorrem a formação de edema e conseqüente aumento da PIC. Desta forma, os efeitos da TCD, seja ela aguda ou tardia, são somados aos efeitos da lesão primária e, nos casos leves, podem representar as lesões mais sérias a serem tratadas.

A habilidade de um componente compensar o aumento do outro é perdida e ocorre a elevação da PIC. Os efeitos deletérios da elevação da PIC são devidos tanto à isquemia global com diminuição da pressão de perfusão e do fluxo sangüíneo cerebrais, como à isquemia focal por herniação cerebral. As crianças que morrem de TCE normalmente apresentam HIC incontrolável.

Após a aplicação prática dos conhecimentos do curso ATLS, a incidência do *talk and die* foi reduzida a praticamente zero. Este fato sugere que uma seqüência patológica reversível era a responsável por estas mortes.

Nas crianças conscientes e que rapidamente ficam em coma e morrem, os estudos patológicos mostraram TCD com pouca evidência de lesões cerebrais.

Em todas as crianças que morrem de TCE, a TCD foi manifestada por obliteração dos espaços do LCR e congestão venosa em achados de autópsia. A TCD tem sido reconhecida há muito tempo por ser a causa mais comum de deterioração secundária, sendo atribuída a edema cerebral. Devido ao inexorável curso clínico de muitas crianças, a TCD foi denominada *edema cerebral maligno*.

## Hemorragia Meníngea Traumática

A hemorragia meníngea traumática é um achado comum (50 a 75%) na tomografia do crânio em TCE leve, moderado ou grave, com efeito potencial para determinar vasoespasmo, que pode produzir isquemia secundária, obstrução das vilosidades aracnóideas, levando a um aumento na resistência à absorção do líquido cefalorraquidiano (LCR), determinando hidrocefalia, produção de radicais livres e aumento da PIC (ocorre em 75 a 95% das crianças em coma).

A hemorragia meníngea traumática (HST) é a lesão mais comum associada à TCD; 50% das crianças que morrem após o TCE estão conscientes na admissão e 75% das mortes ocorrem nas primeiras 48 horas. A HST está presente em 83% das crianças com ECGl ≤ 5, em 44% com ECGl entre 6 e 8 bem como em 7% com ECGl > 8 no TCE.

## DESBALANÇOS NOS COMPONENTES INTRACRANIANOS

Após o TCE grave, ocorre um distúrbio no balanço dos componentes intracranianos (LCR, sangue e tecido cerebral).

LCR:
- potencial aumento na produção;
- interferência em sua circulação;
- aumento na pressão necessária para absorção;

Volume sangüíneo cerebral:
- aumento do fluxo;
- aumento na pressão venosa cerebral;
- hipercarbia ou hipoxia, resultando em vasodilatação;

Volume cerebral (aumento):
- contusão cerebral;
- hemorragia intracerebral;
- edema cerebral.

# HIPERTENSÃO INTRACRANIANA (HIC)

A HIC é a mais freqüente causa de morte em pacientes com TCE. Aproximadamente 40% dos pacientes que perdem a consciência desenvolvem HIC em algum estágio durante o tratamento. A HIC aguda está presente em aproximadamente 50% dos pacientes que morrem de TCE.

Existem evidências de que o controle adequado da elevação da PIC melhora o prognóstico. Narayan e cols. sugerem que o tratamento de pequenos aumentos da PIC previne o desenvolvimento de HIC incontrolável. A ocorrência da herniação transtentorial como conseqüência de uma grande elevação da PIC é um exemplo de como esta independe da pressão de perfusão cerebral nos pacientes com TCE. Quando atinge 20mmHg por 15 minutos ou mais, requer tratamento imediato; em pacientes com lesões na fossa temporal ou nos lobos frontais inferiores profundos, a herniação cerebral pode ocorrer com níveis inferiores de PIC. Em pacientes com TCE, a HIC acima de 60mmHg mantida é quase sempre fatal. Com PIC acima de 40mmHg ocorre freqüentemente disfunção elétrica cerebral e o FSC é comumente alterado.

A incidência de HIC em crianças foi inicialmente estimada como menor do que em adultos. Entretanto, estudos mais recentes relatam uma incidência de até 60%. Como em adultos, a monitoração da PIC geralmente torna-se útil, em crianças com ECGl ≤ 8 ou com TC do crânio, evidenciando sinais sugestivos de aumento da PIC. Estes incluem contusões, TCD e lesões extra-axiais pequenas.

O risco da monitoração da PIC é muito pequeno, especialmente quando comparado com os danos significativos que podem ocorrer se um paciente deteriora devido à sua elevação. Quando se suspeita de elevação da PIC, um monitor de PIC deve ser inserido.

O manuseio da HIC compreende de UTI e neurocirúrgicas.

Medidas básicas:
- Manter $pO_2 \geq$ 100mmHg e $pCO_2$ entre 35-40mmHg
- Elevar a cabeceira do leito 30°
- Sedação e analgesia
- Evitar ou tratar hipovolemia
- Evitar baixar a pressão arterial
- Manter normotermia
- Profilaxia de convulsão: difenil-hidantoína

Medidas específicas:
- Manitol a 20%
- Sedação: midazolam, fentanil. Suspender o midazolam em caso de hipotensão arterial e o fentanil em caso de bradicardia.
- Indução de coma: barbitúricos (tiopental sódico)
- Paralisantes musculares (brometo de pancurônio), se necessário.

Medidas neurocirúrgicas:
- Monitoração intraventricular da PIC com drenagem de LCR.

Utilizamos preferencialmente a metodologia intraventricular intermitente com drenagem contínua de LCR em pacientes pediátricos portadores de TCE grave, cujos resultados são melhores.

Vantagens: medida acurada da PIC, possibilidade de calibrar o sistema sempre que necessário, possibilidade de drenagem de LCR quando indicado para o controle da PIC, facilidade de se colher amostras de LCR para análise e baixo custo.

Complicações: infecção é a principal complicação associada à monitoração da PIC. O risco de ventriculite é pouco maior na monitoração intraventricular

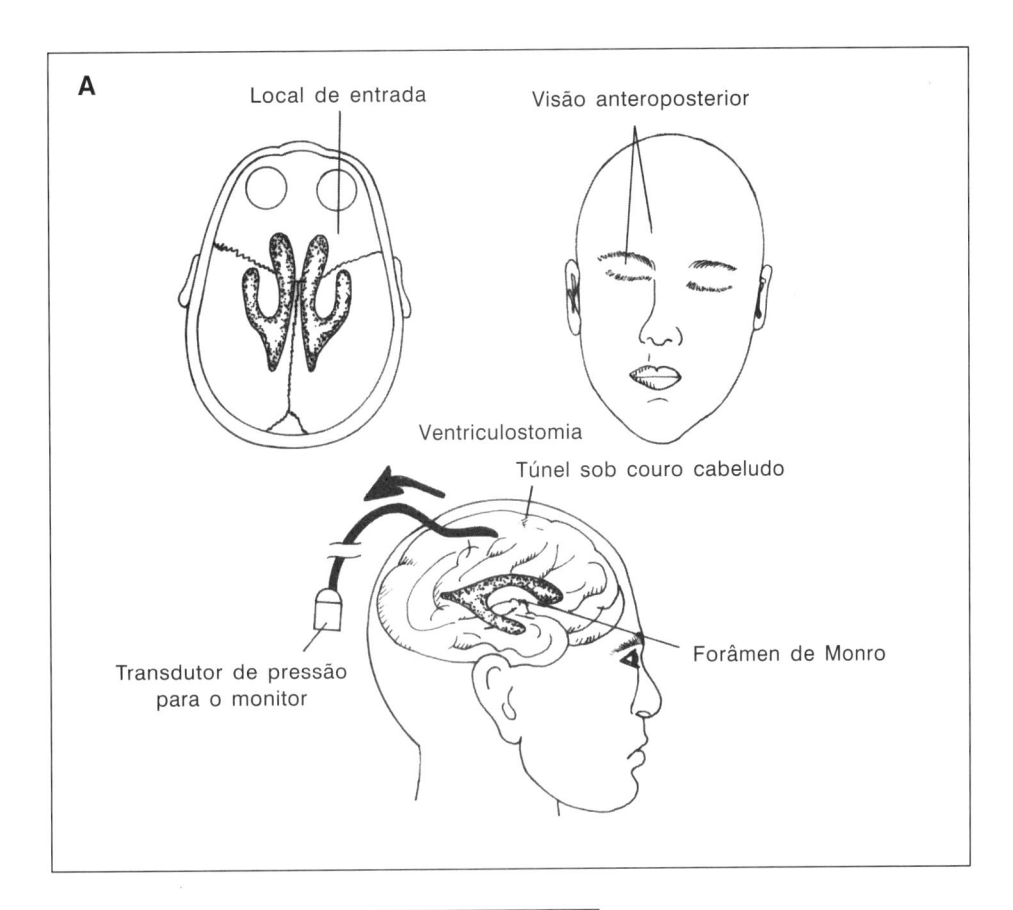

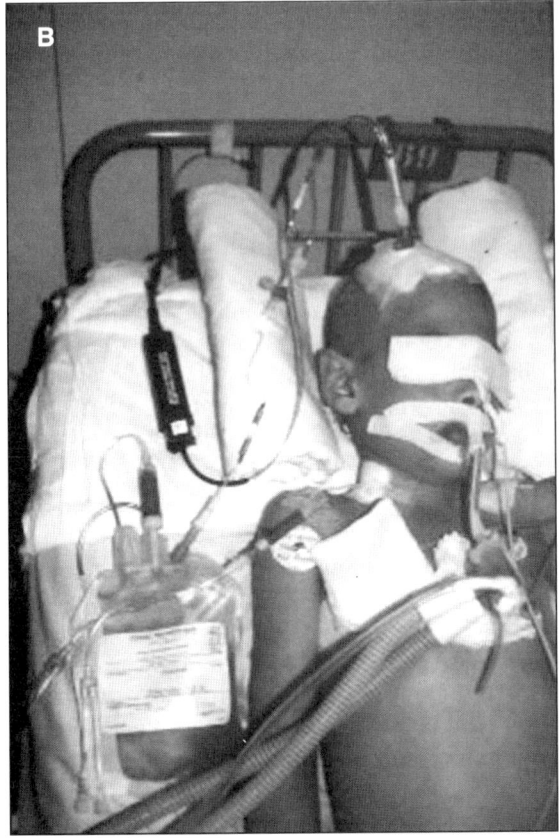

**Fig. 8.1 A e B** — **A**. *Monitorização intraventricular da PIC.* **B**. *Técnica para ventriculostomia no TCE com monitoração intermitente da PIC e drenagem contínua do LCR.*

com relação aos outros tipos. A ventriculite é um problema sério, varia de 1 a 10% e pode afetar significativamente o prognóstico do paciente.

## CRANIOTOMIA DESCOMPRESSIVA UNI- OU BILATERAL

O manuseio do edema cerebral refratário pós-traumático tornou-se uma tentativa frustrante para o neurocirurgião e para o intensivista, apresentando altos índices de mortalidade e morbidade apesar do refinamento nas condutas médicas e farmacológicas. Pacientes pediátricos apresentam uma incidência maior de resultados favoráveis do que pacientes adultos, todos aqueles com valores de PIC mantidos acima de 40mmHg e submetidos a cirurgia com mais de 48 horas após o TCE apresentaram os piores resultados.

A craniotomia bifrontal descompressiva deve ser considerada no manuseio da TCD refratária pós-TCE, se a cirurgia puder ser realizada antes que os valores da PIC atinjam 40mmHg e dentro das primeiras 48 horas do TCE, o prognóstico e evolução serão bem mais favoráveis.

Em um estudo recente, com 87 pacientes (7 crianças e 80 adultos) com TCD associada ou não a lesões intracranianas, submetidos à craniotomia descompressiva ou outras medidas (medidas clínicas, drenagem de LCR apenas ou drenagem da lesão intracraniana), concluiu-se que ocorre um benefício maior quando se realiza a craniotomia descompressiva em crianças do que em adultos, sugerindo que o paciente ideal para este procedimento seria uma criança com TCD sem desvio das estruturas da linha mediana e sem lesões expansivas intracranianas.

## HERNIAÇÃO TENTORIAL OU DISFUNÇÃO DO TRONCO CEREBRAL ALTO

Algumas crianças com TCE admitidas na sala de emergência com sinais clínicos precoces de herniação tentorial ou disfunção do tronco cerebral alto são submetidas à imediata trepanação exploradora antes da TC do crânio. Outras são portadoras de hematomas extra-axiais que, se prontamente identificados e drenados, não havendo possibilidade de realização de TC, levam a sobrevida conseqüente de 53% em grandes centros de neurotraumatologia. Isto é particularmente verdadeiro em pacientes acima dos 30 anos de idade e que sofrem TCE de baixa velocidade como queda ou atropelamento. Quando a lesão é difusa, a sobrevida é menor. Após este procedimento, sempre deve ser realizada TC do crânio para uma conduta neurotraumatológica mais segura e definitiva.

Atenção especial deve ser dada aos pacientes pediátricos com distúrbios congênitos da coagulação (por exemplo, hemofílicos), que podem apresentar-se com quadros graves como o descrito acima, apesar de terem sofrido TCE leve.

## CRIANÇA VÍTIMA DE MAUS-TRATOS

Em crianças menores, os espaços do LCR e as veias que ligam o espaço ao seio sagital são relativamente maiores do que em crianças de maior idade. No momento do TCE existe um pico agudo de hipertensão intracraniana, ocorre lesão das veias na ponte, resultando em sangramento subdural inter-hemisférico e em múltiplas hemorragias corticais. A criança evolui para coma e, quando ocorre insuficiência respiratória, resulta em hipercarbia e hipoxia, aumentando a PIC. Podem surgir convulsões ou parada respiratória. A apresentação clínica é usualmente de uma criança em coma ou em parada cardíaca, cuja história não é compatível com o quadro clínico. Existem usualmente hemorragia de retina, abaulamento de fontanela e insuficiência respiratória. O couro cabeludo é normal e não existe lesão facial ou craniana. Na necrópsia, contudo, existe evidência de impacto ao couro cabeludo e ao crânio. A tomografia revela uma combinação de hematoma subdural inter-hemisférico e TCD de baixa densidade, e a RM mostra hemorragias corticais multifocais. As crianças normalmente desenvolvem HIC de difícil controle.

Se a criança sobrevive, o cérebro, após dias, rapidamente pode desenvolver calcificações e atrofias com acúmulo extracerebral de LCR ou fluido subdural. As calcificações podem entrar em resolução, mas a atrofia cerebral é permanente.

Um terço destas crianças evolui para óbito, outro terço terá incapacidade grave e somente um terço apresentará moderada ou boa recuperação. Esta forma de traumatismo é uma combinação de TCE com lesão isquêmica, e a maioria das lesões secundárias já ocorreu antes que a criança tenha atendimento médico.

## SÍNDROME DA CRIANÇA SACUDIDA (*THE SHAKING IMPACT SYNDROME*)

O mecanismo das lesões intracranianas comumente encontrado nesta situação é resultado de episódios repetidos de aceleração/desaceleração angular de curta duração na maioria dos casos. Muitas crianças com achados intracranianos da síndrome apresentam pouca evidência de lesões externas ao exame físico.

Quando a história do traumatismo é relatada, normalmente está relacionada a um traumatismo leve. A freqüente falta de lesões externas pode ser explicada pela dissipação angular da força de aceleração através de uma superfície larga e leve. Quando a história é completa, demonstra que a cabeça da criança foi projetada contra uma superfície, causando uma força de desaceleração alta suficiente para causar hemorragia subdural e lesões parenquimatosas graves.

Esta síndrome é observada em crianças menores de 2 anos, principalmente em menores de 6 meses. Estas crianças são levadas ao hospital, geralmente por pessoas que não cuidam delas, devido à irritabilidade, inapetência, ou sonolência nos casos leves, ou devido a crises convulsivas ou apnéia nos mais graves. A história freqüentemente é vaga e o diagnóstico pode ser elucidado quando se encontra hemorragia subaracnóidea (HSA) assintomática por TC do crânio ou punção lombar de LCR.

Ao exame neurológico, uma variação de anormalidades pode ser encontrada, desde irritabilidade leve e sonolência até coma arreativo. Mesmo nos casos graves, as crianças podem não apresentar achados neurológicos específicos; entretanto, podem ser distinguidas das crianças normais por uma diminuição do choro e pouca mímica ao estímulo doloroso. A fontanela bregmática pode estar abaulada. A inspeção cuidadosa pode revelar machucados leves, mais freqüentes na região parietooccipital ou, menos comumente, na região frontal, que podem ser visíveis após vários dias. Hemorragias retinianas são freqüentes. A TC do crânio revela hematoma subdural agudo, HSA, que pode variar desde lesões pouco perceptíveis até coleções com efeito expansivo que requerem medidas neurocirúrgicas emergenciais. A hemorragia pode ser unilateral ou bilateral e particularmente situa-se no espaço inter-hemisférico posterior como resultado do impacto da cabeça. A RM é normalmente superior à TC do crânio para demonstrar hematomas subdurais laminares, principalmente na fossa posterior e contusões cerebrais pequenas. A RM também é útil no diagnóstico de malformações arteriovenosas ou outras anomalias vasculares, quando não há história ou evidência radiográfica de trauma, mas a criança apresenta hemorragia intracraniana aguda.

Nos casos graves, o cérebro pode perder sua diferenciação entre substância cinzenta e branca, e ter a aparência de um grande infarto unilateral ou bilateral supratentorial na TC. Este achado pode ser encontrado na TC inicial ou nos primeiros dois dias após o TCE. Crianças nestas condições podem estar arreativas à admissão e possuem um prognóstico neurológico sombrio. A fisiopatologia deste *black brain* é ainda controversa, mas deve ocorrer pelos efeitos sinérgicos da hipoxia, mecanismo do trauma e a hemorragia subdural. Em algumas crianças pode haver traumatismo raquimedular, contribuindo para apnéia e pior prognóstico.

Uma vez que as medidas iniciais de atendimento tenham sido efetuadas, uma avaliação diagnóstica deve ser feita para identificar lesões associadas e estabelecer a etiologia. Uma avaliação geral para outras lesões ocultas deve ser realizada. Exames laboratoriais de rotina para anemia, trombocitopenia, lesões viscerais e coagulopatias são necessários; deve-se pensar que quando normais podem ocorrer devido a TCE grave e quando alterados não necessariamente indicam uma condição preexistente. A avaliação do esqueleto é mandatória e a TC dos ossos pode ser útil em casos duvidosos. Uma avaliação oftalmológica formal, quando possível, deve ser realizada para a documentação de hemorragias retinianas, uma vez que estas são freqüentes em tal síndrome. Sua presença deve produzir grande suspeita de traumatismo não-acidental.

## BIBLIOGRAFIA

### Aspectos Clínicos

1. American Academy of Pediatrics. Car Safety Seats: A Guide for Families. 2002.

2. Bicycle Helmet Promotion Programs. Canada, Australia, United States. MMWR 42:203,1993.

3. Buterbaugh L. Interin meeting of the American Medical Association on healthcare policy issues 1992. Medical Tribune News Service/The New York Times Syndicate, 1992.

4. CDC — Centers For Disease Control. Air Bag — Associated fatal injuries to infants and children riding in front passenger seats. United States. JAMA 274:1752, 1995.

5. Chadwick DI, Chin S, Salerno C et al. Deaths from falls in children: how far is fatal? J Trauma 31:1353, 1991.

6. Committee on Child Abuse and Neglect. Shaken baby syndrome: inflicted cerebral trauma. Pediatrics 92:872,1993.

7. Durkin MS, Olsen S, Barlow B et al. The epidemiology of urban pediatric neurological trauma:evaluationof, and implications for, injury prevention programs. Neurosurgery 42:300, 1998.

8. Eby DW, Kostyniuk LP. A statewide analysis of child safety seat use and misuse in Michigan. Accid Anal Prev 31:555, 1999.

9. Gotshall CS . Epidemiology of childhood injury. In: Eichelberger MR. Pediatric Trauma. Prevention, Acute Care and Rehabilitation. Mosby, Saint Louis, pp. 16-20, 1993.

10. Graham JD, Goldie SJ, Segui-Gomez M et al. Reducing risks to children in vehicles with passenger airbags. Pediatrics(abs. e3)- 102:130, 1998.

11. Kraus JF, Fife D, Ramstein K et al. The relationship of family income to the incidence, causes and outcomes of serious brain injury, San Diego Country, California. Am J Public Health 76:1345, 1986.

12. Kraus JF, Fife D, Conroy C. Pediatric brain injury: the nature, clinical course and early outcomes in a defined US population. Pediatrics 79:501,1987.

13. Kraus JF, Rock A, Hemyari P. Brain injuries among infants, children, adolescents and young adults. Am J Dis Child 4:684,1990.

14. Lillis KA, Jaffe DM. Playground injuries in children. Pediatr Emerg Care 13:149, 1997.

15. Maset A, Andrade A, Martucci S et al. Características epidemiológicas do traumatismo craniencefálico no Brasil. Arq Bras Neurocirurg 12:293,1993.

16. Mayer T, Walker M, Johnson D et al. Causes of morbidity and mortality in severe pediatric trauma. JAMA 245:719,1981.

17. Mayr J, Gaisl M, Purtscher K et al. Baby walkers-an underestimated hazard for our children ? Eur J Pediatr 153:531, 1994.

18. McKay MP, Curtis LA. Child safety seats: do doctors know enough? Am J Emerg Med 20:32, 2002.

19. Michaud LJ, Rivara FP, Grady MS et al. Predictors of survival and severity of disability after severe brain injury in children. Neurosurgery 31:254, 1992.

20. Rivara FP. Epidemiology and prevention of pediatric traumatic brain injury. Pediatr Ann 23:12, 1994.

21. Rivara FP, Bergman AB, LoGerfo J et al. Epidemiology of childhood injuries II: sex differences in injury rates. Am J Dis Child 136:502, 1982.

22. Rivara FP, Colonge N, Thompson RS. Population based study of unintentional injury incidence and impact during chilhood. Am J Public Health 79:990, 1989.

23. Rivara FP, Alexander B, Johnston B et al. Population-based study of fall injuries in children and adolescents. Pediatrics 92:61, 1993.

24. Roberts MC, Turner DS. Preventing death and injury in childhood: a synthesis of children safety seat efforts. Health Educ Q 11:181,1984.

25. Russell A, Boop FA, Cherny WB et al. Neurologic injuries associated with all-terrain vehicles and recommendations for protective measures for the pediatric population. Pediatr Emerg Care 14:31, 1998.

26. Shelness A, Jewett J. Observed misuse of child restraints. SAE/NHTSA Child Restraint and Injury Conference Proceedings. San Diego, California. Society for Automotive Engineers, Warrendale, Pa, 1983.

27. Thompson RS, Rivara FP, Thompson DC. A case-control study of the effectiveness of bicycle safety helmets. N Engl J Med 320:1361, 1989.

28. Viano D, von Holst H, Gordon E. Serious brain injury from traffic-related causes: priorities for primary prevention. Accid Anal and Prev. 29:811, 1997.

29. Wagenaar AC, Webster DW, Maybee RG. Effects of child restrain laws on traffic fatalities in eleven states. J Trauma 27:726, 1987.

30. Williams RA. Injuries in infants and small children resulting from witnessed and corroborated fre falls. J Trauma 31:1350, 1991.

**Aspectos Cirúrgicos**

1. Andrade AF, Bacheschi LA, Miura FK, Neves VD. Ressonância magnética no traumatismo craniencefálico. In: Ressonância Magnética do Sistema Nervoso Central. São Paulo, Magalhães ACA: 151-164, 1999.

2. Andrade AF, Ciquini Jr O, Figueiredo EG, Brock RS, Marino Jr R. Diretrizes do atendimento ao paciente com traumatismo cranioencefálico. Arq Bras Neurocir 131-176, 1999.

3. Andrews BT, Ross AM, Pitts LH. Surgical exploration before computed tomography scanning in children with traumatic tentorial herniation. Surg. Neurol 32(6): 434-438, 1989.

4. Baldwin HZ, Rekate HL. Preliminary Experience with Controlled External Lumbar Drainage in Diffuse Pediatric Head Injury. Pediatr Neurosurg 17: 115-120, 1991.

5. Bruce DA, Alavi A, Bilaniuk L, Dolinkas C, Obrist W, Uzzell B. Diffuse cerebral swelling following head injuries in children: the syndrome of "malignant brain edema". J Neurosurg 54:170-178, 1981.

6. Bruce DA. Pathophysiological responses of the chlid's brain following trauma. In: Traumatic Head Injury in Children. New York, Broman SH, Michel ME: 40-51, 1995.

7. Chesnutt RM, Marshall LF, Marshall SB. Medical management of intracranial pressure. In: In: Head Injury. 3ª ed., Cooper RP: 225-246, 1993.

8. Duhaime AC, Sutton LN, Christian C. Child abuse. In: Neurological Surgery. 4ª ed., USA, Youmans: 1777-1791, 1996.

9. Feldman Z, Narayan RK. Intracranial pressure monitoring: techniques and pitfalls. In: Head Injury. 3ª edição, Cooper RP: 247-274, 1993.

10. Gennarelli TA. Cerebral concussion and diffuse brain injuries. In: Head Injury. 3ª edição, Cooper RP: 137-158, 1993.

11. Gherpelli JLD, Ribas GC. Hipertensão intracraniana. In: Neurologia Infantil. 3ª edição, Diament A. Cypel S: 1009-1018, 1996.

12. Lang DA, Teasdale GM, Macpherson P, Lawrence A. Diffuse brain swelling after head injury: more often malignant in adults than children? J Neurosurg 80:675-680, 1994.

13. Levy DI, Rekate HL, Cherny B, Manwaring K, Moss D, Baldwin HZ. Controlled lumbar drainage in pediatric head injury. J Neurosurg 83:453-460, 1995.

14. Marmarou A, Fatouros PP, Barzo P, Portella G, Yoshihara M, Tsuji O et al. Contribuition of edema and cerebral blood volume to traumatic brain swelling in head-injured patients. J Neurosurg 93:183-193, 2000.

15. Messing-Jünger AM, Marzog J, Wöbker G, Lange S, Bock WJ. Decompressive craniectomy. In Severe Head Trauma. World Congress on Neurosurgery, Sydney, Austrália, 2001.

16. Muizelaar JP. Cerebral bloood flow, cerebral blood volume, and cerebral metabolism after severe head injury. In: Textbook of Head Injury. Becker DP, Gudeman SK: 221-240, 1989.

17. Murgio A, Patrick PD, Andrade AF, Boetto S, Leung KM, Sanches MAM. International study of emergency department care for pediatric traumatic brain injury and the role of CT scanning. Child's Nerv Sys 17: 257-262, 2001.

18. Narayan RK. Emergency room management of the head injury patient. In: Textbook of Head Injury. Becker DP, Gudeman SK: 23-66, 1989.

19. Polin RS, Shaffrey ME, Bogaev CA, Tisdale N, Germanson T, Bocchicchio B, Jane JA. Decompressive bifrontal craniectomy in the treatment of severe refractory posttraumatic cerebral edema. Neurosurgery 41: 84-92, 1997.

20. Shu EBS, Aguiar PH, Matushita H, Manreza LA, Andrade AF. Actual asymptomatic epidural hematomas in childhood. Child's Nerv. Syst 13: 605-607, 1997.

21. Suporte Avançado de Vida no Trauma. Colégio Americano de Cirurgiões. Cap. 10, Trauma Pediátrico,1993.

22. Ward JD. Pediatric head injury. In: Neurotrauma. Narayan RK, Wilberger Jr JE, Povlishock JT: 859-867, 1996.

*Regina Maria Brunetti Kaiser Pirito*
*Renata Dejtiar Waksman*

CAPÍTULO 9

# Trânsito e Transporte da Criança

## INTRODUÇÃO

Os acidentes de trânsito representam um dos mais sérios problemas de saúde no País, sendo uma importante causa de morbimortalidade e de incapacidade física na maioria dos países desenvolvidos e em desenvolvimento.

No Brasil, os acidentes de trânsito, homicídios e suicídios respondem em conjunto por cerca de dois terços dos óbitos por causas externas. Somente em 1998, morreram, em acidentes de transporte no Brasil, 2.797 crianças com idade entre 0 e 14 anos e 6.717 entre 15 e 24 anos (Ministério da Saúde, 1998).

Isto pode ser atribuído ao aumento progressivo do número de automóveis circulantes, ao crescimento da população, às más condições das vias de circulação e à má orientação dada tanto ao motorista quanto ao pedestre.

Em quase todos os países, os acidentes são causa freqüente de mortalidade e invalidez na infância. Nos últimos anos, a literatura médica e as publicações da OMS chamam a atenção para o fato de que os acidentes geralmente são registrados como uma das cinco primeiras causas de morte nos cinco primeiros anos de vida, enquanto maiores de 5 anos ocupam o primeiro lugar.

A criança, pelas suas características de falta de noção de perigo, curiosidade, autonomia, controle motor ainda em desenvolvimento, inexperiência, falta de preocupação com seu corpo e vontade de imitar os mais velhos, está sujeita freqüentemente ao risco de sofrer acidentes, daí os traumatismos serem extremamente comuns nessa fase. Para se ter uma idéia, as lesões faciais desfigurantes e os traumatismos raquimedulares em crianças e adolescentes têm os acidentes de trânsito como sua principal causa.

A participação da criança e do adolescente no trânsito se faz de diferentes maneiras:
1. Bebê
- Pedestre
— no carrinho de bebê
— no colo de um pedestre
- Passageiro num veículo
2. Criança maior e adolescente
- Pedestre
- Ciclista
- *Skate*
- Passageiro num veículo
3. Adulto
- Pedestre
- Passageiro
- Motorista

A criança e o adolescente participam do tráfego ativamente durante toda a sua vida — são habituais companheiros de viagem no veículo pelo menos duas vezes ao dia. São transportados de casa para a escola, para o dentista, para o médico, para a natação, para as compras, passeios de fim de semana e viagens com a família.

O objetivo deste capítulo é orientar quanto ao transporte seguro da criança e do adolescente, bem como o seu comportamento como ciclista e pedestre.

## LEGISLAÇÃO

O Código Brasileiro de Trânsito determina como as crianças devem ser transportadas:

- As crianças com idade inferior a 10 anos devem ser transportadas nos bancos traseiros (Art. 64).
- Transportar crianças em veículo automotor sem observar as normas de segurança representa uma infração gravíssima, tendo como penalidade multa (Art. 168).
- Transportar crianças menores de 7 anos ou que não tenham condições de cuidar de sua própria segurança, em motocicletas, também é uma infração gravíssima e a penalidade é multa com suspensão do direito de dirigir (Art. 244).
- Transportar crianças que não tenham condições de cuidar de sua própria segurança, em bicicletas, é uma infração média e a penalidade é multa.
- Para transitar em veículos automotores, os menores de 10 anos deverão ser transportados nos bancos traseiros e usar, individualmente, *cinto de segurança* ou *sistema de retenção* equivalente (Resolução n.º 15, Art. 1º).
- Nos veículos dotados exclusivamente de banco dianteiro, o transporte de menores de 10 anos poderá ser realizado neste banco, desde que as normas de segurança sejam observadas (Resolução n.º 15, § 1º).
- Se o número de crianças menores de 10 anos ultrapassar a capacidade de lotação de banco traseiro, a criança de maior estatura poderá ser transportada no banco dianteiro (Resolução n.º 15, § 2º).

## BIOCINÉTICA

Para que se compreenda o mecanismo da lesão no acidente, é necessário o conhecimento das leis da física que estarão presentes nesse momento.

A lei da inércia determina que um corpo em movimento permaneça em movimento a menos que uma força externa atue sobre ele. Portanto, quando um veículo pára, ao colidir com um poste, tudo que estiver dentro do veículo continuará em movimento até colidir com alguma coisa.

A lei da conservação da energia determina que a energia não pode ser criada, nem destruída, mas sim transformada. Um veículo em movimento possui certa quantidade de energia cinética (que é a energia inerente aos corpos em movimento), que será transformada principalmente em energia mecânica quando o veículo colidir. E será a energia mecânica que produzirá danos à estrutura do veículo e lesões nos passageiros.

A energia cinética tem uma relação direta com a massa e a velocidade do corpo considerado: $Ec = M/2 \times V2$. Portanto, fica fácil verificar que a velocidade determina um aumento muito maior da energia cinética do que a massa, podendo-se concluir que haverá lesões muito maiores nas vítimas de acidente de um veículo em alta velocidade do que ao contrário. A diferença de massa entre os ocupantes produz um efeito relativamente pequeno sobre as lesões que sofrerão.

Em uma colisão acontecem três tipos de impacto:
• Primeiro impacto: do veículo contra um objeto fixo ou entre dois veículos.
• Segundo impacto:
a) choque entre os passageiros e partes internas do veículo (pára-brisa, direção, *air bag* ou cinto de segurança);
b) choque dos passageiros entre si (pessoas ou até animais) ou com objetos soltos dentro do veículo (bagagem, por exemplo). Para as crianças, em particular, as conseqüências podem ser graves;
c) choque entre o passageiro e as partes externas, caso seja ejetado do veículo. Acontece com freqüência em capotamentos, em passageiros que não estejam usando sistema de retenção. É a maior causa de traumatismo raquimedular.
• terceiro impacto: dos órgãos internos da vítima contra as paredes internas das cavidades corporais, causando lesões normalmente internas e de identificação difícil.

O mecanismo da lesão no acidente de veículo a motor é a troca de energia cinética que ocorre quando dois corpos se chocam. Quando a resultante dessa troca de energia supera o limite de tolerância do organismo, as lesões acontecem em diferentes graus de intensidade e gravidade.

## CARACTERÍSTICAS DAS CRIANÇAS

O crescimento infantil ocorre em etapas progressivas, que não podem ser vencidas antes do tempo.

São características da criança:
• dificuldade de localização precisa dos sons que ela ouve no tráfego;
• visão periférica diminuída;
• até os 7 anos, a criança tem capacidade de lidar apenas com um fato ou uma ação de cada vez;
• dificuldade de julgamento da distância de um objeto nas vias de tráfego;
• tendência à distração e ao comportamento imprevisível;
• necessidade de maior tempo para processamento de informações;
• pequena estatura, que prejudica a visão do trânsito pela criança e a visão da criança pelo motorista.

## SEGURANÇA DO PEDESTRE

Estatísticas globais indicam que cerca da metade das mortes no trânsito se deve aos atropelamentos, mas em centros urbanos em desenvolvimento podem ultrapassar 70%.

Diferentemente do que ocorre nos países desenvolvidos, onde tem havido declínio significativo dos atropelamentos devido à exposição cada vez menor aos riscos do trânsito, no Brasil o problema continua se agravando mesmo com a existência do novo Código Brasileiro de Trânsito.

Este declínio é atribuído mais à redução na exposição das crianças ao tráfego do que aos programas de prevenção ou melhoria no atendimento ao trauma (Roberts, 1998). A restrição da exposição ao tráfego nega o direito da criança à mobilidade e aumenta as diferenças nas taxas de mortalidade entre diferentes classes socioeconômicas.

Os principais fatores ligados a um número tão grande de acidentes envolvendo pedestres relacionam-se ao aumento desordenado do número de automóveis, à falta de segurança viária e à falta de educação para o trânsito, além da impunidade que impera em nosso país.

Fatores sabidamente relacionados ao risco maior de atropelamentos são:
- relação com o número de ruas que a criança atravessa;
- classes sociais menos favorecidas;
- faixa etária de 3 a 12 anos;
- meninos;
- adolescentes, forte relação com consumo de álcool;
- atropelamentos de crianças costumam ocorrer no meio da quadra.

## DESENVOLVIMENTO E RISCO DE ATROPELAMENTOS

Na faixa etária até 2 anos (lactentes) o risco de atropelamentos é baixo, dependendo das habilidades das pessoas que levam as crianças, seja no colo ou empurrando carrinhos.

As crianças de até 2 anos movem-se rapidamente e podem correr para a rua, sem avisar. Elas não conhecem as regras de segurança e esperam que os adultos cuidem delas. Não são visualizadas pelos motoristas nem possuem capacidade de julgar a velocidade ou a distância dos veículos que se movem em sua direção.

O pré-escolar, geralmente, não é visualizado, não possui capacidade de autoproteção e acaba sendo atropelado em ambientes domésticos, como estacionamentos ou garagens, costuma passar por entre carros estacionados, corre para o meio da rua, é incapaz de conter impulsos além de não possuir maturidade para respeitar as regras de segurança ou ser deixado sem supervisão em áreas externas.

As crianças nesta faixa etária freqüentemente agem antes de pensar e não atuam como os pais ou motoristas esperariam. Elas imaginam que, se podem ver o motorista, podem ser vistas por ele também. Não possuem capacidade de julgar velocidade, de discriminar entre direita e esquerda, têm baixa percepção auditiva de sons de tráfego e acham que os carros podem parar instantaneamente.

No período escolar, nota-se um pico de incidência de atropelamentos entre 5 e 9 anos, período este que se caracteriza pela compreensão dos riscos, mas incapacidade de quantificá-los, dificuldade em avaliar a velocidade dos veículos, falta de concentração adequada e comportamento impulsivo, tal como correr de maneira súbita ou entre veículos estacionados.

Com relação ao adolescente, período de maior exposição, já é capaz de julgar velocidade e distância a partir dos 12 anos, mas o comportamento nesta fase, a falta de supervisão, atitudes de desafio às regras, além da influência dos amigos e necessidade de auto-afirmação exigem a necessidade de supervisão direta em vias movimentadas além da vigilância quanto ao uso de álcool.

Agran e cols., (1994) observaram que aos 2 anos os atropelamentos ocorrem mais nas entradas de garagens, nos estacionamentos aos 4 anos, nos centros de quarteirões aos 6 anos e nos cruzamentos aos 10 anos.

Ao analisar o risco de atropelamentos sob a perspectiva do desenvolvimento neuropsicomotor, crianças menores de 10 anos jamais poderiam enfrentar qualquer tipo de trânsito sem a supervisão direta de um adulto. Até os 12 anos deveriam ser supervisionadas em vias públicas movimentadas e com cruzamentos sinalizados, e ao longo de toda a adolescência deveria ser mantida a supervisão por parte de um adulto responsável.

## FATORES RELACIONADOS AO MEIO AMBIENTE E AO MOTORISTA

Guyer (1985), Durkin e cols. (1999) relatam que 80% dos atropelamentos de crianças ocorrem entre o meio-dia e 18 horas, período relacionado ao horário de saída das escolas. Outros fatores são a maior freqüência nos meses de verão (países de clima temperado).

Existe uma forte associação entre pobreza e risco de traumatismo no trânsito, particularmente como pedestre. Pless e cols. (1987) constataram lesões em pedestres quatro a nove vezes mais freqüentes nas áreas menos favorecidas das cidades, fato este explicado pela maior exposição ao tráfego, ausência de carro nas famílias e condições desfavoráveis de moradia.

Crianças que residem em casas sem quintal ou área para recreação apresentam risco cinco vezes maior de atropelamento (Roberts e Pless, 1995)

Áreas de risco: densamente povoadas, volume maior de tráfego.

Fatores específicos: veículos estacionados, mão dupla, policiamento, controle de velocidade.

No que diz respeito aos motoristas, destacam-se maior velocidade, atitudes inseguras, uso de álcool, desobediência às regras de trânsito, falta de atenção com pedestres (principalmente crianças) e impunidade.

## IMPACTO E LESÕES NO ATROPELAMENTO

Normalmente há dois padrões associados aos atropelamentos, e suas diferenças estão relacionadas à faixa etária da vítima: adulto ou criança. Além da diferença de altura, ocorre uma diferença significativa de comportamento: quando o adulto percebe que vai ser atropelado, tenta se proteger contornando o veículo ou encolhendo-se; desta forma, o impacto normalmente é lateral ou posterior. A criança vira-se de frente para o veículo e o impacto é frontal.

No atropelamento, ocorrem três fases em separado:
• 1ª fase: impacto inicial contra as pernas da vítima. O pára-choque do veículo atinge a vítima, que sofre fratura da tíbia e fíbula. Na criança este impacto inicial pode atingir o fêmur, pelve e até mesmo o tórax;
• 2ª fase: o tronco da vítima rola sobre o veículo. À medida que o veículo avança, a parte superior do fêmur e a pelve são atingidas e projetadas para a frente; como conseqüência, o abdome e o tórax colidem com o capô do veículo, provocando fraturas do fêmur, pelve, costelas, além de lesões internas no abdome e tórax. O impacto contra o pára-brisa afeta o tronco e a cabeça;

• 3ª fase: a vítima cai no solo, batendo primeiro a cabeça com possível lesão de coluna cervical.

Pode ainda ocorrer uma "4ª fase", que é o segundo atropelamento da vítima.

## REGRAS E SEGURANÇA PARA O PEDESTRE NO TRÂNSITO

• Andar na calçada sempre longe do meio-fio, em filas únicas, procurando estar em sentido contrário ao dos veículos (obrigatório quando não houver calçadas).

• Nas estradas, andar sempre em sentido contrário ao dos veículos, em fila única, utilizando o acostamento.

• Cruzar a via pública somente na faixa própria, obedecendo à sinalização. Quando não houver faixa, atravessá-la perpendicularmente às calçadas.

• Não andar fora da faixa própria nos lugares onde ela existir.

• Atravessar sempre em linha reta, não retornar do meio da via pública, não atravessar correndo e ficar atento a carros que estão dobrando na esquina.

• Parar longe do meio-fio, prestar atenção em carros parados ou outros objetos que possam estar bloqueando a visão, olhar para ambos os lados e ficar em local visível antes de atravessar.

• Estabelecer contato visual com o motorista, para se assegurar de que ele está vendo-o.

• Não cruzar a pista de viadutos, pontes ou túneis, exceto onde exista permissão.

• Ao descer de qualquer veículo, sempre fazê-lo pelo lado da calçada, aguardar longe do meio-fio a saída do veículo.

• Obedecer à e respeitar a sinalização de trânsito.

## REGRAS DE SEGURANÇA NO TRANSPORTE DA CRIANÇA

Sempre usar a cadeirinha, iniciando com o transporte do bebê da maternidade para casa.

O lugar mais seguro para qualquer criança de até 10 anos é o banco traseiro do automóvel.

Nunca transportar a criança no colo. No caso de um acidente, a força que ela exercerá não é suportável para qualquer ser humano. Para se ter uma idéia, numa colisão a 50km/h, uma criança de 20kg representará uma força de 1 tonelada nos braços de quem a estiver segurando.

Nunca transportar crianças no compartimento de bagagem. Esta área é destinada à absorção de impactos, deformando-se facilmente. A criança não estará usando nenhum sistema de retenção nesse local. Além de se chocar com as partes internas do veículo, poderá ser ejetada e atropelada.

Nunca transportar duas crianças ou um adulto e uma criança usando o mesmo cinto.

Jamais adaptar a faixa transversal do cinto de três pontos atrás das costas da criança ou sob sua axila.

Os vidros traseiros devem ficar abaixados apenas o suficiente para permitir a ventilação, evitando que a criança coloque os braços ou a cabeça para fora. As portas devem ser mantidas travadas.

A criança deve entrar no ou sair do automóvel pelo lado da calçada.

Atenção ao fechar as portas. Muitas vezes, as crianças deixam as mãos ou os pés do lado de fora.

Atenção ao sair com o veículo da garagem para evitar atropelamentos.

Incentivar a criança a ter o hábito de ser transportada da maneira correta.

Mesmo dormindo, a criança deve permanecer na cadeirinha com o cinto de segurança afivelado.

Não permitir que as crianças sozinhas tenham acesso ao veículo.

Quando transportar três crianças no banco traseiro, a de menor peso deve ocupar a posição central.

Quando for necessário transportar quatro crianças menores de 10 anos, a de maior estatura deve ser instalada no banco dianteiro.

No processo educativo, o exemplo tem uma força muito maior do que qualquer tipo de ação. Quando os pais não usam o cinto de segurança, as crianças também não o fazem.

## ESCOLHENDO A MELHOR CADEIRINHA

1. Ao adquirir a cadeirinha, é necessário observar o número da norma técnica do país de origem. Somente desse modo a sua qualidade estará garantida.

2. Não existe marca de cadeirinha que todos concordem ser a mais segura ou a melhor. A cadeirinha ideal é aquela adequada ao tamanho e peso da criança, que melhor se adapta ao banco do automóvel e a que será usada corretamente em cada transporte.

3. Para instalar a cadeirinha no automóvel, obedecer rigorosamente às instruções do fabricante. Somente desta forma a segurança estará garantida.

4. O preço da cadeirinha não influi na sua segurança.

5. Antes de comprá-la, experimentar a cadeirinha no veículo, para ter certeza de que ela se adapta corretamente.

6. Antes de sair, sempre verificar:
- se a cadeirinha está instalada no veículo de acordo com o manual de instruções;
- se a criança foi instalada de maneira correta na cadeirinha.

## COMO TRANSPORTAR

1. *Assento infantil ou conchinha* (Fig. 9.1)
- Para ser usado do nascimento até 8kg.
- O fabricante especifica em cada modelo o limite de peso.
- O assento deve ser instalado sempre no banco traseiro, de costas para o painel, preso ao banco pelo cinto de segurança de 3 pontos e com inclinação de 45°. Nesta posição, a anatomia da cadeira suporta adequadamente a cabeça, pescoço e coluna do bebê, atenuando o impacto das freadas durante o trajeto ou numa colisão.
- O bebê é preso ao assento por um sistema de contenção de 3 ou 5 pontos, sem estar envolto em mantas e com roupas que permitam que o cinto passe entre suas pernas.
- O bebê vai ser mantido nessa cadeira até atingir o limite de peso ou até que sua nuca (altura das orelhas) ultrapasse o limite superior do encosto.

2. *Assento reversível* (Fig. 9.2)
- Para ser usado do nascimento até 18kg.
- Deve ser instalado no meio do banco traseiro, em conjunto com o cinto de 3 pontos, de costas para o painel, até que o bebê complete 1 ano (9kg).
- Acima de 1 ano, instalar de frente para o painel, na posição sentada, ajustando as alças dos ombros para posição mais elevada.
- A criança deve utilizar esse assento até que a parte superior do encosto atinja a sua nuca (altura das orelhas).
- Tal tipo de assento possui três tipos de sistema de contenção:

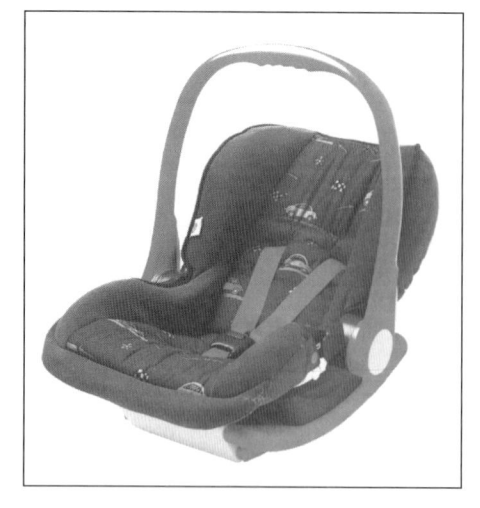

**Fig. 9.1** — *Assento infantil ou conchinha.*

a) cinto de segurança de 5 pontos;
b) anteparo fixo, em T, interligado às tiras dos ombros;
c) anteparo em mesa de segurança.

O manual de instruções orienta adequadamente como deve ser feita a instalação em cada modelo.

3. *Assento de segurança embutido ou integrado*

• Quando disponível, já vem instalado de fábrica ao banco traseiro do automóvel em substituição à cadeira reversível voltada para a frente.

• Indicado para crianças a partir de 1 ano de idade (acima de 9kg).

4. *"Booster" ou assento elevatório* (Fig. 9.3)

• Para crianças acima de 15kg até aproximadamente 1,50m de altura.

• Indicado para crianças que ultrapassaram em altura o uso do assento reversível.

• Deve ser usado sempre em conjunto com o cinto de segurança de 3 pontos do automóvel. Se somente o cinto subabdominal estiver disponível no banco traseiro, estará indicado o uso do *booster* com anteparo. Embora não promova a proteção ideal para a parte superior do corpo, protege melhor que o cinto subabdominal usado isoladamente.

• Posiciona a criança para que o cinto de segurança de 3 pontos fique instalado na posição correta.

• Os bancos traseiros devem possuir protetores cervicais.

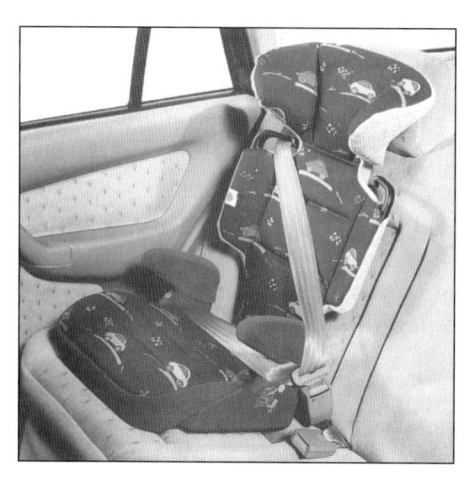

**Fig. 9.2** — *Assento reversível.*

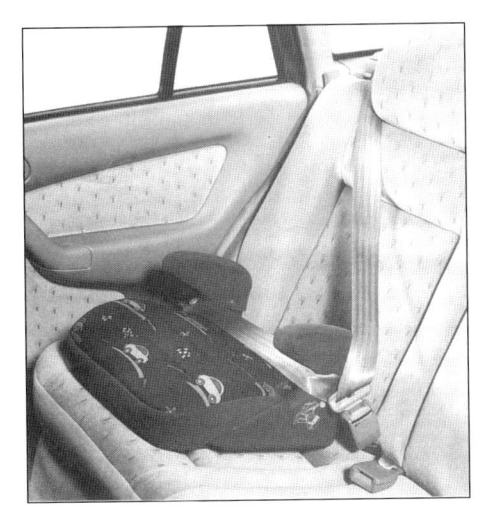

**Fig. 9.3** — *Assento elevatório.*

5. *Cinto de segurança*
• Indicado somente quando a criança já tiver superado o uso do *booster*, devido ao seu crescimento.
• Para crianças e adolescentes com altura aproximada de 1,50m e que já apóiam os pés no chão do automóvel.
• O cinto deve fazer apoio em partes ósseas, isto é, a faixa subabdominal deve fazer apoio sobre os ossos do quadril e a faixa transversal deve passar pelo meio do ombro, cruzando o tórax.
• O cinto foi feito para se adaptar a adultos e adolescentes, portanto, se a faixa transversal cruzar o pescoço ou a faixa subabdominal o estômago, a criança deverá permanecer no *booster*.
• O cinto de 3 pontos protege melhor do que o cinto subabdominal.

6. *Prematuros*
• Recém-nascidos de baixo peso e prematuros precisam ter observação constante. Um acompanhante deve ficar ao seu lado durante o trajeto, para que possíveis alterações respiratórias, que possam ser provocadas pela posição semi-inclinada da cadeirinha, sejam prontamente detectadas. Antes da alta hospitalar, o bebê prematuro deve ser colocado na cadeirinha e nela permanecer por algum tempo em observação, para se verificar se apresenta alterações respiratórias.
• Se o prematuro necessitar permanecer deitado, um moisés adequado para transporte veicular (com norma técnica do país de origem) poderá ser utilizado.
• Os bebês devem ser transportados em assentos infantis (conchinha) ou em assentos reversíveis que tenham o sistema de contenção de 5 pontos. Esse sistema permite que as faixas do cinto possam se ajustar adequadamente ao corpo do bebê. Evitar as cadeiras reversíveis com sistema de anteparos fixos. Por ser muito grande para o tamanho do bebê, o anteparo fica longe do corpo e muito próximo do seu rosto, dificultando a adaptação correta do cinto.

## CONSEQÜÊNCIAS DO TRANSPORTE INADEQUADO

Por desconhecimento ou negligência, as crianças são transportadas em larga escala de modo totalmente inadequado, mesmo por pais que já adquiriram um assento de segurança. Os erros comumente observados são:
• fixação inadequada do assento ao banco do automóvel;
• folga no cinto de segurança da cadeirinha;

- altura inadequada das faixas dos ombros;
- modelo inadequado ao tamanho da criança;
- assento *não fixado* ao banco do automóvel;
- crianças soltas no banco;
- crianças pequenas presas ao cinto de segurança do automóvel;
- bebês menores de 9kg instalados em assento voltado de frente para o painel do veículo;
- crianças viajando em pé entre os bancos dianteiros;
- banco traseiro do automóvel sem protetores cervicais;
- posição inadequada do cinto de segurança.

Como conseqüência do transporte inadequado, resultam os traumatismos, que, na criança, assumem dimensões importantes. Se considerarmos a massa e superfície corporal inferiores, até que se prove o contrário todas as crianças acidentadas são consideradas politraumatizadas. A maior incidência é de trauma fechado com relação ao penetrante, e a maior freqüência é de lesões de múltiplos órgãos.

Quanto aos segmentos corporais mais comprometidos, a cabeça é atingida em 48% dos casos, sendo seguida pelas extremidades, abdome, tórax e coluna.

As lesões mais comumente observadas em cada segmento são:
- Cabeça
— fratura do crânio ou ossos da face;
— lesões cerebrais;
— lesões deformantes da face.
- Pescoço
— fratura de vértebras;
— lesão de ligamentos com luxação de corpo vertebral;
— secção da medula;
- Tórax — pela maior flexibilidade do arcabouço ósseo, poderão ocorrer lesões de órgãos internos sem a fratura correspondente. A presença de fratura de costela, numa criança traumatizada, indica a presença de lesões internas muito graves;
- Abdome — lesão de vísceras ocas, com hemorragia interna, sobretudo entre 3 e 10 anos, causada pela flexão brusca do corpo em crianças que estejam usando o cinto subabdominal ou o cinto de 3 pontos de modo inadequado, ou ainda que estejam viajando no colo de um adulto (pelo mecanismo de hiperflexão o adulto comprime o tronco da criança). É a maior causa de trauma raquimedular em crianças;
- Membros: fraturas, sempre graves, caso comprometam a zona de crescimento ósseo;
- Bacia: fraturas em caso de choque frontal.

O uso dos equipamentos de segurança é muito importante para diminuir a incidência de traumatismos, mas em algumas circunstâncias podem ser os próprios causadores da lesão. Por isso é necessário que sejam utilizados da forma correta.

Como medidas preventivas específicas:
- cinto de segurança de 3 pontos utilizado de maneira adequada;
- cadeirinha adequada para o tamanho da criança e corretamente instalada;
- protetor cervical nos bancos, para conter parcialmente o movimento de hiperflexão do pescoço.

## *AIR BAG*

É uma bolsa de ar inflável que se enche de gás automaticamente no momento da colisão. Está instalado no compartimento da direção e no painel acima do porta-luvas, em veículos com *air bag* duplo.

Torna-se um dispositivo de segurança muito eficiente quando usado em conjunto com o cinto de 3 pontos, para proteger indivíduos acima de 12 anos.

No caso de indivíduos de menos idade (abaixo de 12 anos) que viajam no banco dianteiro de veículos com *air bag*, pode provocar lesões graves ou a morte deles.

Nos casos fatais, duas situações foram observadas como predisponentes:
- Os bebês estavam em assentos infantis, instalados no banco dianteiro, de costas para o painel, muito próximos do local de instalação do *air bag*. Ao disparar, numa velocidade de aproximadamente 350km/h, o encosto do assento, que não está projetado para assimilar um impacto tão grande, partiu-se, provocando danos cerebrais e/ou da coluna cervical do bebê.
- As crianças maiores não estavam contidas ou a retenção era inadequada, portanto durante a desaceleração elas foram de encontro ao local de instalação do *air bag*.

A legislação brasileira não permite que crianças menores de 10 anos sejam transportadas no banco dianteiro. Se houver necessidade, como no caso dos veículos dotados exclusivamente de banco dianteiro, medidas de segurança deverão ser utilizadas para diminuir o risco de danos:

1. As crianças deverão ser transportadas em assentos adequados para sua idade ou estar com o cinto de segurança de 3 pontos corretamente adaptado.
2. Afastar o banco o mais longe possível do painel.
3. Jamais transportar bebês em assentos virados de costas para o painel, em veículos com *air bag* de passageiros (que não possa ser desativado).
4. Se houver possibilidade, instalar o sistema de desativação do *air bag* de passageiros.
5. Dirigir com cautela, evitando situações que possam provocar o disparo do *air bag*.

## TRANSPORTE ESCOLAR

Os pais que necessitam fazer uso do transporte escolar devem observar algumas normas de segurança:

1. O veículo e o motorista devem ser credenciados pelo Detran. Ao contratar o serviço, essa documentação deve ser exigida. O número de transportadores clandestinos aumenta nos períodos que antecedem o início do período escolar.
2. A maioria das escolas indica o transporte, mas não se responsabiliza por ele. Os pais devem procurar referências sobre aquele que foi escolhido e ter em mão o nome completo do motorista e seu telefone.
3. Os pais devem conhecer o trajeto que vai ser feito pelo transporte.
4. Dar preferência aos veículos que apresentem, em sua parte externa, a placa de identificação com o nome da escola, endereço e telefone, bem como a identificação do motorista com seu telefone de contato visíveis no painel.
5. O número de crianças que o veículo pode transportar deve ser igual ao número de cintos de segurança.
6. Os pais não devem permitir que seu filho seja transportado em pé ou que o número de crianças transportadas seja maior que o permitido por lei.
7. Crianças em idade pré-escolar, isto é, abaixo dos 7 anos, necessitam do uso de assentos de segurança.
8. Os pais devem verificar se os cintos de segurança estão sendo utilizados da maneira correta.
9. Pesquisar a área de embarque e desembarque das crianças. Não deve ser permitido que isso seja feito no meio da rua. Sempre pelo lado da calçada com supervisão de um adulto.

10. O material escolar deve ser colocado em local apropriado para que não comprometa a segurança das crianças.

11. Se as crianças transportadas forem pequenas ou o veículo for um ônibus, existirá a necessidade de um acompanhante para cuidar das crianças durante o trajeto.

12. É muito importante que os pais colaborem com a fiscalização, exigindo que as normas de segurança sejam cumpridas.

## TRANSPORTE DE BICICLETA

A bicicleta é um veículo de propulsão humana, considerado excelente meio de transporte por ser não-poluente, devendo o seu condutor ser orientado a respeitar as regras de trânsito e seguir as normas de segurança para poder circular sem perigo. Infelizmente, a maioria dos ciclistas não conhece ou não respeita tais regras. Assim, são grandes as chances de acidentes envolvendo ciclistas.

## CONSIDERAÇÕES GERAIS

O tipo de acidente mais comum com as crianças são as quedas, tendo como conseqüências mais graves os traumatismos cranioencefálicos, as lesões deformantes da face e as fraturas dos membros. Portanto, as crianças precisam ser orientadas desde pequenas, quando ganham sua primeira bicicleta, a usar equipamentos de segurança e a seguir normas de segurança, já que mais de 70% dos indivíduos com idade entre 5 e 14 anos andam de bicicleta.

## ALGUNS DADOS

- Os meninos estão envolvidos em mais de 80% das mortes e em mais de 75% dos acidentes não-fatais com bicicletas.
- Crianças e adolescentes menores de 14 anos estão cinco vezes mais propensos a se envolverem em acidentes de bicicleta do que os mais velhos.
- Quase 60% das mortes por batidas de bicicletas ocorrem em ruas de pequeno tráfego e a aproximadamente 1km da casa do ciclista.
- Crianças com menos de 4 anos de idade estão mais propensas a acidentes nas dependências de suas casas, como na garagem, no jardim ou na entrada de carros.
- O risco de ocorrer acidente durante a noite é cerca de quatro vezes maior que durante o dia.
- Andar de bicicleta sem equipamento de segurança aumenta significativamente o risco de traumas cranianos numa batida. Ciclistas que não usam o capacete têm 4 vezes mais chance de sofrer um acidente fatal do que aqueles que o usam.

## ONDE ANDAR

Conforme as crianças vão crescendo, há necessidade de impor limites, isto é, os pais devem delimitar a área por onde a criança pode andar a pé ou de bicicleta com segurança. Considerar sempre que, pelas suas características, a criança antes dos 10 anos não tem maturidade suficiente para realizar atividades responsáveis.

Portanto, procurar por locais seguros, longe de avenidas, ruas movimentadas ou áreas de estacionamento, para que as crianças possam andar de bicicleta com segurança.

As ciclovias e os parques devem ter preferência sempre que disponíveis.

## ORIENTAÇÃO ANTES DE SAIR

• Verificar se a bicicleta está do tamanho adequado, pois uma bicicleta grande ou pequena para o tamanho da criança oferece dificuldade de controle. A bicicleta estará adequada quando a criança for capaz de apoiar os pés inteiros no chão, mesmo estando sentada no banco.
• O banco estará da altura certa quando, com o pé apoiado no pedal, a perna da criança ficar levemente dobrada. Isto evita sobrecarga nos joelhos, ao pedalar.
• Verificar sempre se as correntes da bicicleta estão limpas e lubrificadas.
• Checar os freios para verificar a pressão. Freios sem manutenção podem fazer o pneu traseiro derrapar em pistas molhadas.
• Calibrar os pneus.
• A bicicleta deve ter adesivos refletores nos pára-lamas dianteiro e traseiro bem como nos pedais.
• Usar roupas leves e arejadas. Verde-claro, amarelo e laranja são cores de fácil visualização por pedestres, motoristas e outros ciclistas. Evitar roupas escuras.
• Cuidado com alças de mochilas, mangas de casaco ou objetos que possam atingir os aros da bicicleta com conseqüente perda de controle da bicicleta.
• Não usar fones de ouvido. Impossibilitam o ciclista de ouvir os sons do ambiente à sua volta.
• Não usar calçados que fiquem instáveis nos pés ou enrosquem nos pedais.

## EQUIPAMENTO DE SEGURANÇA (CAPACETE)

• O capacete para o ciclista é uma necessidade e não um simples acessório. Deve ser usado sempre, durante todo o tempo e em todos os trajetos.
• É um dispositivo de segurança simples e eficiente, para reduzir o trauma do crânio e mortes em acidentes de bicicleta, já que o TCE é a principal causa de morte em acidentes de bicicleta em mais de 60% dos casos.
• Deve ser usado corretamente, isto é, cobrir toda a parte superior da testa, para protegê-la contra impactos importantes.
• O capacete facilita a visualização do ciclista. Por isso também deve possuir adesivos refletores.

## COMO DEVE SER FEITO O TRAJETO

• Sempre andar pela direita, junto com o fluxo de trânsito, jamais contra ele.
• Tomar cuidado com situações perigosas na pista: depressões, lombadas, pedregulhos, areia bem como poças de água e folhas molhadas.
• Obedecer rigorosamente à sinalização de trânsito. A bicicleta deve ter o mesmo comportamento do veículos. Tomar muito cuidado com os automóveis. Andar a pelo menos 1m de distância dos automóveis estacionados, pois alguém pode abrir a porta inesperadamente quando o ciclista estiver passando.
• Manter sempre as mãos no freio ou perto dele. Estar sempre preparado para parar.

## MEDIDAS PREVENTIVAS GERAIS

A redução do número de acidentes de trânsito e, conseqüentemente, dos mortos e feridos está baseada nos seguintes pontos:

1. mudança no comportamento do homem, tanto motorista como pedestre, conseguida através da informação, educação de trânsito e como medida mais drástica, as punições;

2. na melhoria do desempenho da segurança ativa dos veículos (equipamentos que procuram evitar a colisão);

3. no uso mais seguro das vias existentes e em projetos mais aperfeiçoados das futuras vias;

4. na redução das trocas de energia entre os ocupantes do veículo entre si, com o seu interior e com o meio exterior (capotamento com ejeção da vítima). Essa redução é obtida através do uso de equipamentos de segurança que mantenham os passageiros presos ao banco. Esses dispositivos são o cinto de segurança de 3 pontos e assentos de segurança, além do *air bag* frontal e do protetor cervical.

Embora o uso de equipamentos de segurança seja importante para diminuir a incidência do traumatismo, é necessário que sejam utilizados de modo correto para que possam proporcionar a segurança ideal no momento do acidente. Um cinto de segurança malcolocado ou um assento infantil inadequado ao tamanho da criança provocarão lesões em vez de evitá-las.

Quanto à importância da velocidade do veículo no momento do impacto, está demonstrado que a sua relação com a gravidade do traumatismo se faz de maneira diretamente proporcional e que o grau de suficiência e eficiência dos dispositivos de segurança diminui à medida que a velocidade aumenta. Faz-se necessário um controle mais enérgico por parte das autoridades de trânsito.

## MEDIDAS E INTERVENÇÕES — PEDESTRE

### PREVENÇÃO

Aqui se situa a medida mais eficaz na abordagem dos atropelamentos. Ações relacionadas de proteção e educação fornecerão os subsídios necessários para a criança e o adolescente comportarem-se de forma adequada na via pública.

### PROGRAMAS EDUCATIVOS

Devem enfocar o treinamento e a habilidade do pedestre, relacionados a um conhecimento cada vez maior dos perigos do trânsito e às modificações de comportamento, com mudanças de atitude.

Quando ocorre envolvimento dos pais ou responsáveis, tais programas obtêm maior sucesso, pois ocorre melhora da supervisão por parte do adulto, além da mudança de atitudes, passando a ser modelos de comportamento seguro.

### CAMPANHAS COMUNITÁRIAS

Quando em associação com estratégias educativas, modificações ambientais e aplicação da legislação podem mostrar melhor efetividade.

### MODIFICAÇÕES AMBIENTAIS

A atitude de separar a criança do veículo a motor parece ter efetividade no controle dos atropelamentos. Tal medida pode ser aplicada em comunidades em fase de desenvolvimento, já que envolvem alterações na configuração das ruas.

A aplicação de tais medidas torna-se difícil a curto prazo, principalmente em áreas urbanas de grande risco para os pedestres.

Medidas de melhoria do trânsito, combinando modificações de engenharia de tráfego, sinalização ostensiva, barreiras, acesso restrito, desvio de fluxo, podem promover a diminuição da velocidade dos veículos, além do aumento da atenção dos motoristas.

## CONCLUSÕES

Ao se estudar os acidentes de trânsito, informações sobre as vítimas, o meio e a máquina, além dos seus fatores de risco, circunstâncias e o momento em que eles ocorreram constituem-se em importantes ferramentas para as políticas a serem elaboradas, visando à redução de sua morbimortalidade.

As informações obtidas a partir destes acidentes permitirão a tentativa de reversão de um quadro epidemiológico atual e assustador.

Os números ainda são muito altos e mostram a necessidade de intensificar campanhas educativas de conscientização da comunidade, além dos investimentos em medidas efetivas de segurança para o pedestre.

Temos o conhecimento sobre qual o tipo de acidente é mais freqüente em cada faixa etária. Sabemos, por exemplo, que as crianças em idade escolar estão mais sujeitas a atropelamentos e acidentes com bicicletas, e os adolescentes estão mais sujeitos a afogamentos, acidentes de trânsito e por arma de fogo. Diante dessa informação, cabe a nós, pediatras, diminuir o número de crianças e adolescentes que se envolvem em acidentes por meio da orientação e educação, que podem ser feitas em vários níveis.

A educação tem o objetivo de integrar o indivíduo ao meio ambiente em que vive. Já que a participação da criança no trânsito se faz de modo intenso desde o seu nascimento, é de vital importância que a educação para o trânsito se inicie desde a primeira infância, no contexto familiar, pelo exemplo das pessoas com quem a criança convive.

Quanto à orientação, o pediatra desempenha um papel muito importante. Ela pode ser iniciada nos cursos para gestantes, no quais, entre outras orientações, a futura mãe será informada sobre como transportar seu bebê no automóvel. Essa orientação será retomada pelo neonatologista na alta hospitalar. O pediatra poderá indagar, na anamnese em consultório, ambulatório, pronto-socorro ou postos de saúde, como a criança está sendo transportada no automóvel, se usa capacete quando anda de bicicleta ou como se comporta na rua como pedestre. A orientação do pediatra tem papel fundamental, maior do que qualquer informação que possa ser veiculada através da mídia, pois ela sempre será checada pelos pais durante as consultas.

A orientação e a educação são fundamentais para diminuir o envolvimento da criança e do adolescente em acidentes, pois passa a desenvolver neles a mentalidade preventiva.

## BIBLIOGRAFIA

1. AAP — American Academy of Pediatrics. 2001 Family Shopping Guide to car seats. Safety and Product Information. http://www.aap.og/family/famshop.htm

2. Bergeron JD, Bizjak G. Primeiros Socorros. São Paulo, Editora: Atheneu, 317-46, 1999.

3. Blank D. Promoção de Segurança do Pedestre na Infância e Adolescência. Sociedade Brasileira de Pediatria. Documento científico.

4. Cazarim JLB, Ribeiro LFG, Faria CN. Trauma pré-hospitalar e hospitalar. Adulto e Criança. Rio de Janeiro, Editora Médica e Científica: 9-18, 1997.

5. Committee on Injury and Poison Prevention. American Academy of Pediatrics. Motor vehicles. In: I. Injury Prevention and Control for Children and Youth. 3ª. ed., Elk Grove Village, IL: AAP; pp. 187-218, 1997.

6. Fonseca ASM, Paes MIA. Traumatismo de crianças no tráfego — epidemiologia e prevenção. Revista da Abramet maio/dez.: 8-30, 2000.

7. Fonseca ASM, Paes MIA. Traumatismos de Crianças no Tráfego — Monografia apresentada ao Departamento de Saúde Coletiva do CCS-UFRN para obtenção de capacitação para Médico Perito Examinador do Tráfego. Natal, RN, 1999.

8. Mello Jorge MHP, Koizumi MS. Acidentes de Trânsito no Brasil — breve análise de suas fontes de dados. Revista da Abramet; 49-57, 2000.

9. Mello Jorge MHP, Latorre MRDO. Acidentes de trânsito no Brasil: dados e tendências. Cad. Saúde Públ. Rio de Janeiro, v. 10, p. 19-44, 1994.

10. NHTSA. National Highway Traffic Safety Administration. US Dept of Transportation. Child Safety Seats. Selecting, Installing & Using. p://wwwhtt.nhtsa.dot.gov/people/injury/chilps/csr2001/csrhtml/index.html.

11. NHTSA. National Highway Traffic Safety Administration. US Dept of Transportation. Safety City. Biketour. Http://www.nhtsa.dot.gov/kids/biketour/index.html.

12. NHTSA. National Highway Traffic Safety Administration. US Dept of Transportation. Child Transportation Safety tips. http://www.nhtsa.dot.gov/people/injury/childps/newtips/index.html.

13. Núcleo multidisciplinar de estudos sobre acidentes de tráfego. Universidade Federal de Santa Catarina. Curso de capacitação para socorristas da Polícia Rodoviária Federal, em atendimento pré-hospitalar básico. Santa Catarina: 9ª edição; 95-101;215-9, 2000.

14. Segurança. Automóvel. Bicicleta. Em casa. Sociedade Brasileira de Pediatria. http://www.pediatriabatel.com.br/paginaseguranca.htm.

15. Szymansky AMK. *Airbag* — Características, vantagens e cuidados. JABRAMET; maio/dez: 16-18, 1996.

16. Taha I. Análise de acidentes de trânsito, antes e após a implantação do novo CTB, em regiões do Estado de São Paulo. Revista da Abramet, 8-25, 2001.

17. Waksman RD. Características epidemiológicas dos acidentes fatais de transporte em menores de 15 anos, São Paulo, setembro de 1990 a agosto de 1991. São Paulo, 1995. Tese de doutoramento apresentada à Faculdade de Medicina da USP.

18. Waksman RD. Primeiros socorros infantis — acidentes domésticos. Aventis, 2001.

19. Weber K. Crash protection for child passangers. UMTRI Research Review july-september, vol. 31(3), 1-21, 2000.

20. Winston FK, Durbin DR, Kallon MJ, Moll EK. The danger of premature graduation to seatbelts for young children. Pediatrics 105(6):1179-83, 2000.

*Carlos Fontana*

# Queimaduras

## INTRODUÇÃO

As queimaduras na infância e adolescência constituem traumatismos dos mais graves nessa faixa etária pela potencial letalidade e pelas inúmeras seqüelas que delas resultam. Grande parte das queimaduras exige internações em unidades especializadas, internações essas que costumam ser longas, da ordem de meses de permanência hospitalar.

O tratamento das queimaduras envolve inúmeros procedimentos cirúrgicos na fase aguda, com intuito de preservar a vida e infindáveis cirurgias para a correção das seqüelas estético-funcionais, muitas delas insolúveis, estigmatizando a vítima e desapontando os profissionais que se dedicam ao seu tratamento. Em todas as fases do tratamento necessitamos de equipe multidisciplinar com médicos especializados, enfermagem treinada, fisioterapeutas, terapeutas ocupacionais, nutricionistas, psicólogos e assistentes sociais.

O custo desse tratamento é elevado tanto para a sociedade quanto para o Estado. Muitos pacientes ficam incapacitados para o resto de sua vida.

## EPIDEMIOLOGIA

Estudo realizado no Hospital das Clínicas da Faculdade de Medicina da USP, de janeiro de 1987 a dezembro de 1992, abrangendo 891 pacientes, mostra que 33% desses pacientes estavam na faixa etária de 0 a 7 anos e 15% na faixa etária de 7 a 15 anos. Na sua imensa maioria, as crianças apresentaram superfície corpórea queimada de até 20%; as queimaduras ocorreram nos horários das principais refeições; a cabeça e o pescoço foram as áreas mais atingidas, seguidas pelo tronco e membros superiores.

## PROFUNDIDADE DA QUEIMADURA

Do ponto de vista prático, as queimaduras podem ser classificadas, quanto à profundidade, em queimaduras de primeiro, segundo e terceiro graus.

*Queimaduras de primeiro grau*: são aquelas cuja lesão se restringe à camada epidérmica, caracterizada pela hiperemia e dor, semelhantes às encontradas em exposições solares intensas.

*Queimaduras de segundo grau:* ocorrem lesões na epiderme e na derme, cuja característica clínica principal é a formação de vesículas ou bolhas. Podem, do ponto de vista de tratamento cirúrgico, ser subdivididas em segundo grau superficial e profundo.

Enquanto houver derme viável, estaremos diante de queimaduras de segundo grau, portanto as queimaduras que lesam toda a espessura da derme são classificadas como terceiro grau independentemente das estruturas mais profundas que forem atingidas.

## CAMADAS DA PELE E GRAU DE LESÃO

A Fig. 10.1 representa a pele, o tecido celular subcutâneo e músculo subjacente; mostra na primeira faixa, a pele normal. Na segunda faixa, temos uma queimadura de primeiro grau, caracterizada pela hiperemia. A terceira e quarta faixas representam lesões de segundo grau, superficial e profundo, respectivamente, e a quinta faixa representa a queimadura de terceiro grau.

## TRATAMENTO

### Primeiro Atendimento

Uma vez ocorrida a queimadura, após a avaliação do estado geral do paciente é recomendável encaminhá-lo a um serviço especializado em várias situações:
- quando houver comprometimento do estado geral;
- quando a queimadura atingir uma extensão maior que 10% da superfície corpórea (para o cálculo da área, referir-se ao esquema de Lund & Browder);
- quando a queimadura estiver localizada na face, períneo, mãos e pés.

Queimaduras das mãos devem sempre ser avaliadas em serviço especializado.

No encaminhamento não há necessidade de manuseio excessivo da área queimada, apenas a cobertura com tecido esterilizado ou pelo menos limpo. Não haverá necessidade de proceder a debridamentos e curativos, se a criança for encaminhada a serviço especializado. Também é desnecessária a aplicação de pomadas ou cremes.

Desestimular sempre a colocação de substâncias caseiras, sejam quais forem.

Água fria pode ser um grande aliado se utilizada sob forma de compressas sobre a área queimada ou pela imersão do membro queimado.

Não se esquecer de remover anéis, pulseiras ou colares, pois o edema se desenvolve rapidamente.

Nos casos de queimaduras químicas, a neutralização não deve ser tentada, pois retardaria o primeiro socorro, na busca de um agente neutralizador. Além do mais, as reações são exotérmicas, piorando a queimadura. Lavagem

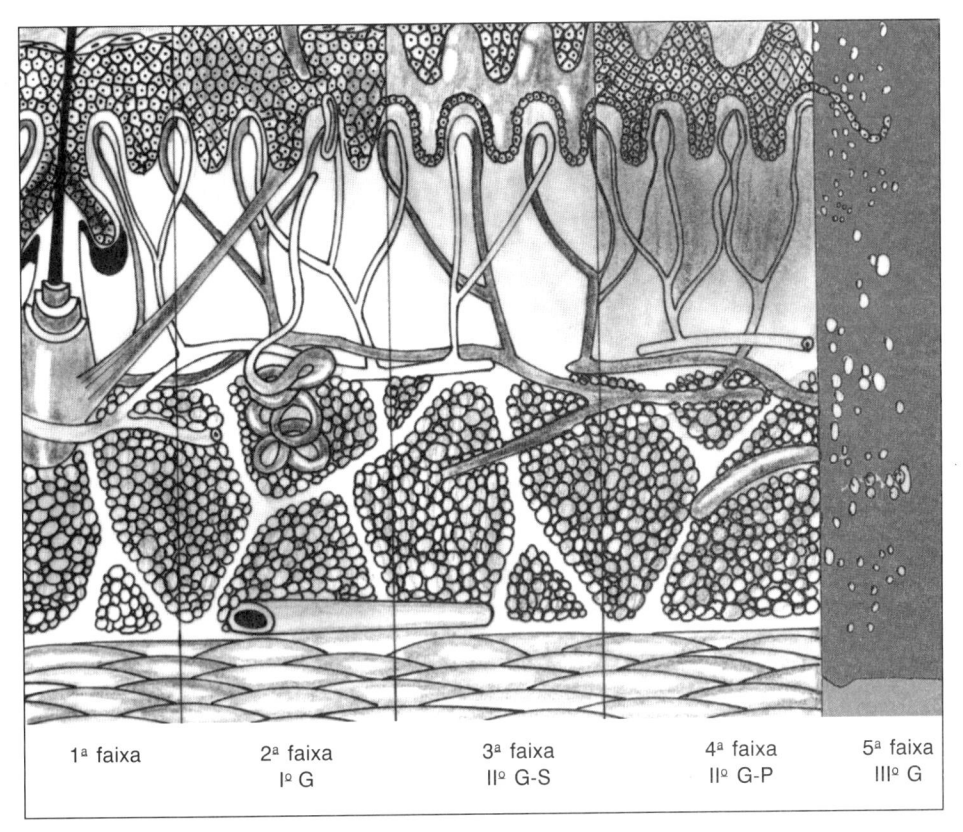

**Fig. 10.1** — *Camadas da pele e grau de lesão.*

prolongada por cerca de 30 minutos em água corrrente, no intuito de diluir o agente químico, é a única providência útil nesses casos.

Nas queimaduras extensas, a perda de líquidos é muito grande, tanto para o meio externo quanto para o interno, portanto a reposição hidroeletrolítica é fator fundamental para a sobrevida do paciente com grandes áreas queimadas. Deve ser iniciada o mais breve possível, durante o primeiro atendimento, enquanto se aguarda a transferência do paciente para um serviço especializado.

Nas queimaduras de até 10% de superfície corpórea, com a criança consciente e colaborativa, a hidratação oral pode ser tentada.

## REPOSIÇÃO HIDROELETROLÍTICA

A primeira providência a ser tomada corresponde ao cálculo da superfície corpórea acometida, independentemente da sua profundidade, pois dela dependerá o volume a ser infundido a título de reposição volêmica.

A reposição da volemia pode ser determinada usando a fórmula de *Parkland* que consiste em administrar 4ml por cada quilo de peso, por cada por cento de superfície corpórea (Fig. 10.2) (4ml x peso x % SCA). Metade deste volume deverá ser infundida nas primeiras oito horas que se sucedem ao acidente e a outra metade nas 16 horas subseqüentes. Muitas vezes este volume não é suficiente para atingir a meta de diurese de 10ml x kg x hora, havendo necessidade de volumes complementares. O débito urinário costuma ser um bom parâmetro para a avaliação da reposição volêmica adequada e muitas vezes o único disponível.

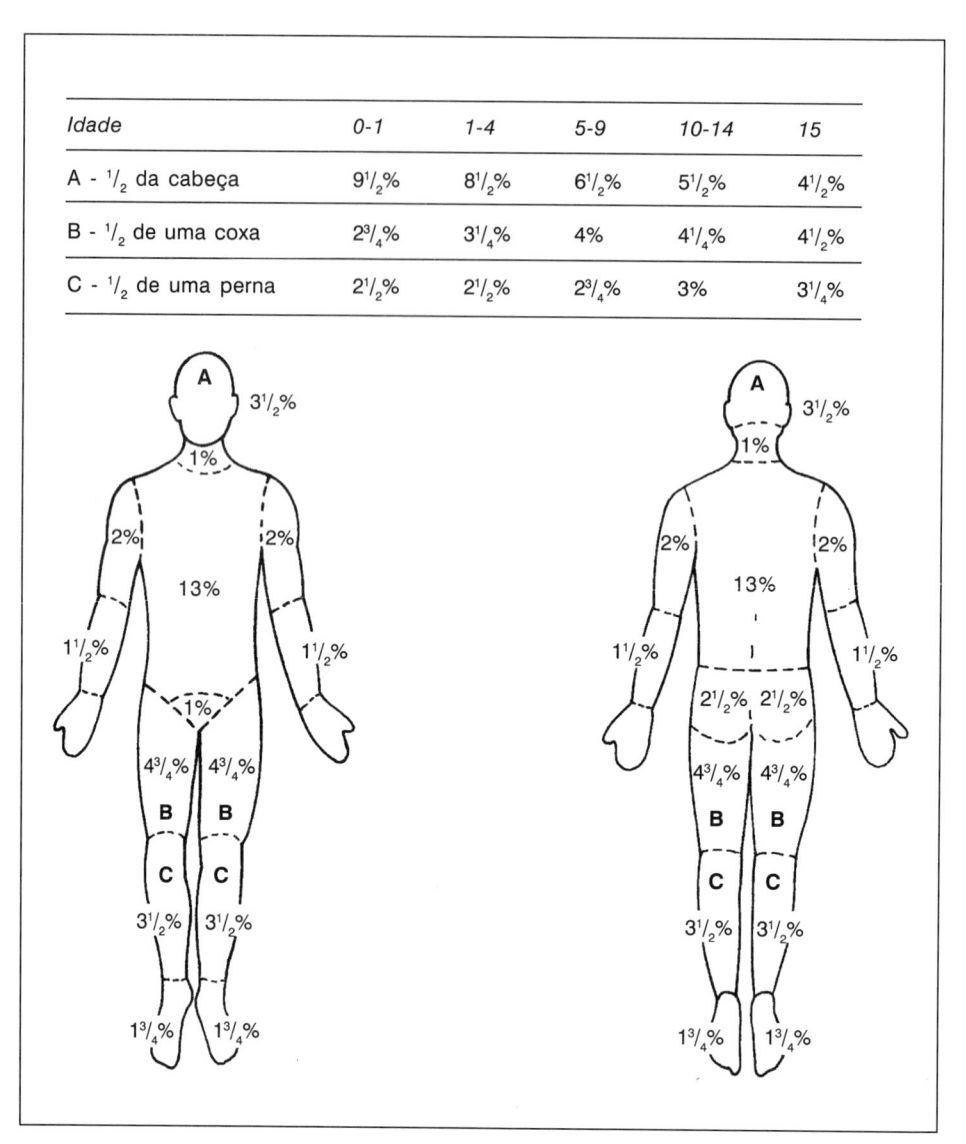

| Idade | 0-1 | 1-4 | 5-9 | 10-14 | 15 |
|---|---|---|---|---|---|
| A - ½ da cabeça | 9½% | 8½% | 6½% | 5½% | 4½% |
| B - ½ de uma coxa | 2¾% | 3¼% | 4% | 4¼% | 4½% |
| C - ½ de uma perna | 2½% | 2½% | 2¾% | 3% | 3¼% |

**Fig. 10.2** — *Esquema e Lund & Browder para o cálculo da superfície.*

## TRATAMENTO CIRÚRGICO

As queimaduras de segundo grau evoluem espontaneamente para a restauração da epiderme a partir dos anexos da pele, o que ocorre por volta da segunda semana pós-queimadura.

O curso natural das queimaduras de espessura total envolve uma resposta inflamatória na junção entre o tecido morto, denominado *escara*, e o tecido vivo subjacente. Nessa interface, ocorre proliferação bacteriana que atrai neutrófilos que liberam grandes quantidades de enzimas proteolíticas e mediadores inflamatórios. Essas enzimas proteolíticas promovem a separação da escara do leito que agora está granulando. Enquanto durar tal processo, haverá resposta hipermetabólica com catabolismo protéico, metabolismo aumentado, perda acentuada de peso e alta susceptibilidade a infecção.

Quando o tratamento das lesões de espessura total se dá por eliminação espontânea da escara e enxertia posterior, esse processo prolongado está associado com distúrbios metabólicos graves e múltiplos episódios sépticos.

As crianças são beneficiadas por tratamento mais agressivo, com excisão cirúrgica da escara e cobertura imediata, seja com auto-enxerto, seja com enxerto de doador cadáver, que funciona como enxerto temporário, até que haja disponibilidade de áreas doadoras de auto-enxerto.

O resultado desse tratamento mais agressivo é a menor mortalidade, menor tempo de internação e menores complicações metabólicas.

## PREVENÇÃO

A prevenção das queimaduras deveria ser a meta prioritária em todos os níveis socioculturais.

Campanhas institucionais certamente diminuiriam drasticamente o número de acidentes envolvendo queimaduras.

O médico pediatra tem um papel fundamental na orientação aos pais, nos postos de saúde, nos consultórios e em outros serviços de saúde.

Em todo o mundo, desenvolvido ou não, grande número de acidentes causando queimaduras ocorre no domicílio, em situações que seriam facilmente evitáveis.

A cozinha costuma ser o principal local de queimaduras na faixa etária mais baixa, em torno dos 4 anos de idade.

Os adultos devem ser orientados a excluir as crianças menores desse local, enquanto estiverem cozinhando. Na impossibilidade de isso acontecer, podemos fazer uma série de recomendações a fim de evitar que as crianças possam se acidentar, tais como utilizar de preferência os queimadores posteriores do fogão, fora do alcance dos pequenos; ao utilizar os queimadores anteriores, ter o cuidado de não deixar os cabos das panelas voltados para fora.

Panelas com base mais larga dificultam seu emborcamento e aumentam a segurança; tampas adequadas evitam que muito líquido aquecido se derrame.

Fornos também são problemáticos, pois dão acesso fácil ao conteúdo quente; deveriam ter mecanismos para impedir a sua abertura por crianças. A própria porta do forno se superaquece, causando queimaduras em quem a tocar com as mãos. Deveriam ter um isolamento térmico maior mesmo em detrimento de sua estética.

O banho poderá causar queimaduras quando a temperatura da água for inadequada. A orientação correta quanto ao preparo do banho do bebê elimina este tipo de acidente.

Uma questão fundamental a ser abordada são os líquidos inflamáveis. Gasolina, querosene, éter, benzina e outras substâncias não devem ser armazenados em casa. Destes produtos, o grande vilão do nosso país é, sem sombra de dúvida, o álcool.

Parece até uma questão cultural: toda casa tem uma garrrafa ou mais de álcool concentrado, utilizado para limpeza, acender churrasqueiras e outras fontes de fogo.

Graças a uma recente portaria do Ministério da Saúde, a venda de álcool líquido é restrita a volumes pequenos e não mais em qualquer prateleira de supermercados. O álcool líquido será substituído pelo álcool gel, com menor capacidade de explosão, o que deve diminuir significativamente as queimaduras por este agente.

O fogo exerce um fascínio na criança, que deve ser orientada desde cedo para os riscos.

A corrente elétrica oferece perigo à criança pequena, a qual tem acesso a ela através de tomadas, que não são seguras quanto à introdução de objetos condutores. Fios desencapados e soltos, quando levados à boca, causam ferimentos graves e deformantes. Soltar pipas perto da rede elétrica tem causado acidentes fatais.

O hábito de ter em casa substâncias do tipo álcalis fortes ou ácidos fortes ao alcance das crianças, principalmente quando embaladas em vasilhames que podem ser confundidos com bebidas, tem originado muitas internações para tratamento de queimaduras cutâneas e mucosas (quando ingeridas). Queimaduras do tubo digestivo por substâncias deste tipo são de morbidade e mortalidade altas.

É uma triste constatação o fato de que a maioria dos acidentes envolvendo queimaduras poderia ser evitada, bastando para isso a conscientização de adultos e crianças.

## BIBLIOGRAFIA

1. Burke JF, Bandoc CC, Quimby WC. Primary burn excision and immediate grafting: a method for shortening illness. J Trauma 14:389-95, 1974.

2. Curreri PW. Hard questions on excision. J Trauma 19(suppl):931-3, 1979.

3. Janzekovic Z. A new concept in the early excision and immediate grafting of burns. J Trauma 10: 1103-8, 1970.

4. Herndon DN, Parks DH. Comparison of serial debridement and autografting and early massive excision with cadaver skin overlay in the treatment of large burns in children. J Trauma 26(2):149-52, 1986.

5. Tompkins RG, Burke JF, Schoenfeld DA et al. Prompt eschar excision: a treatment system contributing to reduced burn mortality. Ann Surg 204(3):272-81, 1986.

Amélia Gorete Reis
Renata Dejtiar Waksman
Regina Maria Catucci Gikas

# CAPÍTULO 11

# Acidentes por Submersão e Asfixia

## Acidentes por Submersão

*Amélia Gorete Reis*

### DEFINIÇÕES

Define-se afogamento como o óbito decorrente de submersão acidental, podendo ser constatado no local do evento, no departamento de emergência ou no hospital. Vítima de submersão acidental é aquela que sofreu estresse, relacionado com a água, suficiente para requerer medidas de suporte de vida no local e transporte ao serviço médico para observação e tratamento.

Em definições anteriores, valorizava-se em demasia o período após o acidente no qual a morte ocorria, isto é, afogamento era considerado a morte até 24 horas após o acidente de submersão, e quase-afogamento quando ela acontecia após esse período. Tal diferenciação era baseada no fato de, no quase-afogamento, haver necessidade de cuidados médicos intensivos referentes às principais complicações, como pneumonia, síndrome de desconforto respiratório e seqüelas neurológicas. Como tal distinção freqüentemente não pode ser feita em 24 horas, em termos práticos a definição de quase-afogamento é irrelevante.

Dessa forma, atualmente recomenda-se que não se leve em conta o tempo definido para que o óbito ocorra, chamando de afogamento qualquer morte relacionada à submersão acidental — há, ainda, tendência a abandonar o termo quase-afogamento. Enquanto a vítima não falecer, deve ser considerada vítima de submersão acidental.

A diferenciação entre acidente em água doce e salgada também não tem implicações clínicas significativas, embora possa haver diferenças teóricas laboratoriais. A recomendação atual é que não seja feita classificação do afogamento usando estes parâmetros.

## DADOS EPIDEMIOLÓGICOS

Entre as lesões não-intencionais, afogamento é a terceira causa de morte em todas as idades por lesão não-intencional nos EUA e a principal na faixa de 1 a 2 anos de idade. Em alguns estados norte-americanos, é a causa principal de óbito relacionado a causas externas nas crianças com menos de 4 anos. Estima-se que, para cada criança vítima de afogamento, quatro sejam atendidas no departamento de emergência e 3,7 sejam hospitalizadas. Panorama semelhante é observado em outros países; na Grã-Bretanha e na China, o afogamento também é um problema de saúde pública, sendo a terceira causa de morte devido a causas externas. No Brasil 25% dos óbitos por causas externas na faixa etária de 1 a 4 anos e 20% na idade de 5 a 14 anos são causados por afogamento. A Tabela 11.1 mostra a distribuição do número de óbitos no Brasil, durante o ano de 1999, devido a causas externas e afogamento.

A distribuição dos acidentes por submersão é bimodal. O pico de maior incidência ocorre nas crianças com menos de 4 anos, sendo o segundo nos indivíduos entre 15 e 19 anos. De forma geral, a proporção entre o sexo masculino e feminino é de 5:1 nos eventos não relacionados a barcos e 14:1 nos que envolvem barcos.

Estima-se que, mesmo em regiões onde o litoral é extenso, a maioria dos afogamentos pediátricos ocorra em água doce. Em crianças com menos de 4 anos, 60 a 90% acontecem em piscinas residenciais. Nos adolescentes do sexo masculino, os afogamentos ocorrem principalmente em rios, lagos, canais e praias. A incidência dos acidentes por submersão aumenta consideravelmente nos finais de semana, feriados e no verão.

Crianças com condições clínicas que afetam o sistema neurológico correm maior risco para afogamento; as crianças portadoras de desordens convulsivas são exemplo desta situação — apresentam risco quatro vezes maior. A seguir, estão relacionados os fatores de risco.
- Idade menor de 4 anos
- Final de semana

| Tabela 11.1 Mortalidade no Brasil em 1999 | | | |
|---|---|---|---|
| Idade | Número de Óbitos: Total | Óbitos por Causas Externas | Óbitos por Afogamento |
| Menor de 1 ano | 69.345 | 1.264 | 32 |
| 1 a 4 anos | 12.046 | 2.094 | 522 |
| 5 a 9 anos | 5.536 | 2.145 | 450 |
| 10 a 14 anos | 6.496 | 2.978 | 622 |
| 15 a 19 anos | 19.047 | 13.092 | 1.002 |
| Até 19 anos | 112.470 | 21.573 | 2.628 |
| Todas as idades | 938.658 | 116.894 | 6.042 |

Fonte: Datasus. http://tabnet.datasus.gov.br

- Sexo masculino
- Feriados
- Raça negra
- Verão
- Desordem convulsiva
- Uso de álcool

## CLASSIFICAÇÃO E INDICADORES PROGNÓSTICOS

Predizer o prognóstico da criança vítima de submersão é difícil, pois estão envolvidos vários fatores, como história, apresentação clínica, intervalo de início do suporte de vida, terapia administrada etc. Entretanto, de modo geral, a criança que chega acordada ao pronto-socorro ou respondendo a estímulos tem grande chance de recuperação completa, embora em 10 a 20% possa ocorrer óbito por complicações pulmonares. Nas crianças que chegam em parada cardiorrespiratória, as taxas de mortalidade e morbidade neurológica são elevadas. A seguir estão descritas as variáveis associadas ao prognóstico.

### Prognóstico Desfavorável

- Escore da escala de Glasgow < 5
- Uso de drogas cardiotônicas no local do acidente ou no departamento de emergência
- Submersão > 10 minutos na água não-gelada
- Ressuscitação cardiopulmonar por mais de 25 minutos
- Ausência de movimentos espontâneos por mais de 24 horas após a submersão
- Pupilas não-reagentes no departamento de emergência combinadas com escore de Glasgow < 5 na chegada na UTI

Prognóstico favorável
- História de ressuscitação imediata
- Escore de Glasgow ≥ 6 na chegada ao departamento de emergência
- Movimentos espontâneos e sistema cerebral íntegro após 24 horas

Alguns sistemas de classificação têm sido propostos para ligar os achados clínicos ao prognóstico das vítimas de submersão. A Tabela 11.2 apresenta um critério desenvolvido por autor brasileiro e recentemente adotado nas normas de ressuscitação da American Heart Association. Tal autor, analisando 1.831 episódios de submersão em praias do Rio de Janeiro, concluiu que é possível estabelecer, por meio de critérios obtidos pelo socorrista no local do evento, seis subgrupos, dependendo da taxa de mortalidade. Os seis subgrupos constituíram a base desta nova classificação, de acordo com quatro variáveis: presença de tosse, ausculta pulmonar, pressão sangüínea e freqüência cardíaca.

## CONSIDERAÇÕES FISIOPATOLÓGICAS

Não há um cenário único para descrever todos os afogamentos e acidentes por submersão. A situação clássica, que descreve a pessoa que não pode nadar, briga com a água e grita por socorro, freqüentemente é pouco relatada, por pessoas que presenciam esses acidentes; comumente, a descrição é de uma vítima que está flutuando e subitamente se torna imóvel, está nadando na superfície e de repente pára, mergulha na água e não volta à superfície ou silenciosamente desaparece. Tais relatos demonstram que o afogamento pode ser um evento com mais freqüência secundário do que primário. Por exemplo, uma criança

| Tabela 11.2 Fatores Clínicos Associados com Mortalidade por Submersão Acidental |||
|---|---|---|
| Classificação (Grau) | Definição | Mortalidade (%) |
| 1 | ausculta pulmonar normal com tosse | zero |
| 2 | ausculta pulmonar anormal com estertores em alguns campos pulmonares | 0,6 |
| 3 | ausculta pulmonar, edema agudo do pulmão sem hipotensão | 5,2 |
| 4 | edema agudo do pulmão, hipotensão arterial | 19,4 |
| 5 | parada respiratória isolada | 44 |
| 6 | parada cardiorrespiratória | 93 |

Fonte: Submersion or Near-submersion. Circulation 2000; 102 (suppl I) I-233; I-236.
© 2000 American Heart Association, Inc.

que mergulha em água de profundidade desconhecida pode ter trauma craniano ou espinal e assim tornar-se inconsciente; brincadeiras de nadar sob a água podem provocar supressão da resposta fisiológica ao aumento da tensão de gás carbônico devido à hipocapnia provocada pela hiperventilação antes do mergulho; pacientes com predisposição a eventos súbitos, como convulsão, síncope, arritmia, que podem levar à inconsciência; adolescentes que ingeriram álcool ou usaram outras drogas têm reflexos alterados e julgamento inapropriado.

A morte por afogamento ocorre devido a vários mecanismos. Hipoxia cerebral por aspiração, narcose por gás carbônico, laringoespasmo ou parada cardíaca mediada por mecanismo vagal levam à morte cerebral. A Fig. 11.1 demonstra a inter-relação desses fatores.

Afogamento ou sufocação pela submersão em água ocorre sem aspiração de água em aproximadamente 7 a 10% das vítimas, e a hipoxemia, nessa situação, é resultante da apnéia. Em 90% ocorre aspiração de fluido e, embora a composição e volume da água possam alterar a resposta fisiológica, o evento final também é hipoxemia.

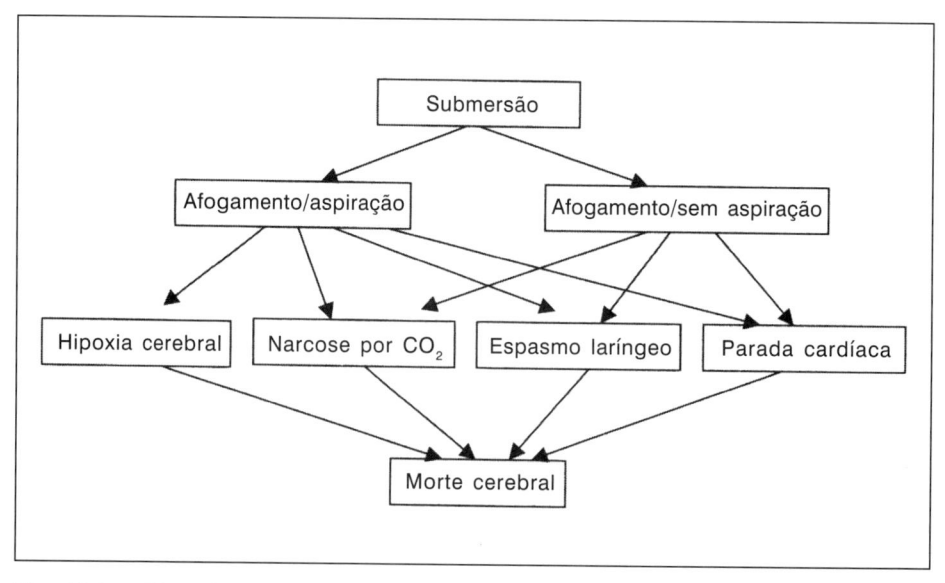

**Fig. 11.1** — *Mecanismos fisiopatológicos que levam à morte cerebral nas crianças vítimas de afogamento.*

Aspiração de água doce afeta as propriedades do surfactante pulmonar. Alguns alvéolos colapsam e ficam atelectásicos, provocando *shunt* intrapulmonar absoluto, enquanto outros ficam instáveis e produzem *shunt* relativo. Estas alterações prejudicam a relação ventilação/perfusão.

A presença, em si, da água no pulmão não é um fator deletério grave, já que a água, por ser hipotônica, é absorvida pela circulação pulmonar e distribuída para a sistêmica. Na aspiração de água salgada, os alvéolos ficam cheios de água e o sangue venoso pulmonar não é oxigenado, alterando a relação ventilação/perfusão. Devido à hipertonicidade da água salgada, ocorre transferência de fluido do plasma para os pulmões. Edema pulmonar ocorre na aspiração com os dois tipos de água, fator esse que contribui sobremaneira no prejuízo da ventilação/perfusão.

Aspiração de água que contém material particulado oferece risco adicional por causar obstrução dos brônquios e bronquíolos; além do mais, se material contaminado é aspirado, há chance elevada de infecção pulmonar grave. Nenhuma dessas duas situações prejudica as manobras de ressuscitação inicial, mas aumentam as complicações posteriores.

Pacientes que têm apnéia ou hipoventilação durante a submersão raramente apresentam hipercapnia no momento em que a análise dos gases é feita, já que a ventilação realizada na ressuscitação rapidamente corrige esse fator; por outro lado, hipoxemia e acidose metabólica persistem na grande maioria dos casos.

Anormalidades hidroeletrolíticas são observadas raramente nos pacientes que sobrevivem à submersão. Em apenas 15%, nos quais a ressuscitação não obteve sucesso, isto sugere que a quantidade de água aspirada deve ser pequena ou que ocorre rápida redistribuição de fluido. A aspiração de grande quantidade de água salgada pode levar à hipovolemia com aumento da concentração plasmática de eletrólitos; o inverso pode ocorrer na aspiração maciça de água doce. Neste caso, o plasma pode se tornar hipotônico e ocorrerem hipoxemia com ruptura dos eritrócitos e conseqüente aumento da hemoglobina e do potássio plasmáticos. Com a rápida redistribuição de fluido e o desenvolvimento de edema pulmonar, freqüentemente os pacientes com submersão em água doce chegam ao hospital com hipovolemia.

## TRATAMENTO

As vítimas de submersão devem receber suporte básico e avançado de vida no local do acidente e no departamento de emergência. A reversão rápida da hipoxemia é um dos maiores determinantes da recuperação ou lesão neurológica. O sucesso ou falência da ressuscitação cardiopulmonar (RCP) no local do acidente determinam o prognóstico, embora cinco minutos de asfixia freqüentemente resultem em lesão neurológica permanente. Este fato não deve ser determinante para não iniciar as manobras terapêuticas.

Todas as crianças que sofreram submersão, quer tenham tido, quer não necessidade de suporte no local do acidente, sempre necessitam de avaliação em departamento de emergência. A necessidade de hospitalização deve ser determinada pela gravidade do episódio e pela avaliação clínica. Se a história é insignificante e o exame físico normal, o seguimento pode ser ambulatorial; se a história é consistente e o exame normal, é mandatória observação por quatro a seis horas no departamento de emergência. Pacientes com sintomas respiratórios, saturação de oxigênio alterada e prejuízo de sensório devem obrigatoriamente ser hospitalizados em unidades de terapia intensiva.

No atendimento inicial, além da aplicação das manobras do suporte básico e avançado descritas a seguir, outras peculiaridades da criança vítima de submersão merecem atenção. Podem ocorrer lesões traumáticas associadas, como abrasões, contusões e lacerações com sangramentos, que pioram o choque hipovolêmico; uso de drogas ilícitas e álcool por adolescentes vítimas de submersão pode agravar os sintomas respiratórios e a função cardiovascular.

## Suporte Respiratório

### Abertura das Vias Aéreas

Ao se deparar com uma criança com suspeita de afogamento, a avaliação do nível de consciência e do padrão respiratório deve ser feita de imediato.

A retirada da criança da água é prioritária, pois a ressuscitação na água, além de exigir socorristas altamente treinados, é extremamente prejudicada. É fundamental a colocação da criança em posição supina sobre uma superfície firme para realizar a RCP, entretanto deve haver extremo cuidado na manipulação da coluna, principalmente a cervical; a movimentação da vítima deve ser em bloco, mantendo a tração cervical até que a imobilização da coluna esteja completa. Até que haja provas em contrário, traumas de crânio e da coluna cervical devem ser considerados na vítima de afogamento, e as manobras de abertura das vias aéreas são as recomendadas no trauma.

O relaxamento dos músculos do pescoço, da parede posterior da faringe e da língua, devido à inconsciência e hipoxemia, é a principal causa de obstrução à passagem de ar. Para que as vias aéreas fiquem pérvias, deve ser realizada a elevação da mandíbula sem causar hiperextensão do pescoço.

As manobras de desobstrução de corpo estranho somente devem ser feitas se houver evidência de obstrução completa por objeto sólido e não devem ser indicadas com o objetivo de retirar fluidos da via aérea. Quando houver grande quantidade de água na boca e via aérea, limpeza com gaze e aspiração a vácuo devem ser realizadas; prolongadas tentativas de retirar água dos pulmões são fúteis e atrasam o suporte ventilatório.

### Respiração Artificial

Após a criança estar adequadamente posicionada, a ventilação pulmonar deverá ser iniciada imediatamente, se a respiração não tiver retornado espontaneamente. No local do evento e na ausência de equipamento, a respiração *boca a boca, boca-nariz ou boca a boca/nariz* é a técnica recomendada. Esse tipo de ventilação pode e deve ser iniciado o mais rapidamente possível e até mesmo enquanto a vítima ainda estiver na água.

Assim que houver disponibilidade, a ventilação pulmonar deverá ser realizada com *bolsa-valva-máscara (BVM)*. Via aérea orofaríngea, também conhecida por *Guedel*, e via aérea nasofaríngea devem ser utilizadas para assegurar a perviabilidade da via aérea. A primeira é recomendada para paciente inconsciente e a segunda para aqueles com prejuízo da consciência, mas reativos a estímulos. Estes dispositivos mantêm a via aérea aberta enquanto a ventilação é feita com *BVM*.

Embora as formas descritas acima sejam eficazes na ventilação inicial da criança com apnéia ou respiração ineficiente devido a afogamento, a *intubação traqueal* é a forma mais segura de garantir adequada oxigenação. Deverá ser realizada precocemente por profissional treinado, se não houver retorno da respiração espontânea efetiva com a *BVM*. As cânulas de intubação traqueal para crianças abaixo de 8 anos devem ser desprovidas de *cuff*. O diâmetro interno varia de acordo com as diferentes idades, conforme a Tabela 11.3.

| Tabela 11.3 Diâmetro da Cânula de Intubação de Acordo com a Idade | |
|---|---|
| Idade da Criança | Diâmetro Interno da Cânula de Intubação Orotraqueal (mm) |
| Recém-nascido prematuro | 2,5 a 3,0 (sem *cuff*) |
| Lactente até 6 meses | 3,0 a 3,5 (sem *cuff*) |
| De 6 meses a 1 ano | 4,0 a 4,5 (sem *cuff*) |
| De 1 a 8 anos | idade em anos/4 + 4 (sem *cuff*) 0,5mm menor (com *cuff*) |
| Adolescente | 7,0 a 8,0 (com *cuff*) |

A manutenção da via aérea no paciente inconsciente também pode ser alcançada pela colocação da *máscara laríngea*. Este dispositvo consiste num tubo com ponta distal na forma de máscara cuja abertura fica na região supraglótica, sendo a ventilação alcançada com a BVM conectada à ponta proximal. A *máscara laríngea* é indicada nos pacientes nos quais há impossibilidade de intubação traqueal, e não deve ser usada se o reflexo de vômito está preservado.

Independentemente do equipamento utilizado, a ventilação eficaz é a que proporciona expansibilidade torácica adequada, avaliada por meio da visualização da movimentação do tórax e ausculta dos campos pulmonares. A fase inspiratória deve ser lenta, 1 a 1,5s, para não ocasionar turbulência na via aérea. A pressão necessária para insuflar o pulmão de crianças afogadas pode ser maior devido à complacência reduzida causada pelo edema dos pulmões; por outro lado, a hipersinsuflação pode levar a complicações, como barotrauma, embolismo aéreo e hiperdistensão gástrica. Sempre que disponível, é recomendada a utilização de oxigênio a 100% desde o início da RCP e durante todo o transporte e fase de estabilização.

Como em qualquer situação nas quais há indicação de ventilação artificial, a freqüência respiratória deve ser de aproximadamente 20 por minuto. Monitoração não-invasiva de oxigenação e ventilação, isto é, oximetria de pulso e capnometria, é recomendada.

A distensão gástrica que ocorre devido à ventilação com pressão positiva é prejudicial, por aumentar o risco de aspiração pulmonar de conteúdo gástrico, desencadear reflexo vagal e conseqüente bradicardia, bem como prejudicar a expansão dos pulmões. Esses fatores são potencializados nas vítimas de submersão, pois há deglutição de grande quantidade de água durante o acidente. Passagem de sonda naso- ou orogástrica deve ser realizada assim que haja disponibilidade.

## SUPORTE CIRCULATÓRIO

Além do suporte ventilatório, garantir a *performance* cardíaca é fundamental. Parâmetros que devem ser avaliados precocemente incluem qualidade dos pulsos periféricos e centrais, perfusão periférica, pressão arterial, monitoração eletrocardiográfica e determinação dos gases arteriais.

Bradicardia com hipotensão, arritmias ventriculares associadas à ausência de pulso central e assistolia, provenientes da asfixia, são muitas vezes observadas na criança afogada. Nestes casos é necessário o suporte cardiovascular agressivo, como compressão torácica, uso de drogas adrenérgicas, como a epinefrina, e terapia elétrica quando apropriada.

## Compressão Torácica

A compressão torácica está indicada na criança vítima de afogamento com pulso central ausente ou menor de 60 batimentos por minuto associado a sinais de hipoperfusão. As técnicas variam de acordo com a idade e o tamanho da vítima. Nas crianças até 1 ano de idade, a compressão do terço inferior do esterno pode ser realizada de duas formas. Em uma delas, o socorrista envolve o tórax da criança com as mãos e posiciona seus polegares sobre o esterno e os outros dedos sobre a coluna; na outra, o socorrista faz a compressão com dois dedos de uma das mãos.

Nas crianças de 1 a 8 anos, a compressão torácica é realizada com a região tenar e hipotenar de uma das mãos do socorrista, sem colocar os dedos sobre as costelas. Esta técnica exige que a criança esteja sobre uma superfície dura. O socorrista deve estar situado bem acima da criança e manter os seus braços esticados durante a compressão. Para maiores de 8 anos, a técnica é a mesma descrita para adultos, em que o socorrista posiciona uma mão sobre a outra para fazer a compressão.

Na faixa etária pediátrica, a compressão torácica deve ser coordenada com a respiração, isto é, a cada cinco compressões torácicas se faz uma pausa de 1 a 1,5s para realizar a ventilação pulmonar. A ventilação e a compressão devem ser seriadas e rítmicas durante toda a ressuscitação. Na Tabela 11.4 está descrita a seqüência da conduta no suporte básico de vida.

## Acesso Vascular

Para que seja possível a administração de fluidos e drogas, é necessária a instalação de um acesso vascular, tarefa esta nem sempre fácil de ser executada nas crianças que estão em estado grave. O melhor acesso vascular é aquele que for obtido mais rapidamente e não atrapalhar as manobras de ressuscitação. A veia periférica é a via inicial de escolha, podendo ser obtida em qualquer um dos membros. Para que a droga administrada através da veia periférica alcance rapidamente a circulação central, é necessário um *push* de 3 a 5ml de solução fisiológica logo a seguir.

O acesso intra-ósseo é um acesso vascular extremamente útil para crianças com parada cardíaca, choque descompensado ou mal convulsivo, quando a via periférica não foi obtida imediatamente. Através da punção intra-óssea podem-se administrar drogas, fluidos, cristalóides, colóides e derivados de sangue, e coletar material para análises laboratoriais. A punção é realizada preferencialmente na porção proximal da tíbia ou distal do fêmur, com agulha apropriada ou agulha de punção da medula óssea.

A via endotraqueal somente é útil para administrar algumas drogas lipossolúveis, como a epinefrina, atropina, lidocaína e naloxona, enquanto melhor acesso não é obtido. A utilização desta rota exige que a criança esteja com tubo traqueal, e, para aumentar a absorção, as drogas devem ser diluídas em 3 a 5ml de solução salina. A medicação assim preparada deve ser instilada diretamente no tubo traqueal e ser seguida imediatamente por ventilação com pressão positiva por aproximadamente seis vezes.

Na impossibilidade de punção das veias periféricas e de obtenção da intra-óssea, o acesso das veias centrais por profissionais experientes é recomendado, sendo nesta situação a veia femoral a de técnica mais segura e acessível.

### Tabela 11.4
### Intervenções do Suporte Básico de Vida

| Manobra | Zero a 1 Mês | 1 Mês a 1 Ano | 1 a 8 Anos | Mais de 8 Anos | Suporte Básico de Vida |
|---|---|---|---|---|---|
| Via aérea | Inclinação da cabeça — elevação do queixo (no trauma elevar a mandíbula) | Inclinação da cabeça — elevação do queixo (no trauma elevar a mandíbula) | Inclinação da cabeça — elevação do queixo (no trauma elevar a mandíbula) | Inclinação da cabeça — elevação do queixo (no trauma elevar a mandíbula) | Avalie a responsividade Abra as vias aéreas Ative o sistema médico de emergência Avalie a ventilação |
| Ventilação inicial | 2-5 ventilações com duração de 1s por ventilação | 2-5 ventilações com duração de 1½s por ventilação | 2-5 ventilações com duração de 1½s por ventilação | 2-5 ventilações com duração de 1½s por ventilação | Se *vítima ventilando*: coloque em posição de recuperação |
| Subseqüente | 30-60 ventilações/min aproximadamente | 20 ventilações/min aproximadamente | 20 ventilações/min aproximadamente | 12 ventilações/min aproximadamente | Se *tórax não expande*: reposicione e tente ventilar até 5 vezes |
| Obstrução da via aérea por corpo estranho | Sucção (não realizar compressão abdominal ou impulsões no dorso) | Impulsões no dorso ou compressões torácicas (não realizar compressão abdominal) | Compressões abdominais ou impulsões no dorso ou compressões torácicas | Compressões abdominais ou impulsões no dorso | |
| Circulação Verificar pulso (apenas pessoas treinadas*) | *Umbilical | *Braquial | *Carotídeo | *Carotídeo | Avalie os sinais vitais Se o *pulso presente, mas ventilação ausente: inicie a ventilação* |
| Pontos de referência para compressão | *Um dedo abaixo da linha intermamilar | Um dedo abaixo da linha intermamilar | Metade inferior do esterno | Metade inferior do esterno | Se o pulso ausente ou menor 60/min e má perfusão: inicie a compressão torácica |

## Tabela 11.4 (Cont.)
### Intervenções do Suporte Básico de Vida

| Manobra | Zero a 1 Mês | 1 Mês a 1 Ano | 1 a 8 Anos | Mais de 8 Anos | Suporte Básico de Vida |
|---|---|---|---|---|---|
| Método de compressão | *2 dedos ou com os polegares (mãos envolvendo o tórax) | 2 ou 3 dedos | Região hipotenar de uma das mãos | Região hipotenar de uma das mãos e a outra mão sobre a primeira | |
| Profundidade da compressão | *Aproximadamente 1/3 do diâmetro ântero-posterior do tórax | Aproximadamente 1/3 a 1/2 do diâmetro ântero-posterior do tórax | Aproximadamente 1/3 a 1/2 do diâmetro ântero-posterior do tórax | Aproximadamente 1/3 a 1/2 do diâmetro ântero-posterior do tórax | Continue SBV Integre os procedimentos de suporte avançado de vida neonatal, pediátrico ou adulto o mais precocemente possível |
| Freqüência das compressões | *Aproximadamente 120/min | Aproximadamente 100/min | Aproximadamente 100/min | Aproximadamente 100/min | |
| Relação ventilação/ compressão | * 3:1 | 5:1 | 5:1 | 15:2 com 1 ou 2s socorristas | |

Fonte: Pediatric Basic Life Support. Circulation 2000; 102 (suppl I) I-253; I-290.
© 2000 American Heart Association, Inc.

## Administração de Fluidos e Drogas

Hipovolemia é comumente observada na fase inicial da ressuscitação, e 20ml/kg de solução cristalóide isotônica devem ser dados em aproximadamente 20 minutos como expansor de volume. Administração de volumes adicionais deve ser baseada na condição hemodinâmica. Como no paciente vítima de afogamento o edema pulmonar não é causado por hipervolemia, os diuréticos não são indicados, já que podem exacerbar a hipovolemia.

Se hipotensão persiste a despeito de adequada correção da volemia, o uso de aminas vasoativas, como a dopamina, dobutamina e epinefrina, está indicado. A acidose metabólica geralmente é corrigida com a oxigenação e melhora da perfusão tecidual; a administração de bicarbonato de sódio deve ser criteriosa e com base nos dados laboratoriais.

Na parada cardíaca e na bradicardia (freqüência cardíaca < 60 batimentos por minuto) associada com hipoperfusão, a epinefrina é a droga de escolha. Esta catecolamina endógena tem ação estimulante nos receptores α e β; a ação α é a mais importante durante a parada cardíaca por causar vasoconstrição e restaurar a pressão diastólica na aorta, propiciando assim melhor perfusão miocárdica. Deve ser administrada tão logo seja obtido acesso vascular, devendo ser repetida a cada 3 a 5 minutos durante a RCP.

A dose ideal de epinefrina no paciente pediátrico não está bem determinada. Recomenda-se na primeira dose intra-óssea ou intravenosa: 0,01mg/kg (0,1ml/kg) da epinefrina 1:10.000. Esta solução é obtida através da diluição de 1ml de epinefrina pura (1:1.000) em 9ml de água destilada ou solução fisiológica. Doses subseqüentes devem ser iguais à primeira, entretanto, em algumas situações, devem ser consideradas doses 10 a 20 vezes maiores: 0,1 a 0,2mg/kg (0,1 a 0,2ml/kg) da epinefrina pura (1:1.000). A epinefrina é inativada em solução alcalina, portanto não deve ser administrada junto com bicarbonato de sódio. Na presença de acidemia, a ação da epinefrina é diminuída, assim a ventilação deve ser adequada para que não ocorra acidose respiratória.

A atropina é uma droga parassimpaticolítica que acelera o nó sinusal e aumenta a condução atrioventricular. Pode ser utilizada no tratamento da bradicardia associada à hipotensão ou hipoperfusão; entretanto, nesta situação a epinefrina é mais efetiva. A dose recomendada é 0,02mg/kg/dose, sendo a dose mínima 0,1mg e máxima 0,5mg na criança e 1,0mg nos adolescentes. A mesma dose pode ser repetida após 5 minutos.

O benefício da utilização do bicarbonato não está comprovado. Entretanto, esta medicação pode ter efeito na PCR prolongada (mais de 10 minutos) em que a ventilação e oxigenação estejam efetivas. Preconiza-se a dose de 1mEq/kg/dose: 1ml/kg do bicarbonato de sódio a 8,4%. No período neonatal recomenda-se 0,5mEq/kg/dose. Doses subseqüentes podem ser repetidas a cada 10 minutos e de preferência de acordo com a análise laboratorial.

A administração de cálcio durante a RCP está indicada quando há comprovação ou suspeita de hipocalcemia, hipercalcemia e hipermagnesemia. Nestas situações recomendam-se 5 a 7mg/kg de cálcio elementar, o que equivale a 0,5 a 0,75ml/kg de gluconato de cálcio a 10% (1ml = 9mg).

Na presença de hipoglicemia, deve-se administrar 0,5 a 1,0 g/kg de glicose, o que corresponde a 2 a 4ml/kg de glicose a 25%. Não é aconselhável administrar glicose indiscriminadamente, pois hiperglicemia, mesmo que transitória, pode resultar em aumento da osmolaridade e dano neurológico. Em recém-nascidos, a concentração de glicose na solução para infusão não deve exceder 12,5%.

Drogas antiarrítmicas, como a lidocaína e a amiodarona, são pouco empregadas em crianças devido à baixa incidência de arritmias ventriculares nesta idade. Tais drogas têm papel fundamental na fibrilação ventricular e na taquicardia ventricular sem pulso que não reverteram com choque. A Fig. 11.2 mostra o fluxograma de conduta na parada cardíaca.

## PROGNÓSTICO

Os indivíduos vítimas de submersão podem ter prognóstico mais favorável por meio do desenvolvimento de sistemas de saúde de resposta rápida, pois o sucesso das manobras de ressuscitação inicial está associado, comprovadamente, com melhoria nas taxas de morbimortalidade por este tipo de injúria. A despeito de cuidado agressivo, injúria neurológica com seqüela longo prazo secundária à lesão hipóxico-isquêmica constitui o maior problema no manuseio desses pacientes.

Muitos estudos desenvolveram sistemas de avaliação de variáveis que interferem no prognóstico após submersão acidental, entretanto não há dados objetivos que determinem o nível de intervenção durante o atendimento de emergência. Desta forma, as vítimas que chegam ao departamento de emergência, exceto em situações claramente irreversíveis, devem ser submetidas à abordagem agressiva com ênfase no sistema cardiorrespiratório com o objetivo de melhorar o prognóstico neurológico.

Pacientes ressuscitados com sucesso no local e que chegam conscientes à emergência têm excelente chance de sobrevida. Alguns fatores associados ao prognóstico sombrio apontados por alguns estudos englobam necessidade de RCP no hospital, RCP por mais de 25 minutos, presença de pupilas dilatadas e fixas, desenvolvimento de convulsão, flacidez e escala de coma de Glasgow de 5 ou menos.

Hipotermia grave influencia o prognóstico favoravelmente. Desde o primeiro relato, em 1963, da ressuscitação com sucesso de um menino de 5 anos de idade após submersão em água gelada por 22 minutos, casos similares são descritos. Entretanto, não é em todas as crianças com estas características que o prognóstico é bom.

## PREVENÇÃO

Apesar dos avanços em cuidados intensivos nas crianças vítimas de lesões por causas externas, o tratamento para o paciente que sofreu submersão acidental é limitado, e as terapias de ressuscitação cerebral não têm demonstrado melhora na sobrevida desses pacientes. Assim, estudos epidemiológicos mostram que os esforços devem ser dirigidos para as atitudes preventivas. As normas preventivas para o paciente pediátrico são bem conhecidas e foram estabelecidas há quase 10 anos pela Academia Americana de Pediatria, mas o que se tem notado em nosso meio é um descaso por parte de muitos pais e profissionais.

Cabe aos pediatras identificar as famílias com criança em risco de afogamento e fazer a orientação pertinente. Na comunidade, devem trabalhar para aprovar leis que contribuam para diminuir esses acidentes, como obrigatoriedade de cercas ao redor de piscinas residenciais e presença de salva-vidas treinados em suporte básico de vida em pediatria em piscinas comunitárias.

## RECOMENDAÇÕES

Estão descritas, na Fig. 11.2, as recomendações, por faixa etária, para a prevenção de lesão por afogamento e submersão acidental da Academia Americana de Pediatria publicadas em 1993:

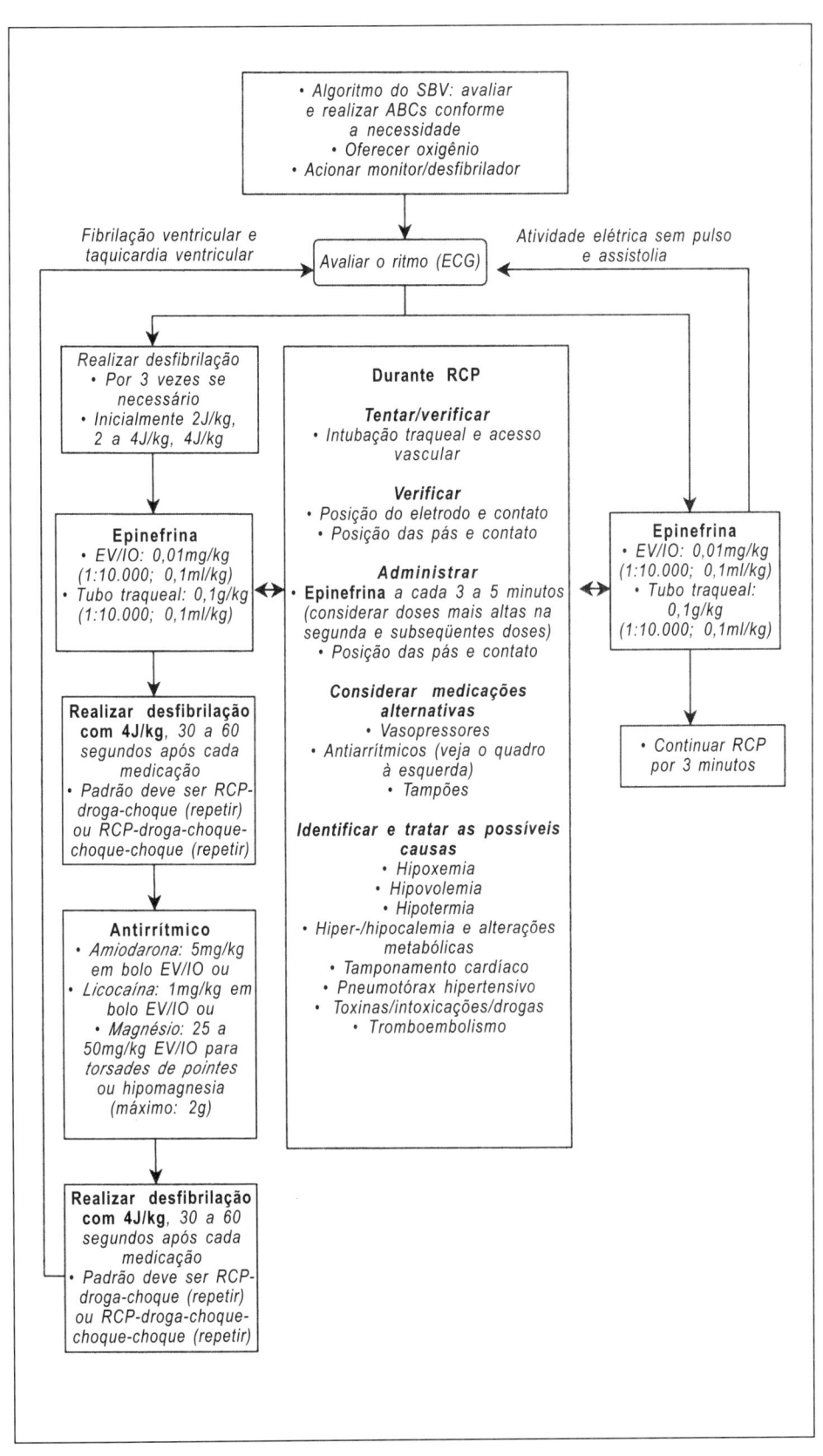

```
                    ┌──────────────────────────────┐
                    │ • Algoritmo do SBV: avaliar  │
                    │   e realizar ABCs conforme   │
                    │        a necessidade         │
                    │     • Oferecer oxigênio      │
                    │ • Acionar monitor/desfibrilador │
                    └──────────────────────────────┘
                                   │
  Fibrilação ventricular e         ▼         Atividade elétrica sem pulso
   taquicardia ventricular  ┌─────────────┐       e assistolia
  ┌──────────────────────►  │ Avaliar o   │ ◄──────────────────────┐
  │                         │ ritmo (ECG) │                        │
  │                         └─────────────┘                        │
  │                                │                               │
  ▼                                ▼                               ▼
```

| Realizar desfibrilação • Por 3 vezes se necessário • Inicialmente 2J/kg, 2 a 4J/kg, 4J/kg |   | **Durante RCP**<br><br>***Tentar/verificar***<br>• Intubação traqueal e acesso vascular<br><br>***Verificar***<br>• Posição do eletrodo e contato<br>• Posição das pás e contato<br><br>***Administrar***<br>• Epinefrina a cada 3 a 5 minutos (considerar doses mais altas na segunda e subseqüentes doses)<br>• Posição das pás e contato<br><br>***Considerar medicações alternativas***<br>• Vasopressores<br>• Antiarrítmicos (veja o quadro à esquerda)<br>• Tampões<br><br>***Identificar e tratar as possíveis causas***<br>• Hipoxemia<br>• Hipovolemia<br>• Hipotermia<br>• Hiper-/hipocalemia e alterações metabólicas<br>• Tamponamento cardíaco<br>• Pneumotórax hipertensivo<br>• Toxinas/intoxicações/drogas<br>• Tromboembolismo |   | **Epinefrina**<br>• EV/IO: 0,01mg/kg (1:10.000; 0,1ml/kg)<br>• Tubo traqueal: 0,1g/kg (1:10.000; 0,1ml/kg) |
|---|---|---|---|---|
| **Epinefrina**<br>• EV/IO: 0,01mg/kg (1:10.000; 0,1ml/kg)<br>• Tubo traqueal: 0,1g/kg (1:10.000; 0,1ml/kg) | ◄► | | ◄► | |
| **Realizar desfibrilação com 4J/kg**, 30 a 60 segundos após cada medicação<br>• Padrão deve ser RCP-droga-choque (repetir) ou RCP-droga-choque-choque-choque (repetir) | | | | • Continuar RCP por 3 minutos |
| **Antirrítmico**<br>• *Amiodarona*: 5mg/kg em bolo EV/IO ou<br>• *Licocaína*: 1mg/kg em bolo EV/IO ou<br>• *Magnésio*: 25 a 50mg/kg EV/IO para *torsades de pointes* ou hipomagnesia (máximo: 2g) | | | | |
| **Realizar desfibrilação com 4J/kg**, 30 a 60 segundos após cada medicação<br>• Padrão deve ser RCP-droga-choque (repetir) ou RCP-droga-choque-choque-choque (repetir) | | | | |

**Fig. 11.2** — *Fluxograma da parada cardíaca. Fonte: Pediatric Advanced Life Support. Circulation. 2000; 102 (suppl I) I-291;I-342.© 2000 American Heart Association, Inc.*

# RECOMENDAÇÕES DE PREVENÇÃO DE AFOGAMENTO POR FAIXA ETÁRIA

*Menores de 4 anos:*
- nunca deixar a criança sem supervisão perto ou dentro de recipientes com água
- remover água de recipientes e reservatórios
- nunca deixar a criança sozinha na banheira
- aulas de natação não são à "prova de submersão" nesta idade
- coberturas ou lonas sobre piscinas não substituem as cercas protetoras que devem ser colocadas ao redor delas
- pais e responsáveis devem aprender suporte básico de vida e manter o telefone e o equipamento necessário perto do local da piscina

*Crianças de 5 a 12 anos:*
- as crianças devem aprender a nadar e conhecer as regras de segurança na piscina
- nunca deixar a criança nadar sozinha ou sem supervisão de um adulto
- usar equipamento pessoal de flutuação adequado e aprovado quando estiver em barco, brincando perto de rios, lagos e oceanos
- conhecer os riscos de mergulhar ou se jogar na água. Antes de permitir que a criança mergulhe, deve-se conhecer a profundidade do local e a localização de "perigos" dentro da água
- reconhecer os riscos de submersão em zonas de clima frio. Abster-se de andar, esquiar ou andar a cavalo em superfícies congeladas de pequena espessura ou que estão derretendo

*Adolescentes de 13 a 19 anos:*
- conhecer as recomendações para as crianças de 5 a 12 anos
- abster-se do uso de álcool e outras drogas durante atividades aquáticas
- adolescentes devem aprender manobras de ressuscitação cardiorrespiratória

Outra forma de apresentar as recomendações de prevenção de afogamento tem como base o local do evento. A seguir estão detalhadas as formas de prevenção em praias e piscinas ou similares de acordo com Orlowski e Szpilman.

# PREVENÇÃO DE AFOGAMENTO SEGUNDO O LOCAL DO EVENTO

*Praias:*
- sempre nadar perto de um salva-vidas
- perguntar ao salva-vidas quais são os lugares seguros para brincar
- não superestimar a capacidade de nadar (46,6% dos nadadores superestimam sua capacidade de nadar)
- os adultos devem sempre manter as crianças ao alcance de seus olhos
- nadar longe de cais, rochas e estacas
- não ingerir álcool e alimentos pesados antes de nadar
- levar as crianças perdidas para a torre de salva-vidas
- não nadar perto de correntezas; mais de 80% dos afogamentos ocorrem nesses trechos
- nunca tentar salvar alguém sem saber o que está fazendo. Muitas pessoas morrem tentando salvar alguém
- não mergulhar em águas turvas; lesão cervical pode ocorrer
- manter-se afastado de locais onde há animais
- ler e seguir os cartazes de alerta colocados na praia

*Piscinas e similares:*
- mais de 65% das mortes por submersão acidental ocorrem em água fresca ou piscina, mesmo em locais quentes e ao longo da costa
- crianças sempre devem estar sob a supervisão rigorosa de um adulto

• nunca deixar uma criança sozinha numa piscina ou banheira
• a piscina deve ser adequadamente cercada e haver um portão. A cerca deve ser de 1,5m de altura com espaço de 12cm ou menos entre as traves verticais. Este procedimento diminui a morte por estes acidentes em 50 a 70%
• não permitir que a criança use bóias de braço
• evitar brinquedos e outros objetos perto ou dentro da piscina que possam ser atrativos para a criança
• desligar os filtros da piscina quando houver pessoas no seu interior
• usar telefones portáteis perto da piscina para que não seja necessário sair do local para falar ao telefone
• não hiperventilar antes de mergulhar com o objetivo de aumentar o tempo de submersão
• não mergulhar em águas turvas; lesão da coluna cervical pode ocorrer. Sinalização de perigo deve estar perto do local
• observar as crianças atentamente. Aproximadamente 84% das mortes por submersão em crianças ocorrem por inadequada supervisão do adulto. A maioria ocorre perto do horário do almoço
• se houver piscina em casa, os adultos devem aprender as técnicas de ressuscitação cardiopulmonar

# Asfixia — Aspiração de Corpos Estranhos

*Regina Maria Catucci Gikas*
*Renata Dejtiar Waksman*

## CONCEITO

Um corpo estranho é qualquer substância que não seja natural à via corporal onde ela se encontra. As razões pelas quais as crianças ingerem objetos estranhos variam desde um comportamento normal do lactente de levar tudo à boca até a tentativa de comer, correr e respirar ao mesmo tempo.

Os pais têm, com freqüência, expectativas irreais sobre o que os seus filhos devem ser capazes de comer ou fazer em determinada idade.

## EPIDEMIOLOGIA

A lesão por corpo estranho é a terceira causa mais comum de morte relacionada a lesões em crianças menores de 1 ano nos EUA.

Os menores de 5 anos representam 84% dos casos, a maior parte deles se concentrando nos três primeiros anos de vida. O sexo masculino prepondera sobre o feminino numa relação de 2:1, e a maioria das mortes ocorre no domicílio.

Diferenças na distribuição por sexo, faixa etária e terapêutica não são expressivas entre os vários países, mas o tipo de corpo estranho aspirado está diretamente relacionado aos hábitos alimentares regionais. Nos EUA e Europa predomina o amendoim; no Egito, a semente de melancia; na Turquia, a semente de girassol; e na Grécia, a semente de abóbora.

## ASPECTOS CLÍNICOS

Os sintomas podem ser mínimos, especialmente se o corpo estranho for pequeno. A manifestação clássica é a tosse paroxística, mecanismo de defesa natural de eliminação do objeto aspirado. Muitos dos episódios (50%) não são testemunhados.

Superado o quadro inicial, segue-se um período oligo- ou assintomático, que pode variar de dias a semanas até o reaparecimento dos sintomas.

Os fatores implicados na lesão por corpo estranho incluem tamanho, composição do corpo estranho e localização. Em geral, quanto menor a criança, mais alto é o local anatômico afetado, o qual decorre diretamente do tamanho relativo da via aérea.

A laringe é o local mais comum em crianças menores de 1 ano; um corpo estranho aí alojado pode ocasionar a obstrução completa do trato respiratório. Se a obstrução é parcial, pode ocasionar rouquidão, afonia, roncos, odinofagia e dispnéia de intensidade variável.

A traquéia e os brônquios são envolvidos mais comumente em crianças de 1 a 4 anos de idade. Pode-se auscultar o choque do corpo estranho contra a parede da região subglótica e carina principal durante sua movimentação ou mesmo sentir seu impacto na palpação do tórax. A presença de sibilos é percebida na maioria dos casos. A obstrução das vias aéreas superiores pode causar asfixia e impor ameaça imediata à vida.

A obstrução do trato inferior pode ser tolerada por períodos de tempo mais longos, especialmente quanto mais distal for a obstrução. Geralmente, manifesta-se por sibilos unilaterais, assimetria ou ausência do murmúrio respiratório, dispnéia de intensidade variável e até cianose.

A diversidade de manifestações clínicas está relacionada também à natureza do corpo estranho aspirado. Objetos orgânicos desencadeiam, com maior freqüência, reações inflamatórias, que podem acelerar o grau de obstrução ao fluxo de ar e encurtar a duração da fase assintomática.

## DIAGNÓSTICO DIFERENCIAL

Laringites, epiglotites, crise asmática, pneumopatias crônicas ou de repetição.

## TRATAMENTO

Diante da suspeita clínica, radiológica ou da confirmação diagnóstica da presença de um corpo estranho nas vias aéreas, é de responsabilidade do pediatra e do endoscopista estabelecer o diagnóstico diferencial com outras patologias, confirmar a presença de corpo estranho aspirado e proceder à retirada dele. Lembrar que o objeto pode estar alojado também no pulmão esquerdo.

O tratamento agudo da sufocação e ingestão de um corpo estranho consiste na não-intervenção se a criança puder tossir, respirar ou falar. Uma tosse natural é mais eficaz do que uma artificial.

Não se devem introduzir dedos às cegas na boca para procurar um corpo estranho, o que pode alojar ou introduzir mais profundamente o objeto na via aérea.

A American Heart Association recomenda compressões abdominais (manobra de Heimlich) para crianças maiores de um ano. Golpes no dorso e compressões torácicas são recomendados a crianças menores de 1 ano devido ao risco teórico de perfuração de uma víscera abdominal com a manobra de Heimlich.

Embora a broncoscopia usando broncoscópio rígido (instrumento de escolha), sob anestesia geral, deva ser realizada o mais precocemente possível, se sua preparação for realizada de forma inadequada, poderá resultar em uma obstrução respiratória completa, impossibilidade de ventilação com conseqüente êxito letal.

A desobstrução brônquica não resulta no restabelecimento imediato da ventilação e oxigenação normais após a retirada do corpo estranho. Pode ocorrer piora da hipoxia, conseqüente ao deslocamento do corpo estranho, tosse ou necessidade de ventilação por pressão positiva durante a indução anestésica.

Após o procedimento, a criança deve permanecer hospitalizada, em observação da evolução clínica e radiológica, por pelo menos 24 horas.

A persistência de tosse 24 horas após o procedimento não deve ser motivo de preocupação para o médico e familiares, porém a persistência da dispnéia por mais de 48 horas, na ausência de outras complicações, exige a reavaliação por meio de nova broncoscopia.

A despeito do desenvolvimento de equipamentos, a associação de complicações com aspiração de corpos estranhos em crianças ainda está presente, o que justifica as indicações de retirada cirúrgica de corpos estranhos nas seguintes situações:

- objetos grandes e ásperos localizados na região subglótica ou traquéia;
- fragmentos de plantas que provocam danos irreversíveis aos pulmões;
- corpos estranhos alojados na periferia pulmonar, sem acesso endoscópico;
- objetos onde o risco de retirada endoscópica excede o risco da cirurgia aberta.

## PREVENÇÃO

As medidas de segurança para a prevenção da aspiração de corpos estranhos iniciam-se no domicílio. Os pais ou responsáveis pelas crianças devem estar sempre atentos, olhando o ambiente físico, onde as crianças brincam ou desenvolvem as atividades de rotina, com "olhos de criança".

Recomendações:

- *Brinquedos:* os lactentes não devem ter acesso a brinquedos destinados a crianças maiores (bonecas com olhos em botão, brinquedos com recheios de cereais).
- *Alimentos:* os alimentos devem ser cortados, partidos ou triturados em pedaços de tamanho pequeno. Devem-se desestimular a conversação e a atividade motora durante a alimentação; amêndoas, feijões, biscoitos, chicletes não devem ser oferecidos a crianças pequenas.
- *Comprimidos mastigáveis*: não devem ser oferecidos a crianças menores de 3 anos.
- *Objetos:* balões vazios, alfinetes de segurança, moedas, botões não devem ser deixados perto de crianças pequenas.
- *Orientar os irmãos mais velhos para não deixar brinquedos com partes pequenas ao alcance dos mais novos.*

## BIBLIOGRAFIA

1. American Academy of Pediatrics. Downing in infants, children, and adolescents. Pediatrics 92:292-294, 1993.
2. Bittencourt PFS et al. Aspiração de corpos estranhos. Jornal de Pediatria 77:9-18, 2002.
3. Causey AL, Tilelli JA, Swanson ME. Predicting discharge in uncomplicated near-drowning. Am J Emerg Med 18: 9-11, 2000.
4. Cummings P, Quan L. Trends in unintentional drowning: the role of alcoholand medical care [see comments]. JAMA 281:2198-2202, 1999.
5. Graf WD, Quan L, Cummings R. Outcome of children after near drowning. Pediatrics 101 (1Pt 1) + 160-161, 1998.

6. Heimlich HJ. Subdiaphragmatic pressure to expel water from the lungs of drowning persons. Ann Emerg Med 10:476-480, 1981.

7. Heimlich HJ. The Heimlich maneuver: first treatment for drowning victims. Emerg Med Serv 10:27-30, 1981.

8. Kyriacou DN, Arcinue EL, Peek C, Kraus JF. Effect of immediate resuscitation on children with submersion injury. Pediatrics 94:137-142, 1994.

9. Langhelle A, Sunde K, Wik L, Steen PA. Airway pressure with chest compressions versus Heimlich maneuver in recently dead adults with complete airway obstruction. Resuscitation 44:105-108, 2000.

10. Manolios N, Mackie I. Drowning and near-drowning on Australian beaches patrolled by life-savers: a 10-year study, 1973-1983. Med J Aust 148:165-167, 170-171, 1988.

11. Modell J. Drowning. N Engl J Med 328:253-256, 1993.

12. Modell JH, Davis JH. Electrolyte changes in human drowning victims. Anesthesiology 30:414-420, 1969.

13. Orlowski JP, Szpilman D. Drowning. Rescue, Resuscitation, and Reanimation. Pediatric Critical Care 48:627-646, 2001.

14. Patrick EA. A case report: The Heimlich maneuver. Emergency 13:45-47, 1981.

15. Pearn J. Successful cardiopulmonary resuscitation outcome reviews. Resuscitation 47:311-316, 2000.

16. Pediatric Advanced Life Support. Circulation 102 (suppl I): I-291; I-342, 2000.

17. Pediatric Basic Life Support. Circulation 2000; 102 (suppl I): I-253; I-290, 2000.

18. Quan L, Kinder D. Pediatric submersions: prehospital predictors of outcome [see comments]. Pediatrics 90:909-913, 1992.

19. Quan L, Wentz KR, Gore EJ, Copass MK. Outcome and predictors of outcome in pediatric submersion victims receiving prehospital care in King County, Washington [see comments]. Pediatrics 86:586-593, 1990.

20. Quan L. Near-drowning. Pediatric Rev 20:255-259, 1999.

21. Rosen P, Stoto M, Harley J. The use of the Heimlich maneuver in near drowning: Institute of Medicine report. J Emerg Med 13:397-405, 1995.

22. Sachdeva RC. Near drowning. Crit Care Clin 15:281-296, 1999.

23. Siebke H, Rod T, Breivik H, Link B. Survival after 40 minutes; submersion without cerebral sequelae. Lancet 1:1275-1277, 1975.

24. Spilman D. Near-drowning and drowning classification: a proposal to stratify mortality based on the analysis of 1,831 cases. Chest 112:660-665, 1997.

25. Thompson DC, Rivara FP. Pool fencing for preventing in children. Cochrane Database Sy st Ver 2000;2: CD001047.

26. Zuckerman GB, Conway EE Jr. Drowning and near drowning: a pediatric epidemic. Pediatr Ann 29:360-366, 2000.

*Simone Gonçalves de Assis*
*Maria Cecília de Souza Minayo*
*Mario Santoro Junior*

# CAPÍTULO 12

# Violência e Maus-tratos Contra Crianças e Adolescentes: Velho Problema com Novas Faces

## Violência

*Simone Gonçalves de Assis*
*Maria Cecília de Souza Minayo*

### INTRODUÇÃO

A violência contra a criança e o adolescente acompanha a trajetória humana desde os acontecimentos mais primitivos de que se tem registro. São inumeráveis as modalidades pelas quais se expressa dentro das diferentes culturas. Essa forma de violência pode ser definida como todo ato ou omissão cometidos por pais, parentes, outras pessoas e instituições, capazes de causar dano físico, moral, sexual e/ou psicológico à vítima. Implica, de um lado, uma transgressão no poder/dever de proteção do adulto e da sociedade em geral; e de outro, numa coisificação da infância. Isto é, numa negação do direito que crianças e adolescentes têm de serem tratados como sujeitos e pessoas em condições especiais de crescimento e desenvolvimento (Guerra, 1996; Assis, 1994; Deslandes, 1994).

A capacidade de gerar uma definição como esta é algo próprio à sociedade moderna, em que crianças e adolescentes se tornam sujeitos de direito e, portanto, reconhecidos como portadores de cidadania.

A área da saúde é hoje, no mundo ocidental, um dos mais ativos setores no reconhecimento da cidadania de crianças e adolescentes bem como na proteção aos que foram vitimizados no lar ou fora dele. Contudo, ainda predomina o atendimento aos efeitos da violência: a reparação dos traumas e lesões físicas nos serviços de emergência, na atenção especializada, nos processos de reabilitação, nos aspectos médico-legais e nos registros de informações.

No Brasil, a preocupação com os maus-tratos na infância, voltada para o conhecimento epidemiológico, a prevenção dos fatores de risco e o atendimento especializado são muito recentes, remontando à década de 1980, coincidindo com a colocação da violência na pauta da saúde pública. Os movimentos de prevenção e de atenção especializada surgem em conseqüência do reconhecimento da morbimortalidade por causas externas como um problema muito sério tanto para a saúde nos seus aspectos sociais, como objeto de atenção primária, secundária e terciária. Nesse período histórico começaram a se esboçar diagnósticos e propostas, *pari passu* com um forte e potente movimento social em prol dos direitos da infância e da adolescência que se expressou na Carta Constitucional de 1988 e no Estatuto da Criança e do Adolescente (ECA) de 1990, cujas palavras passaram a ter efeito de lei.

Há hoje, em todo o Brasil, várias instituições de saúde atuando em prol das crianças e dos adolescentes vítimas de violência em nível ambulatorial e hospitalar. No entanto, o âmbito de sua ação é ainda restrito e pouco visível em face da dimensão continental do País, da distribuição desigual desses equipamentos pelo território e de vários mitos culturais e desconhecimento do problema seja pelos profissionais, seja pela sociedade brasileira em geral.

Do ponto de vista da promoção e da prevenção primárias, recentes estratégias têm sido utilizadas para alcançar os profissionais de saúde de todo o país, visando a sensibilizá-los para a questão e a subsidiá-los nas ações voltadas à redução do problema. A Sociedade Brasileira de Pediatria, em conjunto com o Ministério da Justiça e a Fundação Oswaldo Cruz, lançou um *Guia sobre Atenção aos Maus-tratos para Profissionais de Saúde* (SBP/Claves-Fiocruz/MJ, 2000). Em 2002, o Ministério da Saúde, também com apoio técnico do Claves-Fiocruz, divulgou o documento *Notificação de Maus-tratos contra Crianças e Adolescentes pelos Profissionais de Saúde. Um Passo a mais na Cidadania em Saúde* (Ministério da Saúde, 2002a). Ambos os textos estão voltados especialmente para a melhoria do atendimento às vítimas a violência intrafamiliar. Outra importante e recente iniciativa do Ministério da Saúde foi a publicação do livro-texto *Violência intrafamiliar. Orientações para a prática em serviço*, voltado para as equipes de saúde do Programa de Saúde da Família (Ministério da Saúde, 2002b).

A produção e divulgação desse material citado no parágrafo anterior, pelo Ministério da Saúde, sucedem à iniciativa político-social do então Secretário de Políticas do referido órgão, Dr. João Yunes, que, em 1999, colocou o fenômeno da violência na pauta da promoção da saúde. Criou uma comissão de especialistas (pesquisadores, estudiosos, profissionais dos serviços) na problemática das causas externas, com o objetivo de formular uma proposta de Política Nacional de Redução da Morbimortalidade por Acidentes e Violência. Esse grupo trabalhou com uma metodologia de discussão abrangendo todos os estados/territórios do país, incluindo críticas e sugestões setoriais e intersetoriais e, finalmente, o documento elaborado de forma participativa foi aprovado como política oficial de governo em abril de 2001.

As diretrizes aí traçadas ampliam o escopo das ações tradicionalmente existentes no setor, indicando diversas formas de enfrentar os agravos, lesões e traumas, ao mesmo tempo em que colocam o setor da saúde num lugar de liderança intersetorial e de articulação com a sociedade civil. Sua filosofia é a mesma da proposta de promoção da saúde. Estabelece princípios para comportamentos e ambientes seguros e saudáveis bem como estratégias de monitoração do risco de ocorrência de eventos violentos. Propõe a ampliação e consolidação do atendimento pré-hospitalar; assistência interdisciplinar e intersetorial às vítimas; estruturação e consolidação do atendimento voltado à recuperação e reabilitação; capacitação dos recursos humanos; e apoio ao desenvolvimento de estudos e pesquisas sobre a questão dos acidentes e violências. Nas propostas de ação que se seguiram às diretrizes políticas, o Ministério criou, além das iniciativas citadas anteriormente, um *Sistema de Informação em Saúde para Acidentes e Violências,* visando a acompanhar melhor os casos registrados no SUS, a realizar estudos de incidência e a direcionar ações educativas, preventivas e intervencionistas referentes às lesões e traumas físicos e psicológicos (Ministério da Saúde, 2002d).

Apesar de tais importantes iniciativas, o serviço público de saúde ainda tem muito a caminhar. Países como EUA e Canadá estão atuando na direção da prevenção e da promoção há mais de uma década, com resultados que os dados comprovam, envolvendo famílias, bairros e conscientização da sociedade em geral. Embora seja positiva a evolução da mentalidade dos profissionais, dos gestores e da população, faltam estratégias coordenadas, gestão específica bem como avaliação e articulação das inúmeras atividades hoje existentes.

Apresentamos, a seguir, dados que pontuam a situação de violência a que estão submetidas as crianças e adolescentes no país, salientando que as estratégias de promoção, prevenção e atenção à saúde devem ser específicas segundo os tipos de violência sofridos e o indivíduo que a sofre, sente e com ela convive. Cabe ressaltar que o termo acidentes freqüentemente estará embutido no de violência, pois ambos resultam de ações ou omissões humanas e de condicionantes técnicos e sociais, sendo difícil estabelecer com precisão o caráter da intencionalidade em vários tipos de acidente.

## FORMAS E EXPRESSÕES DA VIOLÊNCIA

Embora a violência seja um fenômeno de difícil apreensão pelo grau de subjetividade, polêmica e controvérsia que contém, podemos analisá-lo em suas formas e expressões. Ressaltamos que o tema da *violência intrafamiliar* e suas classificações em manifestações física, sexual, psicológica e negligência/abandono, alvo de um capítulo em separado, não será abordado a seguir. De qualquer forma, é preciso dizer que, hoje no Brasil, as expressões mais evidentes, corriqueiras, dolorosas, cruéis e prejudiciais ao crescimento e desenvolvimento das crianças e adolescentes acontecem no âmbito de suas relações primárias, em que os agressores principais são os pais, mães e irmãos. Trataremos especificamente do que aqui denominamos *violência estrutural* e *violência da delinqüência.*

Entendemos por *violência estrutural* aquela que incide sobre a condição de vida das crianças e adolescentes a partir de decisões histórico-econômicas e sociais, tornando vulnerável o seu crescimento e desenvolvimento. Por ter um caráter de perenidade e se apresentar sem a intervenção imediata dos indivíduos, essa forma de violência aparece "naturalizada" como se não houvesse nela a ação política de sujeitos coletivos. Portanto, julgamos ser necessário nos determos em suas expressões e formas de reprodução através de instrumentos institucionais, relacionais e culturais.

Dados atuais indicam uma população de cerca 60 milhões de crianças e adolescentes de 0 a 17 anos existente no País no ano 2000. A maior expressão da violência estrutural que sofre esse grupo pode ser representada pelos

20 milhões de crianças e adolescentes brasileiros de 0 a 17 anos (34,8% do total da faixa etária) que se encontram em *situação de pobreza*, vivendo em famílias com renda média mensal familiar de até ½ salário mínimo *per capita*. Em regiões mais pobres do país, como o Nordeste, esse porcentual chega a 58,8%, mostrando a gravidade e persistência da enorme desigualdade social, refletida nas precárias condições de vida dessas crianças e adolescentes (IBGE, 1997).

Agravando tal situação, podemos constatar a precária *situação educacional* das crianças e adolescentes brasileiros. Apesar do decréscimo do analfabetismo no país, em 1997 a média de anos de estudo das crianças de 7 a 14 anos de idade foi de apenas 3,4 anos; 8,7% dos adolescentes entre 10 e 14 anos; e 5,4% entre 15 e 17 anos foram considerados analfabetos; o analfabetismo funcional (menos de 4 anos de estudo) de adolescentes brasileiros entre 15 e 17 anos foi de 20,2%, enquanto entre os nordestinos esse porcentual subia para 39,2%. A defasagem idade/série é muito elevada, sendo a região Nordeste, mais uma vez, a campeã da omissão e da falta de qualidade do ensino, pois 89,8% dos adolescentes de 14 anos estavam em atraso escolar (IBGE, 1997)

As mais evidentes manifestações da violência estrutural na saúde infantil expressam-se nas taxas de *mortalidade infantil* e de crianças menores de 5 anos. Embora nas duas últimas décadas tenha havido significativa redução da mortalidade, ainda hoje o Brasil detém uma taxa média entre as mais elevadas na América Latina. No ano de 1998, o Brasil apresentou uma taxa de 42 óbitos em menores de 5 anos e, em 1999, de 34,6 entre os menores de 1 ano de idade (IBGE, 2001). A Argentina e os EUA, em 1998, ostentavam taxas bem menores: 22 e 19 no país latino-americano e 8 e 7, respectivamente, no país norte-americano (Unicef, 1998). As diferenças regionais têm um forte peso nas diferenças das potencialidades de sobrevivência dos brasileiros: as crianças nordestinas têm muito mais probabilidade de morrer do que as do restante do país (a taxa de mortalidade infantil no Nordeste, em 1999, chegava ainda a 53 por mil nascidos vivos).

A mortalidade por acidentes e violências constitui hoje a segunda causa de morte para a população em geral, a primeira para as crianças e adolescentes de 5 a 19 anos e a segunda entre crianças de 1-4 anos, perdendo, nessa última faixa etária, por pouco para as doenças do aparelho respiratório. Está fortemente relacionada com a exclusão social, a impunidade dos que as maltratam e vitimizam, e a delinqüência. Tal questão será abordada mais adiante. Para termos idéia da magnitude desse problema, em 1996, de todas as mortes de crianças entre 1 e 4 anos, 22,6% se deveram as causas violentas; entre 5 e 9 anos, 48,2% foram por violência (na sua quase totalidade por acidentes de trânsito e homicídios); na faixa de 10 a 14 anos, foram 56,3%; e no grupo de 15 a 19 anos, 72,2% (IBGE, 1997). Ou seja, boa parte de nossas crianças e jovens está morrendo mais por *conflitos sociais* que por doenças. Essa situação é particularmente preocupante, porque nos últimos 15 anos está havendo um deslocamento da incidência dos homicídios (entre as causas externas de morte, a que mais cresce) para faixas de idade mais jovens.

O aumento da violência contra a infância e a adolescência, evidenciado nos indicadores de mortalidade, impacta a dinâmica do atendimento emergencial e é responsável por elevados percentuais dos custos hospitalares com atenção a lesões, traumas, problemas mentais e efeitos indiretos das causas externas (Yunes, 1997). Deslandes (2000), investigando o atendimento de emergência prestado a 1.748 crianças e adolescentes em dois hospitais públicos do Rio de Janeiro, relata a elevada freqüência de "quedas" (39%), principal causa de atendimento de crianças pequenas e as violências interpessoais (agressões, violência doméstica e balas perdidas), mais comuns entre adolescentes. Essa autora evidencia ainda a presença significativa de violências auto-infligidas, sobretudo as tentativas de suicídio e as internações por *overdoses* de drogas.

Os dados que tornam visível e dimensionam a magnitude da morbidade, embora sejam significativos, estão subnotificados por várias razões. A informação de agravos por violência ainda não constitui uma cultura internalizada na sociedade brasileira, como mostram os estudos de Deslandes (1994); somente os de média e intensa gravidade chegam aos hospitais ou centros de saúde quando provocam lesões e traumas; e muitos dos eventos que aí chegam não são diagnosticados como tais pelos profissionais de saúde, seja por falta de formação para esse diagnóstico, seja por falta de interesse de entrar em questões não-biológicas.

Outro exemplo das conseqüências da violência estrutural se expressa no crescente problema da *gravidez na adolescência e de sua vinculação com situações de pobreza*. Dados do IBGE mostram que as adolescentes pertencentes aos estratos de menor renda são as que têm mais filhos e em idades mais precoces. Em 1997, 9% das adolescentes brasileiras de 15 a 17 anos com renda familiar *per capita* de até ½ salário mínimo tiveram filhos nascidos vivos. Entre as adolescentes com renda superior a dois salários mínimos, este porcentual caía para 0,8% (IBGE, 1997). Informação, suporte familiar, escolar e comunitário, paralelamente com as diferenciadas expectativas futuras das adolescentes desses dois grupos sociais, contribuem para as distintas taxas observadas.

Os chamados *meninos e meninas de rua* revelam outra face da violência estrutural. A primeira causa de ida para a rua é a miséria e absoluta falta de condições familiares para sua subsistência; a segunda deve-se aos conflitos familiares. Nas ruas, convivem com ameaças à sua vida com indução ao crime, com maus-tratos praticados por policiais ou por outros, sendo explorados por comerciantes, seguranças, além de ser estigmatizados como "futuros bandidos" (Minayo e cols., 1993)

Outro aspecto importante desse tipo de violência é a *exploração do trabalho infanto-juvenil*. Embora tal fenômeno venha apresentando queda nos percentuais constatados nos últimos 20 anos por causa de uma política clara e específica do governo para levar à escola crianças trabalhadoras, ainda são preocupantes os dados quanto a isso. Na década de 1980, a taxa de atividade média de crianças na faixa dos 10 a 14 anos era de 18%; no auge da crise econômica do ano de 1992, passou para 22,4%. Hoje são 2,9 milhões de pessoas da faixa etária de 10 a 14 anos que estão trabalhando (16,9%). Entre os jovens de 15 a 17 anos houve um decréscimo de 54,3%, em 1992, para 45,9% em 1997, totalizando 4,8 milhões de jovens trabalhadores. As diferenças regionais novamente se destacam em 1997, quando ainda são 24% das crianças nordestinas na faixa dos 10 aos 14 anos contra 13,2% das sulistas. As crianças e adolescentes representavam ainda 10,1% da força de trabalho existente no País no final do século XX (IBGE, 2000). Devemos ressaltar que essas estatísticas não contemplam o trabalho de crianças com menos de 10 anos, comum tanto em área rural (agricultura) como urbana (mercado informal). Estimativas para o ano de 1995 informavam que existiam no país 522 mil trabalhadores com menos de 10 anos, representando 3,2% das crianças naquela faixa etária (Unicef, 1998). Entre os que estão ocupados é elevada a jornada de trabalho: apenas um quarto dos adolescentes de 15 a 17 anos consegue conciliar estudo com trabalho (IBGE, 1997).

O caso do trabalho infantil no Brasil vem sendo fortemente acompanhado e desestimulado pelas ONGs de defesa de direitos e pela Unicef. Igualmente o próprio governo, por meio do Ministério da Justiça, está monitorando o problema e criando políticas compensatórias que incentivem os pais a colocarem seus filhos e os manterem na escola. Esse investimento coletivo, que se intensificou nos últimos três anos, explica, em parte, o relativo sucesso mostrado pela diminuição das taxas de emprego infantil. O monitoramento do problema, porém, não consegue competir integralmente com as situações de miséria relativa e absoluta que persistem no país e são as verdadeiras produtoras do *status* de menor trabalhador.

A última forma de violência estrutural que aqui apresentamos é a *institucionalização de crianças e adolescentes*, seja como meio de abrigá-las contra o abandono familiar, seja por motivos considerados necessários à sua ressocialização. Toda a história dessas instituições (asilos, reformatórios, serviços de assistência e de "bem-estar", dos quais o Serviço de Assistência ao Menor/SAM, a Fundação Nacional do Bem-estar do Menor/Funabem e as Fundações Estaduais do Bem-estar do Menor/FEBEM são exemplos) revela não só sua ineficácia mas também sua total incompetência para prover o crescimento e o desenvolvimento desses seres discriminados. Uma pesquisa específica de Altoé (1990), que até hoje continua como referência, descreve o cotidiano da vida de crianças e adolescentes institucionalizados em determinada fundação filantrópica do Rio de Janeiro que, à época, atendia a 2.000 desses estudantes pobres. A autora detalha os meandros da violência e da inadequação motivadas por transferência múltipla de ambiente de vida; rodízio de funcionários; atendimento impessoal e despersonalizante; impossibilidade de construir laços objetivos significativos; hipoestimulação do desenvolvimento motor; fechamento ao mundo exterior, monotonia do cotidiano e pobreza das relações sociais.

Nessas instituições, o sistema disciplinar rigoroso e punitivo inexoravelmente castra qualquer expressão de liberdade e autonomia. O caráter do castigo imposto impossibilita a internalização da disciplina de forma positiva, favorecendo o desenvolvimento de uma personalidade rígida, com baixa auto-estima, social e afetivamente dependente. Altoé (1990) afirma, em sua análise, que o sofrimento é fabricado pelo sistema institucional que, na tentativa de resguardar, proteger e educar, torna a vida de milhares de crianças brasileiras infâncias desperdiçadas bem como infâncias perdidas e expropriadas das possibilidades de futuro.

Estudo de Oliveira e Assis, de quase 20 anos depois (1999), confirmou muitas das constatações de Altoé. As autoras encontraram e ressaltaram a perpetuação do descaso na chamada aplicação da medida socioeducativa para jovens infratores em unidades de internação do Rio de Janeiro. Constataram o que é de conhecimento comum: o fato de que o governo estadual não encara como prioridade o atendimento aos jovens nas instituições de custódia: "Algumas instituições se apresentam deterioradas quanto à estrutura física e escassez de material; não se implementou a escola formal nem a iniciação profissional efetiva. Continuam superlotadas e são espaços de freqüentes rebeliões, inapropriadas para a socialização dos jovens, desumanas e descumprindo o Estatuto da Criança e do Adolescente" (1999:822).

A vivência dos jovens nas instituições cariocas, e quiçá na maior parte do país, configura-se como uma etapa de aprendizado do crime. O sentimento de impotência vivido pelos profissionais dessas instituições, a histórica precariedade de recursos humanos e materiais bem como a prática institucional impregnada pelo desrespeito também comprovam a insanidade do sistema e das políticas públicas (Oliveira e Assis, 1999).

Outro estudo, tomando como base o ano de 1997, mostra que há pouca melhora nessas instituições (Assis, 1999). Os programas educativos e profissionalizantes ainda são insuficientes. A autora comenta que o processo pedagógico segue lógica despersonalizante e padronizada, não dando conta das individualidades e das necessidades dos infratores. A violência como forma de relação no interior da instituição é reiteradamente relatada tanto no relacionamento entre os jovens como entre eles e os agentes de segurança.

A situação das meninas infratoras internas é também muito preocupante: os cursos oferecidos são voltados para o universo doméstico (corte e costura, bordado, culinária) ou de embelezamento pessoal, contribuindo para desmotivá-las quanto à inclusão social e para afastá-las ainda mais do competitivo mercado de trabalho (Assis e Constantino, 2000). Soma-se a isso o forte controle da sexualidade feminina e a intensa presença da intervenção psiquiátrica e da medicalização, substituindo um projeto pedagógico fundado na valorização da pessoa. Em contrapartida, são freqüentes as manifestações de auto-agressividade das meninas internadas que chegam a se impingir mutilações e suicídio.

Por outro lado, essas pesquisas mostram que apenas um porcentual pequeno das crianças e dos adolescentes institucionalizados não tem família. Isso vem ao encontro da nossa primeira afirmação sobre a violência estrutural de que tal abandono vem associado à miséria, solo fértil para a eclosão de outras crueldades.

A *violência da delinqüência* é outra relevante questão, nacional e internacional. Estudo de Assis & Constantino (2000) mostra que no Rio de Janeiro, no ano de 1994, havia 134 jovens infratores de 12-17 anos para cada cem mil habitantes da mesma faixa etária, enquanto na cidade de Nova York encontrava-se uma relação de 1.045 jovens de 10-17 anos para cada cem mil jovens daquela cidade.

Em todo o país, no ano de 1997 (Brasil, 1998), havia 20.352 adolescentes entre 12 e 20 anos, cumprindo medida socioeducativa (internamento, semi-internamento, escolas especiais, serviço à comunidade). Esses eram, em sua maioria, do sexo masculino (numa relação de 12 infratores masculinos para cada feminino). Segundo Volpi (1997), havia no Brasil, nos anos de 1995 e 1996, 4.245 adolescentes privados de liberdade. Observando as informações sobre renda familiar, 25% dos jovens em internatos provêm de famílias que percebem menos de um salário mínimo e 34,2% entre um e dois salários mínimos, comprovando a origem social mais pobre dos indivíduos que passam uma parte de seu tempo de vida nessas instituições.

Assis (1994), em vários de seus trabalhos, mostra que esse assunto já preocupava a sociedade greco-romana. Rapazes ricos tinham o hábito de percorrer as ruas aos bandos, à noite, espancando e maltratando pessoas e destruindo lojas. Veyne (1992) comenta que como primeira punição eram admoestados pelo governo e nos casos de reincidência eram açoitados. Em todas as sociedades, atuais e mais antigas, os bandos de adolescentes molestando adultos e propriedades são costumeiros, sendo freqüentemente desculpados por suas ações, consideradas como eventos próprios à rebeldia da sua idade. Essa rebeldia é tratada como fato interno às mais diferentes culturas. Também Peter Burke (1995), num artigo sobre a história da violência, menciona o papel das gangues de rapazes em diversos períodos da modernidade. Sua análise cultural vai de 1590, início da Idade Moderna, até nossos dias.

Numa sociedade tão marcada por desigualdades sociais como a brasileira, a questão da delinqüência juvenil necessita ser analisada com maior cuidado, porque aparece quase sempre associada à questão de classe. É vista como um problema dos pobres, das crianças de rua ou institucionalizadas. É por isso que propomos tratá-la articulada à *violência estrutural*, inclusive porque costuma ser usada, por grupos voltados para a "limpeza social", como álibi para extermínios, execuções e homicídios. Por exemplo, um estudo do Centro de Articulação de Populações Marginalizadas (CEAP, 1994) informa as ocupações dos jovens vítimas de homicídios em 1992 e 1993 no Rio de

Janeiro como sendo estudantes, traficantes e assaltantes. Mas 60% dos mortos não tinham nenhuma vinculação com a criminalidade, ou seja, eram simplesmente crianças e adolescentes pobres.

Nesses casos, junta-se o preconceito social contra os jovens pobres com a situação objetiva das poucas alternativas que possuem para formularem e perseguirem projetos de vida mais atrativos. Nos grandes centros urbanos, uma das possibilidades que se lhes apresentam é a inserção no mercado varejista das drogas, o subemprego ou os empregos considerados desqualificados. A adesão de crianças e, sobretudo, dos adolescentes ao tráfico de drogas acontece, portanto, pela facilidade da oferta de trabalho e como uma opção dos que, em situação de necessidade, têm pouca instrução ou vivem das atividades informais legais ou do mercado formal de muito baixa qualificação.

A questão da violência que se expressa na delinqüência, anteriormente relegada ao escopo da segurança pública, hoje invade o lar de cada família brasileira através da mídia e do aprisionamento domiciliar que a população vem vivenciando em resposta à insegurança do espaço comunitário. Alcançou os profissionais de saúde diretamente, ao fragilizar ainda mais os serviços públicos de atendimento e ao complexificar o atendimento cirúrgico, especialmente devido aos requintados tipos de armas atualmente utilizadas, inclusive por adolescentes, ou dos quais eles também são vítimas. Aos pediatras, trouxe à superfície a noção de que seus pacientes não são apenas vítimas frágeis, mas também, algumas vezes, seres humanos que se tornaram extemporaneamente adultos ou que brincam com armas poderosas de destruição. Num recente estudo sobre o mercado ilegal de drogas no Rio de Janeiro (2000), Baptista e cols. evidenciaram o fato de muitos territórios defendidos pelo poder das armas no Rio de Janeiro estarem sendo chefiados e defendidos por adolescentes.

## BUSCANDO CAMINHOS PARA A ATUAÇÃO DOS PROFISSIONAIS DE SAÚDE

Ultimamente, ainda que de forma localizada e a partir de iniciativas voluntárias, podemos constatar uma abordagem mais integral das vítimas das violências e acidentes, incluindo os aspectos psicossociais aí envolvidos. Da mesma forma, temos alguns estudos que caracterizam os fatores ambientais e socioculturais dos agressores. No entanto, para que sejam efetivas, as abordagens, em todo o seu pluralismo e diversidade, necessitam de uma gestão específica. As questões das causas externas, embora possam se beneficiar da tradição prevencionista e voltada para a promoção e a qualidade de vida desenvolvida no âmbito da racionalidade médica e da saúde pública, têm outra lógica. Ou seja, não existe uma vacina, não existem remédios que, uma vez aplicados, tornem os indivíduos potencialmente invulneráveis. As violências são de outra ordem: acontecem no âmbito da vida, suas formas mais cruéis se articulam com movimentos sutis de dominação e exploração, as questões culturais têm um peso muito mais complexo. Por tudo isso, o setor da saúde, que tem imenso potencial de contribuição para promover a cidadania e o crescimento físico e emocional das crianças e adolescentes, precisa atuar em colaboração com a vida e de forma intersetorial. Uma abordagem correta será aquela capaz de agregar todos os níveis da sociedade: instituições, serviços, comunidades, famílias e indivíduos, criando redes para apoio às vítimas de violência e estabelecendo reais mecanismos de promoção da saúde.

Nesse sentido, algumas iniciativas são dignas de nota. No caminho da promoção da saúde, algumas investigações se voltam para compreender os fatores que podem estimular um crescimento mais sadio, minorando os efeitos dos ambientes e relações violentos. Assim tem sido com as pesquisas sobre crianças e adolescentes resistentes, ou seja, capazes de lidar com as situações de violência de forma mais positiva, demonstrando maior capacidade de adaptação a condições desfavoráveis (Tavares, 2001; Werner, 1986). A psicologia tem contribuído com a noção de que os problemas na auto-estima da criança/adolescente estão associados à violência, gravidez na adolescência, delinqüência, abuso de drogas e álcool, suicídio, agressões escolares e depressão (Steffenhagen e Burns, 1987; Millán e cols., 1994; Hogg, 1979; Feijó, 2001).

Esses estudos apontam para a necessidade de os profissionais de saúde incluírem a subjetividade de cada paciente na sua pauta de observação e atuação. Aspectos emocionais podem ser indicativos de situações de privação e violência, sobre as quais um bom aconselhamento e encaminhamento podem modificar o curso da vida do pequeno paciente. Compreender que ainda sabemos pouco sobre como crianças e adolescentes elaboram suas vivências violentas é um passo importante para os profissionais de saúde, que assim se preparam para o desafio colocado para toda a sociedade brasileira: criar estratégias de superação para o quadro de extrema violência em que vivemos.

O desafio da capacitação e atuação frente à violência já começa a surtir efeitos. Hoje, há um conhecimento disseminado sobre a necessidade de os profissionais de saúde intervirem para além do tratamento clínico. O compromisso da notificação de casos de maus-tratos aos conselhos tutelares é um primeiro passo no enfrentamento social da questão, comprovando que o atendimento à violência contra crianças e adolescentes necessita de trabalho interinstitucional e intersetorial. Dessa articulação, certamente surge a consciência das dificuldades e das falhas de comunicação com as quais cada profissional de saúde convive no cotidiano. Por isso é importante que os profissionais de saúde contribuam para a consolidação de redes de apoio, compreendendo que é fundamental a complementação de sua ação com as atividades sociais e psicológicas em prol de um melhor crescimento e desenvolvimento infantil. Conseguir lidar com os difíceis êxitos e os múltiplos obstáculos é a única opção que tem o profissional que almeja efetuar um atendimento cuja complexidade transcende as quatro paredes do consultório médico (Feijó, 2001; Ferreira, 2002).

Logo, seja a partir de ações específicas do setor da saúde para prevenir e tratar as conseqüências da violência, seja na sua articulação interdisciplinar, interprofissional e multissetorial, é importante ter em mente que nossas energias devem ser encaminhadas para a construção dos direitos humanos e sociais. Pois atuar contra as causas da violência significa atuar também contra a pobreza e a miséria que sacrificam nossos meninos e meninas bem como respeitar seus direitos consagrados na Constituição e no Estatuto da Criança e do Adolescente.

## Maus-tratos

*Mário Santoro Jr.*

A violência contra crianças e adolescentes sempre acompanhou a humanidade, conforme atestam os mais antigos documentos. A violência, nas suas diferentes formas, tem sido campo de estudos de diversas disciplinas, como a sociologia, antropologia, medicina, direito e filosofia. Muito do progresso que obtivemos neste campo deve-se a essa interdisciplinaridade.

Na área médica, o primeiro autor conhecido a relatar a violência contra crianças e adolescentes foi Ambroise Tardieu, que, em 1860, publicou um estudo baseado em necropsias de 32 crianças, das quais 19 morreram queimadas ou asfixiadas. Apesar desse estudo, a classe médica não avançou no conhecimento dessa entidade clínica e, durante as primeiras quatro décadas do século XX, atribuía-se à sífilis e ao raquitismo as causas das fraturas encontradas em crianças. John Caffey, radiologista norte-americano, em 1946, associando hematomas subdurais às múltiplas fraturas coexistentes, não explicadas por quaisquer doenças de base, abriu espaço para o estudo desta condição. Em 1953, Silverman, discípulo de Caffey, relatou o que denominou "traumatismos esqueléticos não-reconhecidos" e sugeriu que os pais seriam os culpados.

Em 1962, após um simpósio da Academia Americana de Pediatria, Kempe, Silverman e cols. propuseram o termo "síndrome da criança espancada" para denominar esta condição. Em que pese a notoriedade que tal denominação alcançou, ela era imprópria, na medida em que nem sempre o quadro era sindrômico e, por outro lado, nem sempre havia espancamento. Vicente Fontana, em 1971, propôs o nome de "síndrome de maus-tratos", com que tornava um pouco mais abrangente a condição, embora persistisse a denominação "síndrome". Outros autores preferem a denominação "vitimização". Não obstante, estes termos continuam a ser utilizados indiscriminadamente na literatura médica.

## VITIMAÇÃO/VITIMIZAÇÃO

À violência imposta à criança como resultado da não-assistência às suas necessidades, por desigualdade social, injusta distribuição de renda ou mau funcionamento das estruturas sociais, dá-se o nome de *vitimação*. À violência interpessoal, quase sempre adultocêntrica, pois praticada por um adulto muito mais forte, e principalmente nos casos de violência sexual, falocêntrica, pois que de gênero, dá-se o nome de *vitimização*.

Atualmente são conhecidos os seguintes tipos de abuso:
- físico;
- sexual;
- negligência;
- síndrome de Münchhausen por procuração.

## ABUSO FÍSICO

Não há unanimidade conceitual na definição de abuso. Para fins didáticos, alguns aspectos são essenciais a essa definição:

• *intencionalidade*: uma condição para ser abusiva deve ser intencional, podendo ser resultado de ação ou de omissão. É de realçar que, eventualmente, a intencionalidade tem motivação inconsciente, o que, por si só, torna a análise da acidentalidade de alguns eventos bastante complexa;

• *o dano*: presente nos abusos físicos pode, mesmo em casos aparentemente leves, ter conseqüências muito desfavoráveis para o desenvolvimento e crescimento adequados da criança;

• *os valores sociais*: algumas ações, ainda que abusivas à luz da ciência, podem assim não ser consideradas tendo por referência os valores aceitos pela comunidade (alguns rituais de seitas ou de religiões);

• *os conhecimentos científicos*: em constante mutação, alteram os valores sociais aceitos pela cultura vigente. No dizer de Garbarino, o conceito de abuso passa por uma negociação entre cultura e ciência.

### Características do Binômio Agressor/Vítima

*Vítima*: em geral trata-se de crianças pequenas, tais como recém-nascidos, lactentes e pré-escolares. Embora o abuso físico possa ocorrer em qualquer idade, mesmo na adolescência, ele tende a ser mais grave, com maior mortalidade ou maior taxa de seqüelas em crianças pequenas, sobretudo em lactentes.

*Agressor*: em geral é uma pessoa "acima de qualquer suspeita". Ao contrário do que o senso comum poderia imaginar, só 10 a 20% dos agressores são portadores de psicopatia. No mais das vezes, são pessoas portadoras de "sociopatias", ou seja, são desempregados ou com crises financeiras, dificuldade de relacionamento, drogadição (droga lícitas ou ilícitas). Admite-se que os agressores são pessoas que possuem potencial agressivo reprimido, que se tornam manifestos sob certas condições, tais como desajustes sociais agudos ou pelo uso de álcool ou por condição de pobreza. Álcool e pobreza, embora possam ser fatores desencadeantes, não são, contudo, fatores etiológicos diretos, havendo, por exemplo, agressores alcoólatras ou não, pobres ou ricos. Contudo, famílias desprotegidas socialmente acabam por tornar as crianças mais vulneráveis e, assim, aumentam o risco de virem a sofrer violência.

### Reconhecimento do Abuso Físico

*Anamnese*: o diagnóstico de abuso requer tirocínio, experiência clínica e capacitação médica adequada. Estudos realizados em nosso meio atestam que é necessário rever a grade curricular dos cursos médicos, a fim de atingir esse objetivo. A história clínica é fundamental para permitir a suspeita diagnóstica. A anamnese necessita ser cuidadosa e detalhada. Há técnicas especializadas para a realização desse diagnóstico. É necessário que se preserve a vítima, não a reinterrogando com freqüência, pois esse fato leva à revivência de situações traumáticas altamente danosas às crianças. Deve-se procurar desenvolver uma adequada relação médica com todos os envolvidos, lembrando que o agressor, para sua reabilitação, também necessita de ajuda dos profissionais de saúde. A anamnese deve ser realizada num clima de confiança com gestos e atitudes cordiais, procurando entrevistar separadamente os envolvidos. Crianças acima de 4 anos, em alguns casos até mais novas, são capazes de fornecer informações fidedignas, se for usada linguagem apropriada à sua compreensão.

*Exame físico*: deve ser minucioso. Não há sinais patognomô-nicos, podendo-se encontrar diversos quadros clínicos.

As lesões mais freqüentes encontradas em abusos físicos são as seguintes:
- cefaloematoma;
- hemorragia do pavilhão auricular;
- hemorragia ocular;
- hemorragia de face;
- lesões bucais;
- hematoma por estrangulação;
- hematomas em diferentes estados evolutivos;
- fraturas em diferentes locais e diferentes estados de consolidação;
- pronação dolorosa;
- queimaduras;
- ruptura de vísceras ocas (baço, fígado etc.);
- abdome agudo;
- trauma de crânio;
- hemorragias intracranianas.

*Exames subsidiários*: são solicitados na dependência dos dados obtidos a partir da anamnese e do exame físico com vistas ao esclarecimento diagnóstico.

## Abuso Sexual

Estudos anteriores demonstraram que 27% das mulheres e 16% dos homens sofreram alguma forma de abuso sexual antes da adultícia, porém apenas de 20 a 50% dos casos foram notificados. Estudos de 1995 indicam que 18,9% da população adulta espanhola confessou ter sofrido abuso sexual na infância.

### Tipos de Abuso Sexual

*Estupro e atentado violento ao pudor*: de acordo com o Código Penal brasileiro, estupro é a conjunção carnal obtida mediante grave ameaça ou violência a que a *mulher* não pode resistir. Portanto, só é considerada estupro a relação sexual com penetração *intravaginal*. A violência é presumida sempre que a vítima tiver menos de 14 anos de idade ou for alienada mental. Atentado violento ao pudor é todo ato sexual sob todas as outras formas possíveis (oral, anal), realizado, também, sob grave ameaça ou sob violência.

*Pedofilia*: desvio da conduta sexual, cuja orientação é para crianças, sendo a atração heterossexual ou homossexual (neste caso o nome é pederastia).

*Incesto*: relação sexual entre um adulto e uma criança com laços de parentesco (75% dos casos envolvem o binômio pai-filha).

*Pornografia infantil*: utilização de menores com atitudes ou em atividades eróticas em qualquer tipo de mídia.

*Prostituição infantil*: utilização de menores no comércio do sexo.

O abuso sexual ainda pode ser classificado em:

*Intrafamiliar*: ocorre, geralmente, sem violência física. Os agressores, neste caso, podem ser classificados em:

• regressivos ou perpetradores situacionais: sua sexualidade preferencial é com adultos, mas, sob certas condições precipitantes, mantêm relações sexuais com crianças;

• perpetradores preferenciais ou pedófilos — sua orientação sexual principal é com crianças.

Características do agressor:

• geralmente é do sexo masculino;

• com freqüência é o próprio pai ou um parente responsável pela criança;

• tem inteligência normal e não é psicótico, mas pode ter distúrbios de personalidade.

As estatísticas sobre o abuso sexual são pouco confiáveis e geralmente demonstram que a maioria das vítimas são meninas na pré-puberdade; os pais são os agressores mais comuns; o agressor foi, ele próprio, vítima de abusos no seu passado; geralmente é homem.

O abuso sexual é recorrente ao longo do tempo. Os episódios de abuso se repetem até que a vítima consiga pedir ajuda ou que sejam descobertos. Nos abusos sexuais crônicos é comum a vítima desenvolver a chamada "síndrome da acomodação", caracterizada por:

• segredo envolvendo todos os envolvidos;

• incapacidade de a vítima pedir ajuda;

• retardo na descoberta do abuso;

• retração social da vítima;

• acomodação à situação abusiva.

A família em que o abuso ocorre parece ter funcionamento normal, a não ser por um certo isolamento, que os mantém distante dos demais grupos sociais. Entre os episódios de abuso, a família tem um funcionamento interno mais ou menos normal. Não obstante, existem comportamentos estereotipados que indicam o início e o fim das sessões de abuso, ou seja, por um gesto ou uma palavra a vítima sabe que se iniciará uma sessão de abuso. Do mesmo modo, outro sinal indica o seu término e a volta à "normalidade", ocasião, por exemplo, em que as relações hierarquizadas voltam ao seu normal. A mãe geralmente tem conhecimento do fato, sendo, portanto conivente, embora não explicitamente. Com freqüência, suas dificuldades sexuais com o marido "impulsionam" a filha para substituí-la nestas atividades. Várias são as situações que podem explicar o comportamento materno:

- econômica: o pai é o mantenedor e o provedor dos recursos financeiros, e, portanto, não pode haver quebra do equilíbrio;
- social: medo de expor a família a um escândalo;
- sexual: rejeição sexual ao marido, criando a figura da substituta nas obrigações sexuais;
- medo de represálias por parte do agressor;
- outras: crença de que marido está doente e requer atenção; etc.

Um aspecto importante a ser realçado é que a longa ocorrência no tempo do abuso sexual leva a vítima a sentimentos bastante negativos. O medo de pedir ajuda e revelar a situação gera sentimento de culpa que dificulta ainda mais a busca de socorro. Este sentimento é reforçado pela vítima, pois muitas vezes sente-se gratificada (fuga de situações penosas, ou seja, troca o castigo que receberia por atos normais, como não ter feito a lição, pela participação no ato sexual).

### Abuso Sexual Extrafamiliar

O agressor neste caso é geralmente masculino (75% têm menos de 30 anos). Para a sua conduta há diversas motivações:

- hostilidade contra as mulheres: seqüela, muitas vezes, de uma mãe rejeitadora;
- conduta anti-social: inadequação no meio profissional ou familiar;
- homossexualidade latente: na paranóia do agressor, a mulher ameaça sua sexualidade.

No abuso sexual extrafamiliar, o episódio é único. Diferentemente do que ocorre no abuso intrafamiliar, aqui a vítima tem coragem de pedir ajuda imediata. A experiência clínica demonstra que as vítimas de abuso sexual intrafamiliar crônico, que não tiveram possibilidade de revelar a situação, denunciam de imediato quando sofrem abuso sexual extrafamiliar. Este, geralmente, tem a violência física associada.

Para melhor compreender o comportamento do agressor sexual, é útil conhecer as seguintes pré-condições:

- *motivação* ou o desejo de abusar de crianças;
- *liberação de bloqueadores internos*, ou seja, mecanismos internos que refreiam este tipo de comportamento. Abuso de álcool, história anterior de abuso são libertadores deste tipo;
- *liberação de inibidores externos*, ou seja, tudo que protege a criança, como, por exemplo, a proteção materna;
- *conquista da criança* por sedução, coerção, ameaça etc.

### O Reconhecimento do Abuso Sexual

Reconhecer o abuso sexual num caso em que ele não é explicitado é tarefa das mais complexas em medicina.

*Anamnese*

Deve ser realizada com perspicácia, sutileza e profundo conhecimento do tema, para a partir de um sinal de alarme poder "puxar o manto que envolve o segredo". A relação médica com a vítima e o agressor deve ser de absoluta confiança (independentemente de qualquer julgamento moral ou da criminalização do ato). Na ausência de uma confissão espontânea da vítima ou do agressor, situação muito rara, o médico deverá tentar levantar o diagnóstico a partir de sinais de alarme. A anamnese poderá ser instrumentalizada com as chamadas bonecas anatomicamente corretas, principalmente em vítimas de pouca idade, técnica que, não obstante, exige capacitação adequada para bem ser realizada. Por fim, deve ficar claro que o abuso sexual pode estar subjacente a várias outras afecções, tais como enurese noturna, dificuldade na alimentação, dores abdominais recorrentes, cefaléia recorrente, déficit de atenção, distúrbios da escolaridade, drogadição, fuga do lar e tentativa de suicídio.

*Exame físico*

Para ter boa eficácia e eficiência, é necessário que seja realizado em lugar apropriado e cômodo; acompanhado por uma pessoa da família, de preferência do mesmo sexo da vítima e que seja um ponto de apoio para ela; conduzido com muita delicadeza, com prévias explicações dos atos a serem realizados.

É comum a ocorrência de poucas ou de nenhuma lesão em função da cronicidade do quadro, rápida cicatrização das lesões, além da elasticidade tecidual própria desta faixa etária. Além do exame físico geral devem-se particularizar os seguintes locais:

*Meninas:* nádegas; períneo, fossa navicular, comissura posterior, ânus, lábios maiores e menores, clitóris, abertura himenal, boca e faringe.

*Meninos:* nádegas, ânus, pênis, bolsa escrotal, boca e faringe.

O médico deve estar atento às variações anatômicas nas diferentes idades, como, por exemplo, a transição aos 3 anos de idade do hímen, que de grosso e redundante torna-se, a partir daí, mais delgado; o tamanho da abertura himenal também varia com a idade, com o tipo de hímen, com o grau de relaxamento vaginal, com a posição da criança ao exame etc. O diâmetro do orifício himenal aumenta com a idade, tendo cerca de 0,4cm aos 4 anos de idade, sendo aos 5 anos raramente maior que 0,5cm. Quando surge a estrogenização, ocorre aumento do diâmetro juntamente com os caracteres sexuais secundários. Na puberdade o diâmetro atinge 1cm. É muito útil o exame genital feito sob visão colposcópica.

## SEQÜELAS DO ABUSO SEXUAL

São consideradas as seguintes:
- *físicas*: doenças sexualmente transmitidas (DST/AIDS), gravidez;
- *emocionais:* estas podem ser mediatas e imediatas. Chamam a atenção:

a) *manifestações psiquiátricas:* dissociação, transtorno múltiplo da personalidade, transtornos do sono, transtornos da alimentação, depressão, ansiedade e fobias;

b) *manifestações comportamentais:* violência, dificuldades escolares, raiva, fuga do lar, escasso contato social, tendência suicida, automutilação e baixa auto-estima;

c) *manifestações sexuais:* difusão ou desinteresse sexual, transtorno da identidade, abuso sexual, promiscuidade, prostituição e pornografia.

## NEGLIGÊNCIA

Embora aqui também haja imprecisão conceitual, pode-se definir negligência como falha na proteção da criança a qualquer espécie de dano. Inclui necessidades de alimentação, segurança física e emocional bem como outros aspectos importantes dos cuidados necessários, resultando em prejuízo à saúde da criança. Os sinais clínicos podem se manifestar, portanto, em cada uma das esferas que compõem as necessidades para o adequado crescimento e desenvolvimento nas diferentes faixas etárias. Da mesma forma que outros abusos, sua incidência verdadeira não é conhecida. A Tabela 12.1 resume os principais aspectos da negligência.

## SÍNDROME DE MÜNCHHAUSEN POR PROCURAÇÃO

A "síndrome de Münchhausen", afecção na qual adultos "fabricam sinais e sintomas" de doenças fictícias, foi descrita pela primeira vez por Asher em 1951. A denominação da síndrome foi uma associação ao nome do barão de Münchhausen (Hyeronymus Karl Friederich, Freiherr von Münchhausen), que teve brilhante carreira militar. Refugiado na Inglaterra, fugindo da Alemanha e em dificuldades financeiras, decidiu escrever um livro. Desde então, as *Aventuras do barão de Münchhausen* são sinônimo das mais extravagantes e incríveis estórias e constituem um clássico da literatura infantil.

Em 1977, Meadow descreveu a "síndrome de Münchhausen por procuração" em criança de 6 anos com aparente hematúria. Trata-se de uma condição na qual os pais "fabricam" sinais e sintomas em seus filhos, induzindo os

### Tabela 12.1
### Características-chave na Negligência e Privação Emocional

| Área | Lactentes | Pré-escolar | Escolar | Adolescente |
|---|---|---|---|---|
| Física | • Infecções recorrentes<br>• Repetidas hospitalizações<br>• Dermatites amoniacais graves | • Baixa estatura<br>• Baixo peso<br>• Microcefalia<br>• Falta de higiene | • Baixa estatura<br>• Sobrepeso<br>• Falta de higiene | • Baixo peso<br>• Obesidade<br>• Saúde geral pobre<br>• Falta de higiene<br>• Dificuldades escolares |
| Desenvolvimento | • Retardo geral | • Retardo de linguagem<br>• Falta de atenção<br>• Imaturidade emocional | • Dificuldades de aprendizagem<br>• Falta de atenção<br>• Falta de confiança<br>• Imaturidade<br>• Hiperatividade | • Tabagismo<br>• Alcoolismo<br>• Abuso de substâncias<br>• Fuga de casa<br>• Promiscuidade<br>• Comportamentos anti-sociais |
| Comportamento | • Fraco vínculo mãe-filho<br>• Ansiedade<br>• Respostas anti-sociais | • Hiperatividade<br>• Agressividade<br>• Falta de amigos | • Agressividade<br>• Relacionamentos pobres<br>• Comportamento destrutivo | • Comportamentos anti-sociais |

profissionais de saúde a diagnósticos de afecções que, na realidade, não existem. Assim, induzem os médicos a indicar cuidados e intervenções desnecessários, provocando iatrogenias nos pequenos pacientes.

## TRATAMENTO

Os seguintes itens compõem a atenção à criança vitimizada:
- atenção clínico-cirúrgica ao paciente;
- encaminhamento médico legal, como ação de proteção à vítima;
- atenção em saúde mental tanto para a vítima quanto para o agressor e a família como um todo. O agressor, independentemente da sua criminalização, deve ser visto como pessoa que necessita de atenção médica para sua plena reabilitação (ver algoritmos: Figs. 12.1 e 12.2).

## PREVENÇÃO DE ABUSO INFANTIL

A presença da vitimização infantil revela que, apesar de todo o progresso alcançado pela humanidade, muitas famílias não oferecem a proteção necessária ao adequado desenvolvimento e crescimento das crianças e adolescentes. É necessário que, precocemente, se descubram as situações de alto risco para o abuso e que se adotem as medidas necessárias para reverter esta situação. A prevenção deve ocorrer em diversos níveis.

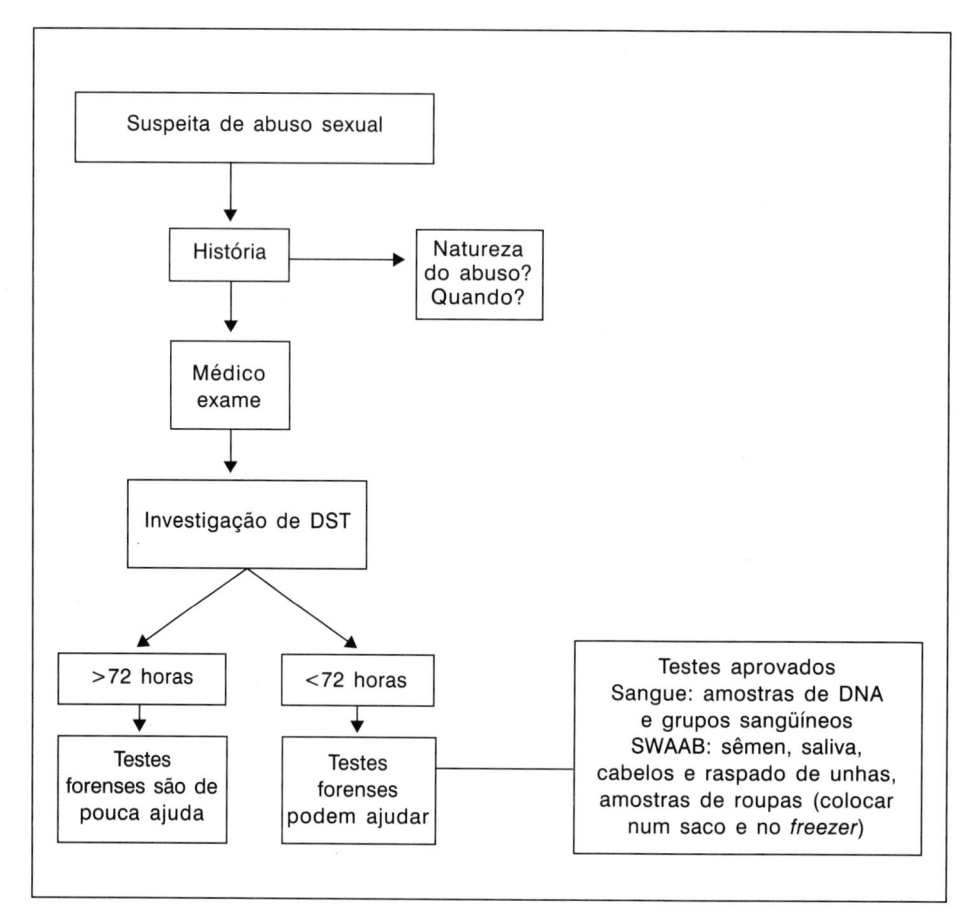

**Fig. 12.1** — *Algoritmo dos procedimentos legais em abuso sexual. Fonte: Blumenthal, I. Child Abuse — A Handbook for Health Care Practioners, London: Edwar Arnold, 1994.*

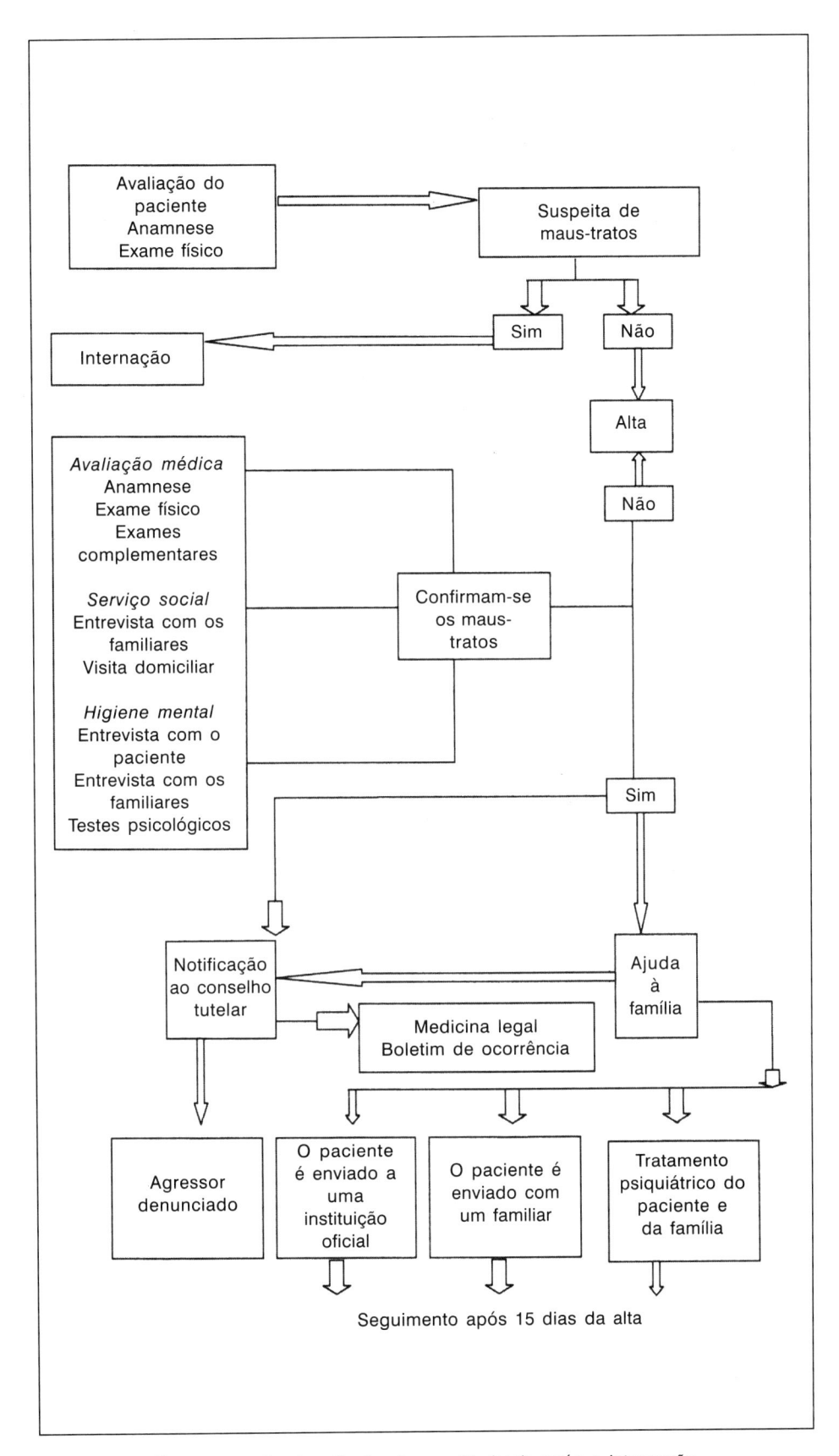

**Fig. 12.2** — *Fluxograma de atenção à criança vitimizada após a internação.*

CAPÍTULO 12

Um tema em debate é se os recursos — sempre escassos — devem ser alocados pontualmente (ou seja, para as famílias em risco) ou se devem ser despendidos de forma difusa (ou seja, para toda a comunidade).

Como o abuso pode ocorrer em qualquer fase da vida da criança — desde o momento da concepção até o final da adolescência —, muitos são os períodos de vida em que se podem aplicar medidas preventivas.

Uma abordagem global da *prevenção primária* inclui as seguintes medidas:
- programa de suporte perinatal: para preparar os pais e aumentar a ligação afetiva entre pais e filhos;
- programas de educação em saúde para os pais: para propiciar aos pais informações sobre o desenvolvimento e necessidades das crianças;
- programas de puericultura: para periodicamente avaliar o crescimento e desenvolvimento de crianças e adolescentes, detectando e tratando precocemente problemas;
- programas para crianças vitimizadas: para minimizar os efeitos do abuso sobre a criança;
- programas de treinamento para crianças, jovens e adultos: para saber se defender de uma situação abusiva;
- grupos de auto-ajuda e outros suportes comunitários: para reduzir o isolamento social muitas vezes associado ao abuso;
- serviços de suporte familiar: inclui atenção à saúde, planejamento familiar, cuidados infantis, aconselhamento familiar, serviço de atenção nas crises. Estes serviços propiciam respostas às necessidades de sobrevivência e permitem a convivência familiar;
- educação pública para prevenção do abuso;
- defesa da cidadania: para criar oportunidades iguais de acesso a bens e serviços essenciais à vida.

A prevenção primária no abuso sexual deve encorajar a criança a "dizer não", a "não guardar segredos" e a "contar para alguém".

Se os recursos são limitados, a estratégia pode ser aplicá-los na *prevenção secundária*, atuando então nos grupos de mais alto risco, por exemplo, mães solteiras, pobres, adolescentes que têm seu primeiro filho. O abuso físico e a negligência podem ser prevenidos quando estes grupos recebem formas especiais de atenção à criança, desde um sistema humanizado de atenção à gravidez e ao parto (alojamento conjunto, visitas mais freqüentes aos serviços de saúde, assistência domiciliar, telefones de suporte psicológico, programa de creches e assistência à família) até os programas especiais de atenção às várias faixas etárias (saúde da criança, do adolescente, da mulher etc.).

A *prevenção terciária* é o nível de tratamento da criança vitimizada. Depende de um acurado diagnóstico para identificar os casos que, ao mesmo tempo em que recebem tratamento, também são incluídos em programa de prevenção para minimizar as seqüelas e impedir a recorrência.

## BIBLIOGRAFIA

1. Adalá AL. Introdución. In: Maltrato al menor. Interamericana, México: McGraw-Hill,1994.

2. Adalá AL, Manzur JR, Gómez EZ. Abuso Sexual. In: Maltrato al menor. Interamericana, México: McGraw-Hill, 1994.

3. Adalá AL, Manzur JR, Gómez EZ. Maltrato Físico. In: Maltrato al menor. Interamericana, México: McGraw-Hill, 1994.

4. Asher R. Munchausen's Syndrome. Lancet 10: 339-341, 1951.

5. Assis SG. Traçando caminhos em uma sociedade violenta: A vida de jovens infratores e seus irmãos não infratores. Rio de Janeiro: Fiocruz, 1999.

6. Assis SG, Constantino P. Filhas do mundo: Infração juvenil feminina no Rio de Janeiro. Rio de Janeiro: Fiocruz, 2000.

7. Brasil. Ministério da Justiça. Departamento da criança e do adolescente. Atendimento ao adolescente em conflito com a lei: Reflexões de uma prática qualificada. Coleção Garantia de Direitos. Série Idéias e Resultados. Caderno Departamento da Criança e Adolescente da Secretaria Nacional de Direitos Humanos, do Ministério da Justiça, Brasília, 1998.

8. Brasil. Ministério da Saúde. Política nacional de redução de morbimortalidade por acidentes e violências. Brasília: Ministério da Saúde, 2001.

9. Brasil. Ministério da Saúde. Notificação de maus-tratos contra crianças e adolescentes pelos profissionais de saúde. Brasília: Ministério da Saúde, 2002.

10. Brasil. Ministério da Saúde. Violência intrafamiliar. Orientações para a prática em serviço. Secretaria de Políticas de Saúde. Cadernos de Atenção Básica nº 8. Brasília: Ministério da Saúde, 2002b.

11. Brasil. Ministério da Saúde. Sistema de informações em saúde para acidentes e violências. Causas externas. SISAV. Brasília: Ministério da Saúde, 2002c

12. Burke P. Violência e civilização. Braudel Papers, São Paulo, n. 12, p. 1-8, 1995.

13. Centro de Articulação de Populações Marginalizadas (CEAP). Violência e racismo: relatório sobre o extermínio de crianças e adolescentes no Rio de Janeiro no ano de 1994. Rio de Janeiro: CEAP, 1996.

14. Deslandes SF. Atenção à criança e adolescentes vítimas de violência doméstica: análise de um serviço. Cadernos de Saúde Pública, Rio de Janeiro, v. 10, pp. 177-187, 1994. Suplemento 1.

15. Deslandes SF. Cotidiano dos serviços de emergência: representações, práticas, interações e desafios. Tese (doutorado). Fundação Oswaldo Cruz, Escola Nacional de Saúde Pública. Rio de Janeiro, 2000.

16. Feijó MCC. Raízes da violência: importância da família na percepção da motivação e da atribuição de causalidade de adolescentes infratores e de seus irmãos não infratores. Tese (doutorado). Fundação Oswaldo Cruz, Escola Nacional de Saúde Pública. Rio de Janeiro, 2001.

17. Guerra VNA. Violência física doméstica contra crianças e adolescentes e a imprensa: do silêncio à comunicação. Tese (Doutorado em Serviço Social). Pontifícia Universidade Católica de São Paulo, 1996.

18. Instituto Brasileiro de Geografia e Estatística. Crianças e adolescentes: Indicadores Sociais, v. 6, Rio de Janeiro: IBGE, 1997.

19. Instituto Brasileiro de Geografia e Estatística. Pesquisa Nacional por Amostra de Domicílios: síntese de indicadores 1999. Rio de Janeiro: IBGE, 2000.

20. Instituto Brasileiro de Geografia e Estatística. Síntese de Indicadores Sociais, 2000. Rio de Janeiro: IBGE, 2001.

21. Yunes RF. Impacto econômico das causas externas no Brasil: esforço de mensuração. Revista Saúde Pública, v. 31, pp. 38-46, 1997. Suplemento 4.

22. Minayo MCS (org.). O limite da exclusão social: meninos e meninas de rua no Brasil. São Paulo: Hucitec, Rio de Janeiro: Abrasco, 1993.

23. Oliveira MB, Assis SG. Os adolescentes infratores do Rio de Janeiro e as instituições que os "ressocializam": A perpetuação do descaso. Cadernos de Saúde Pública, Rio de Janeiro, v. 15, n. 4, pp. 831-844, 1999.

24. Ferreira AL. O atendimento a crianças vítimas de abuso sexual. Tese (doutorado), Fundação Oswaldo Cruz, Escola Nacional de Saúde Pública, 2002.

25. Unicef, 1998. Relatório sobre a Infância e a Adolescência no Brasil. Brasília: Unicef.

26. Volpi M (org.). O adolescente e o ato infracional. São Paulo: Cortez, 1997.

27. Azevedo MA, Guerra VN. Pele de Asno Não é Só História. São Paulo: Roca, 1988.

28. Azevedo MA, Guerra VN. Crianças vitimizadas: a síndrome do pequeno poder. Iglu Editora, 1989.

29. Blumenthal I. Child abuse — a handbook for health care practioners, London: Edwar Arnold, 1994.

30. Christian CW. Etiology and prevention. In: Ludwig S, Kornberg AE. Child Abuse — A Medical Reference. 2ª ed., US Churchil Livingstone, 1992.

31. Delgado A. As grandes síndromes em pediatria. Maltrato en el Niño España: Imprenta Boan, 1996.

32. Fontana VJ.The maltreated child: the maltreatment syndrome in children. 2ª ed., Sprindfield: Charles C. Thomas, 1971.

33. Furniss T. Abuso sexual da criança. Uma abordagem multidisciplinar. Porto Alegre: Artes Médicas, 1993.

34. Garbarino J, Gilliam G. Understanding abusive families. Massachussetts: Lexington Books, 1981.

35. Hobbs C, Hanks HJI, Wynne JM. Child abuse and neglect — a clinician's handbook. London: Churchill Livingstone, 1993.

36. Huertas AD, Flores JC. Programas de Prevención del Maltrato Infantil. In: Adalá (director huésped). Maltrato e el Niño. México: McGraw-Hill Interamericana, 2001.

37. Johnson CF, Coury DL. Child neglect: general concepts and medical neglect. In: Ludwig S, Kornberg AE. Child abuse — a medical reference. 2ª ed., USA: Churchill Livingstone, 1992.

38. Kempe CH, Silverman FN, Steel BF et al. The Battered Child Syndrome. JAMA 181:17-24, 1962.

39. Ludwig S, Kornberg AE. Child Abuse — A Medical Reference. Churchill Livingstone, 2ª ed.

40. Meadow R. Munchausen syndrome by proxy. Arch Dis Child 57:2-98, 1982.

41. Ronberg DA. Web of deceit a literature review of Munchhausen syndrome by proxy. Child Abuse Negl 11:547-563, 1987.

42. Santoro MJ. Vitimização. In: Rego EAF (org). Manual de pediatria. Londrina: Editora da UEL, 2000.

43. Santoro MJ. A conduta médica. In: Azevedo MA, Guerra VNA (org.) A criança vitimizada: a síndrome do pequeno poder. Iglu Editora. Nen Apallisant, 1989.

44. Santoro MJ. Avaliação dos conhecimentos de médicos residentes para o atendimento de crianças e adolescentes vitimizados.Tese apresentada à Faculdade de Medicina da Universidade de São Paulo para obtenção do grau de doutor. São Paulo, 1999.

45. Veyne P. O império romano. História da vida privada. São Paulo: Companhia das Letras, v. 1, pp. 19-224, 1992.

*Cláudio Schvartsman*

# CAPÍTULO 13

# Intoxicações Exógenas

## INTRODUÇÃO

Acidente tóxico na criança e no adolescente é reconhecido, há muitos anos, como uma importante causa de morbidade nessa faixa etária. O problema tende a se agravar não apenas em virtude da introdução crescente de novas substâncias químicas, usualmente em apresentações cada vez mais atraentes, como também pela sua progressiva complexidade e pelo relativo desconhecimento dos seus efeitos sobre os seres humanos.

Acresce ainda o grande número de situações, incluindo a presença de resíduos tóxicos nos alimentos e a contaminação ambiental (solo, água e ar), geralmente responsável por intoxicações crônicas, cujos possíveis efeitos sobre a saúde bem como o crescimento e desenvolvimento da criança ainda não estão bem esclarecidos.

As reais características do acidente tóxico agudo na criança e no adolescente no Brasil não estão bem determinadas em virtude da imprecisão das notificações e do registro dos casos. No entanto, os poucos estudos epidemiológicos existentes, apesar de criticáveis em vários aspectos, podem servir de base para uma discussão de suas características clínicas e/ou epidemiológicas em determinada região.

No Brasil, estatísticas mais recentes têm demonstrado que os medicamentos continuam sendo os principais responsáveis por intoxicações humanas (28,27% dos casos); particularmente nos lactentes e recém-nascidos bem como nos adolescentes de 15-19 anos de idade, em que ocupam o primeiro lugar, e nas crianças de 1-4 anos de idade, em que ocupam o segundo lugar.

Intoxicações por produtos domissanitários e por pesticidas de uso doméstico ou agrícola são bem mais freqüentes em crianças de 1-4 anos de idade, enquanto intoxicações por drogas de abuso são mais observadas em adolescentes de 15-19 anos de idade.

A Tabela 13.1 descreve suas principais características epidemiológicas de acordo com o desenvolvimento da criança e classes de agentes tóxicos.

## ATENDIMENTO DA CRIANÇA INTOXICADA

A seqüência das cinco etapas básicas no atendimento da criança vítima de um acidente tóxico continua sendo utilizada até o momento, mas com modificações às vezes significativas. As etapas são as seguintes:
1. estabilização;
2. descontaminação;
3. eliminação;
4. antídotos;
5. tratamento sintomático e de suporte.

### Estabilização

Consiste em uma série de medidas que devem ser tomadas para manter o paciente em condições apropriadas, corrigindo distúrbios graves ou que podem representar risco de vida, permitindo assim a realização das demais etapas terapêuticas.

As providências básicas para a estabilização inicial do paciente intoxicado são semelhantes às utilizadas em qualquer outra emergência clínica e incluem:
• *Controle das vias aéreas*
— Limpeza. Aspiração

**Tabela 13.1**
**Casos Registrados de Intoxicações Humanas pelos Centros de Intoxicação, por Agente Tóxico e Faixa Etária, Brasil, 1999. Total de Casos: 66.594**

| Agentes/Faixa Etária | < 1 Ano | 1-4 Anos | 5-9 Anos | 10-14 Anos | 15-19 Anos | > 20 Anos | Total de Casos | Total de Casos |
|---|---|---|---|---|---|---|---|---|
| | % | % | % | % | % | % | nº | % |
| Medicamentos | 4,07 | 34,07 | 7,06 | 4,66 | 11,43 | 36,57 | 18.824 | 28,27 |
| Animais peçonhentos | 0,43 | 6,79 | 7,86 | 8,58 | 10,14 | 30,73 | 14.647 | 21,99 |
| Domissanitários | 2,0 | 52,22 | 6,17 | 3,16 | 6,22 | 26,98 | 5.786 | 8,69 |
| Pesticidas agrícolas | 1,12 | 10,03 | 2,39 | 2,90 | 9,31 | 70,81 | 4.135 | 6,21 |
| Pesticidas domiciliares | 2,59 | 17,15 | 2,85 | 2,85 | 9,20 | 48,68 | 2.575 | 3,87 |
| Drogas de abuso | 0,53 | 1,81 | 1,41 | 3,85 | 18,69 | 69,76 | 2.263 | 3,40 |
| Plantas | 3,48 | 41,99 | 11,84 | 3,88 | 6,23 | 20,54 | 1.636 | 2,46 |
| Outros | | | | | | | 16.718 | 25,11 |
| Total | | | | | | | 66.594 | 100 |

Adaptado de Sinitox, 1999.

— Sonda naso- ou orofaríngea ou orotraqueal
- *Controle da ventilação/perfusão*
— Intubação traqueal
— Oxigenação
- *Controle da circulação*
— Controle da hipotensão, da hipertensão e/ou da disritmia cardíaca.
- *Controle das condições neurológicas*
— Controle da depressão do sistema nervoso central e das convulsões.

Entre as medidas de suporte avançado especificamente relacionados com a toxicologia, de introdução relativamente recente, podem ser citadas as que se seguem.

Nas síndromes coronarianas agudas e disritmias ventriculares associadas com intoxicação por cocaína, são medicamentos de primeira escolha, particularmente nas síndromes coronarianas, os nitratos e os benzodiazepínicos. Pode-se considerar o uso de antagonistas α-adrenérgicos (fentolamina) nos casos refratários. Bloqueadores β-adrenérgicos não-seletivos (propranolol) são contra-indicados. Bloqueadores seletivos $β_1$ (esmolol e metoprolol) podem induzir à hipotensão. Em pacientes intoxicados por cocaína com taquicardia ventricular, hemodinamicamente estáveis, é recomendável o uso de bicarbonato de sódio e lidocaína, sendo contra-indicados os β-bloqueadores não-seletivos.

Na intoxicação por bloqueadores do canal de cálcio e por β-bloqueadores, as infusões de cloreto de cálcio são recomendadas nos casos refratários ao tratamento convencional com catecolaminas vasopressoras.

- Nos casos de insuficiência respiratória induzida por opióides, o melhor tratamento é a ventilação. Antagonistas dos opióides (naloxona) e ventilação assistida devem ser iniciados logo que possível. Não convém concluir que o paciente não responde à naloxona, até que sejam administrados 4-6mg do medicamento.
- Bicarbonato de sódio é a droga de escolha no tratamento das disritmias ventriculares e/ou hipotensão produzida pelos antidepressores tricíclicos. Quando forem resistentes, deve-se utilizar lidocaína.
- Nos casos de choque induzido por drogas refratário ao tratamento convencional, é recomendável o uso de medicamentos vasopressores. Quando, mesmo assim, for resistente, o choque poderá ser tratado com balão intra-aórtico ou *bypass* cardiopulmonar.

## DESCONTAMINAÇÃO

A descontaminação consiste no conjunto de medidas tomadas com o objetivo de diminuir a exposição do organismo ao tóxico. Dependem, evidentemente, do tipo de exposição, ou seja, da via pela qual o tóxico poderá ser absorvido. As principais vias são: 1) trato gastrintestinal (ingestão), a forma mais comum em pediatria; 2) sistema respiratório (inalação ou aspiração); 3) transcutânea. As demais vias, como a retal ou ocular, praticamente não têm significado.

### Descontaminação Gastrintestinal

Medida rotineiramente utilizada há décadas, especialmente no atendimento do paciente pediátrico, no qual a maioria das intoxicações ocorre por ingestão do produto químico. No entanto, nestes últimos anos sua eficácia tem sido questionada pela insuficiência de evidências científicas apropriadas. A tendência atual, com relação à realização dos diversos procedimentos habituais, é a seguinte:

A utilização do xarope de ipeca (medicamento emetizante) não é recomendável no atendimento em serviços hospitalares de emergência bem como o seu uso rotineiro em todos os casos de ingestão. A quantidade de tóxico removida é muito variável e diminui com o tempo. Além disso, não há evidência clínica de que a ipeca melhore o prognóstico do paciente. Ainda mais, os sintomas induzidos pelo medicamento são, com freqüência, mais desagradáveis do que aqueles decorrentes do tóxico.

A lavagem não deve ser considerada, a não ser que o tóxico ou a quantidade ingerida representem um risco de vida potencial ou um possível quadro clínico grave. Entre todos os procedimentos de descontaminação, a lavagem gástrica é a que pode produzir complicações clínicas importantes.

Carvão ativado pode ser administrado nos casos de ingestão de produtos tóxicos que sejam adsorvidos pelo medicamento. Para sua maior eficácia, o procedimento deve ser realizado na primeira hora após a ingestão do tóxico.

Administração de doses múltiplas deve ser considerada nos pacientes que ingeriram doses elevadas de carbamazepina, dapsona, fenobarbital, quinino ou teofilina. Não existem evidências científicas que apóiem ou contra-indiquem seu uso na intoxicação por amitriptilina, dextropropoxifeno, digitoxina, digoxina, disopiramida, nadolol, fenilbutazona, fenitoína ou piroxicam, apesar de serem encontrados relatos sobre seus possíveis efeitos benéficos.

Não há motivo para administração isolada de laxantes no tratamento do paciente intoxicado. Seu uso, mesmo com carvão ativado, deve ser restrito. A irrigação intestinal total pode ser considerada apenas nos casos de ingestão de doses potencialmente tóxicas de drogas com revestimento entérico.

Apesar de todas essas restrições, é preciso ter presente que a remoção de alguns miligramas ou mesmo microgramas do tóxico pode representar, para o paciente, às vezes, significativa mudança da evolução. Assim, é imperioso destacar que as recomendações sobre a descontaminação gastrintestinal devem ser seguidas de um modo racional, caso a caso e com conhecimento adequado dos seus possíveis efeitos sobre a cinética do tóxico.

### Descontaminação Respiratória

Quando o tóxico é inalado ou aspirado, a providência imediata que continua a ser recomendada é a remoção da vítima do ambiente contaminado. Quando houver necessidade de intervenção de um socorrista, será indispensável que este tome as medidas de proteção para não ser também contaminado.

### Descontaminação Cutânea

Nos casos de exposição cutânea é recomendável a lavagem corporal realizada com água corrente, com especial atenção aos sítios comuns de depósito: cabelos, orelhas, axilas, região umbilical, região genital e região subungueal.

## ELIMINAÇÃO

Consiste em diversos tipos de medida que têm por objetivo promover a excreção mais rápida e/ou mais intensa do tóxico já absorvido pelo organismo. De um modo geral, exigem atendimento em serviços bem-equipados e por pessoal experiente. Conhecimento insuficiente da cinética do tóxico no organismo humano constitui sua principal contra-indicação.

As principais medidas utilizadas, com resultados controversos, são as seguintes:

- diurese forçada;
- diurese alcalina;
- diurese ácida;
- diálise peritoneal;
- hemoperfusão;
- hemodiálise;
- plasmaferese;
- exsangüineotransfusão.

Dessas, a diurese alcalina, a hemodiálise, a hemoperfusão e a diálise peritoneal têm relatos de efeitos positivos em determinadas intoxicações. Diurese ácida apresenta riscos de alguma importância, e a plasmaferese e exsangüineotransfusão praticamente não são usadas no paciente pediátrico. Diurese forçada também apresenta riscos, além do que é norma rotineira no atendimento do paciente a manutenção de uma hidratação adequada, que geralmente contribui para excreção do tóxico.

## Antídotos

Existe significativa desproporção entre o número de antídotos eficazes disponíveis e o número de substâncias químicas potencialmente tóxicas. Seus resultados dependem geralmente de um atendimento médico experiente e conhecimento adequado do seu comportamento e das circunstâncias da intoxicação.

A Tabela 13.2 relaciona os antídotos rotineiramente utilizados e suas principais indicações.

É recomendável que, nos serviços médicos de urgência, ao menos esses antídotos estejam disponíveis. Alguns, quando bem administrados, produzem resultados muito bons, como a naloxona na intoxicação opiácea e o azul-de-metileno em certas metemoglobinemias tóxicas. Com outros, como, por exemplo, a fisostigmina na intoxicação por antidepressores tricíclicos, os resultados são discutíveis.

**Tabela 13.2**
**Antídotos Rotineiramente Utilizados e as Principais Intoxicações para as quais São Indicados**

| Antídoto | Indicações |
|---|---|
| Acetilcisteína | Acetaminofeno |
| Atropina | Carbamatos e organofosforados |
| Azul-de-metileno | Metemoglobinemia tóxica |
| BAL | Arsênico e outros metais pesados |
| Deferoxamina | Ferro |
| EDTA cálcico | Chumbo e outros metais pesados |
| Etanol | Etilenoglicol e metanol |
| Fisostigmina | Anticolinérgicos e antidepressores tricíclicos |
| Flumazenil | Benzodiazepínicos |
| Fragmento Fab antidigoxina | Digitálicos |
| Hipossulfitos | Cianetos |
| Glucágon | Antagonistas β-adrenérgicos e bloqueadores do canal de cálcio |
| Naloxona | Opiáceos |
| Nitritos | Cianetos |
| Oximas | Organofosforados |
| Penicilamina | Cobre e outros metais pesados |
| Piridoxina | Isoniazida |
| Vitamina $K_1$ | Anticoagulantes |

Alguns antídotos de introdução relativamente recente parecem ter efeitos promissores em determinados tipos de intoxicação. Sua disponibilidade é pequena e geralmente são muito caros. Entre estes, podem ser citados:

*Ácido dietilaminopentacético (DTPA)* — indicado na intoxicação por metais radioativos: amerício, berquélio, califórnio, plutônio e por terras raras: césio, lantânio e promécio, bem como arsênio e nióbio. O medicamento forma com esses metais complexos não-ionizáveis, rapidamente excretados pela urina;

*Ácido dimercaptossuccínico (Succimer)* — indicado na intoxicação por chumbo, arsênio, mercúrio e prata. Possui dois grupos sulfidrila que quelam os metais. Apresenta a grande vantagem de ser administrado por via oral. As doses usuais são de 10mg/kg a cada oito horas, durante cinco dias;

*Dietilcarbamato de sódio (Diltiocarb)* — indicado na intoxicação por níquel e níquel carbonil. Atua aumentando a excreção urinária e fecal do metal. A dose inicial é de 2g e após quatro horas, 1g, após oito horas, 0,6g e após 16 horas, 0,4g;

*Metilpirazol (Fomepizole)* — inibidor competitivo da desidrogenase alcoólica, é indicado no tratamento da intoxicação por etilenoglicol e por metanol. Apesar de muito caro até o momento, apresenta uma série de vantagens sobre o etanol, que é usado nesses casos: não altera o estado mental, sua meia-vida é mais prolongada e seu comportamento farmacocinético é mais confiável. A dose de ataque usual é de 10-20mg/kg/dia, por via intravenosa, durante três a cinco dias.

*Octreotida* — análogo da somatastina, é considerado um medicamento promissor no tratamento da intoxicação pelas sulfonilureias. É eficaz no tratamento da hipoglicemia, que costuma ser resistente ao tratamento convencional. A dose usual é de 50mg por via subcutânea a cada 8-12 horas.

## TRATAMENTO SINTOMÁTICO E DE SUPORTE

O tratamento segue os mesmos critérios utilizados em qualquer outra emergência médica. Existem alguns aspectos peculiares no paciente intoxicado: a hipertermia é mais bem tratada com medidas físicas, pois usualmente o paciente responde mal aos antitérmicos usuais; os analgésicos devem ser usados com cautela, pois podem não apenas mascarar o quadro como também potencializarem os efeitos tóxicos. Antieméticos também devem ser usados com cautela, uma vez que os vômitos em alguns casos podem contribuir para a descontaminação. Com relação ao tratamento de suporte, deve ser prestada especial atenção às condições de nutrição bem como condições hidreletrolíticas e metabólicas.

## BIBLIOGRAFIA

1. Krenzelok EP, Mc Guigan M, Lheur P. Position statement: ypeca syrup. American Academy of Clinical Toxicology and European Association of Poison Control Centers and Clinical Toxicologists. J Toxicol Clin Toxicol 35:699-709, 1997.

2. Position statement and practice guidelines on the use of multi-dose activated charcoal in the treatment of acute poisoning. American Academy of Clinical Toxicologists and European Association of Poison Control Centers and Clinical Toxicologists. J Toxicol Clin Toxicol 37:731-751, 1999.

3. Sinitox. Estatística Anual dos Casos de Intoxicações Humanas. Fiocruz/Sinitox, Rio de Janeiro, 2000.

4. Tenenbein M. Recent advancements in pediatric toxicology. Ped Clin N Am 46:1179-1190, 1999.

5. TOX-ACLS. Toxicologic-oriented advanced cardiac life support. Ann Emmerg Med 37:578-590, 2001.
6. Vale JA. Position statement: gastric lavage. American Academy of Clinical Toxicology and European Association of Poison Control Centers and Clinical Toxicologists. J Toxicol Clin Toxicol 35:711-719, 1997.

Regina Maria Catucci Gikas

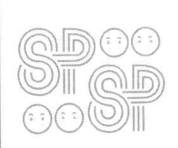

# CAPÍTULO 14

# Animais Peçonhentos

## APRESENTAÇÃO

Este capítulo é um resumo dos acidentes por animais peçonhentos mais freqüentes em nosso meio. Apresenta informações para nortear a conduta terapêutica, baseadas na experiência prática da autora.

As bases da organização e informação deste trabalho são o livro *Acidentes com animais peçonhentos — Consulta rápida*[1] e a *Cartilha de ofidismo*[2].

## EPIDEMIOLOGIA

No Brasil, várias instituições públicas mantêm estatísticas de acidentes por animais peçonhentos. A Divisão de Zoonoses e Vetores (Fundação Nacional de Saúde) do Ministério da Saúde, através do registro das ampolas de soros utilizadas, tem valores próximos da realidade nacional.

O Sistema Nacional de Informações Tóxico-farmacológicas (Sinitox) da Fundação Oswaldo Cruz recebe as notificações dos casos atendidos pela Rede Nacional de Centros de Informação e Atendimento Toxicológico. Na *Estatística anual de casos de intoxicação e envenenamento, Brasil, 1994*, consolidada pelo Sinitox, 11.159 acidentes por animais peçonhentos foram notificados. Este total representa aproximadamente 25% dos casos de intoxicação, considerando todas as causas.

## ACIDENTE BOTRÓPICO

O acidente botrópico é o de maior importância epidemiológica no país, sendo responsável por cerca de 80% dos envenenamentos anualmente notificados ao Ministério da Saúde. A maioria dos acidentes ocorre nas regiões Sul e Sudeste, onde há maior densidade demográfica.

### Ações do Veneno

#### Ação Proteolítica

Decorre da presença de proteases, hialuronidases e fosfolipases. As lesões locais, como edema, bolhas e necrose, atribuídas inicialmente à ação proteolítica, também decorrem da presença de hemorragias e da ação coagulante destes venenos.

#### Ação Coagulante

A maioria dos venenos botrópicos ativa, de modo isolado ou simultâneo, o fator X e a protrombina, possuindo também ação semelhante à trombina, convertendo o fibrinogênio em fibrina. Essas ações produzem distúrbios da coagulação, caracterizados por consumo dos seus fatores e plaquetopenia, podendo ocasionar incoagulabilidade sangüínea. Tal quadro é semelhante ao da coagulação intravascular disseminada.

#### Ação Hemorrágica

Decorre da presença de metaloproteínas ácidas denominadas hemorraginas, que provocam lesões na membrana basal dos capilares. As alterações do sistema de coagulação podem agravar as manifestações hemorrágicas.

### Quadro Clínico

#### Manifestações Locais

Dor e edema no local da picada de intensidade variável, sendo, em geral, de instalação precoce e caráter progressivo. Equimoses e sangramentos no ponto da picada são freqüentes. Infartamento ganglionar e bolhas podem aparecer na evolução, acompanhados de necrose.

#### Manifestações Sistêmicas

São observadas hemorragias a distância, como gengivorragias, epistaxes, hematêmese e hematúria. Em gestantes, pelo risco de hemorragia obstétrica, recomenda-se observação rigorosa da paciente.

Podem ocorrer náuseas, vômitos, sudorese, hipotensão arterial e hipotermia.

Com base nas manifestações clínicas e visando à terapêutica, os acidentes botrópicos são classificados em leve, moderado e grave.

*Leve:* forma mais comum do envenenamento, caracterizada por dor e edema local pouco intensos ou ausentes, manifestações hemorrágicas discretas ou ausentes, com ou sem alteração do tempo de coagulação. O tempo de coagulação alterado pode ser o único elemento que possibilite o diagnóstico.

*Moderado*: caracterizado por dor intensa e edema local evidente, acompanhados ou não de alterações hemorrágicas locais ou sistêmicas, como gengivorragia, epistaxe e hematúria.

*Grave:* caracterizado por edema local endurado, podendo atingir todo o segmento picado, eventualmente com presença de equimoses e bolhas. Em decorrência de edema, podem aparecer sinais de isquemia local devido à compressão dos feixes vasculonervosos (síndrome compartimental).

Manifestações sistêmicas importantes, como hipotensão arterial, choque, oligúria ou hemorragias intensas, definem o caso como grave independentemente do quadro local.

## Complicações

### Locais

- *Síndrome compartimental*: é rara, caracteriza os casos graves, sendo de difícil manejo. Decorre da compressão do feixe vasculonervoso conseqüente ao grande edema que se desenvolve no membro atingido pela picada, produzindo isquemia da extremidade. As manifestações mais importantes são a dor intensa, parestesias, diminuição da temperatura do segmento distal, cianose e déficit motor.
- *Abscesso*: no acidente botrópico, sua ocorrência tem variado de 10 a 20%. A ação proteolítica do veneno botrópico favorece o aparecimento de infecções locais. Os germes patogênicos podem provir da boca do animal, da pele do acidentado ou do uso de contaminantes sobre o ferimento. Bactérias Gram-negativas, anaeróbios e, mais raramente, cocos Gram-positivos são os agentes isolados nestes abscessos.
- *Necrose*: devida principalmente à ação proteolítica do veneno, associada à isquemia local, decorrente de lesão vascular e outros fatores, como infecção, trombose arterial, síndrome compartimental ou uso indevido de torniquetes. O risco é maior nas picadas de extremidades, como nos dedos.

### Sistêmicas

- *Choque*: é raro e aparece nos casos graves. Sua patogênese é multifatorial, podendo ocorrer por liberação de substâncias vasoativas, seqüestro de líquido na área de edema e de perdas por hemorragias.
- *Insuficiência renal aguda* (IRA): também de patogênese multifatorial, pode ocorrer por ação direta do veneno sobre os rins, isquemia renal secundária à deposição de microtrombos nos capilares, desidratação ou hipotensão arterial e choque.

## Exames Complementares

- *Tempo de coagulação* (TC): de fácil execução, sua determinação é importante para elucidação diagnóstica e evolução dos casos.
- *Hemograma*: geralmente revela leucocitose com neutrofilia e desvio à esquerda, hemossedimentação elevada nas primeiras horas do acidente e plaquetopenia de intensidade variável.
- *Exame de urina*: proteinúria e hematúria.
- *Outros exames laboratoriais*: eletrólitos, uréia e creatinina, visando à possibilidade de detecção da insuficiência renal aguda.
- *Imunodiagnóstico*, baseado na técnica ELISA.

## Tratamento Específico

Consiste no emprego, o mais precocemente possível, do soro antibotrópico, e, na falta deste, das associações antibotrópico-crotálico ou antibotrópicolaquético. Cada 10ml de soro neutralizam 50mg do veneno botrópico. Nos acidentes leves, utilizam-se quatro ampolas do antiveneno; nos acidentes moderados, oito ampolas; nos graves, 12 ampolas; todas sempre por via intravenosa.

Se o TC permanecer alterado 24 horas após a soroterapia, estará indicada dose adicional de duas ampolas de antiveneno.

## TRATAMENTO GERAL

Medidas gerais devem ser tomadas como:
- manter o segmento picado elevado e estendido;
- emprego de analgésicos para alívio da dor;
- usar drogas sintomáticas antieméticas e outras, se necessário;
- não há indicação para uso de antiinflamatórios;
- hidratação: manter o paciente hidratado, com diurese entre 30 a 40ml/h no adulto e 1 a 2ml/kg/h na criança;
- antibioticoterapia: o uso de antibióticos deverá ser indicado quando houver evidência de infecção. As bactérias isoladas de material proveniente das lesões são principalmente *Morganella morganii, Escherichia coli, Providentia sp.* e *Streptococcus* do grupo D, geralmente sensíveis ao cloranfenicol. Dependendo da evolução clínica, poderá ser indicada associação do tipo clindamicina e aminoglicosídeo.

## TRATAMENTO DAS COMPLICAÇÕES LOCAIS

Firmado o diagnóstico de síndrome compartimental, a fasciotomia não deve ser retardada, desde que as condições de hemostasia do paciente o permitam. Se necessário, indicar transfusão de sangue, plasma fresco ou crioprecipitado.

O debridamento de áreas necrosadas delimitadas e a drenagem dos abscessos deverão ser efetuados. A necessidade de cirurgia reparadora deve ser considerada nas perdas extensas de tecidos e todos os esforços devem ser feitos para preservar o segmento acometido.

## ACIDENTE CROTÁLICO

As serpentes do gênero *Crotalus* distribuem-se de maneira irregular pelo país. Segundo dados da Coordenação de Controle de Zoonoses e Animais Peçonhentos do Ministério da Saúde, através das notificações das Secretarias Estaduais de Saúde, o acidente crotálico tem variado de 7 a 8,5% do total de acidentes causados por serpentes venenosas nos últimos cinco anos no Brasil.

Estes acidentes apresentam o maior coeficiente de letalidade entre todos os acidentes ofídicos, provavelmente relacionado à gravidade de suas manifestações sistêmicas e, principalmente, pela freqüência com que evoluem para insuficiência renal aguda (IRA).

## AÇÕES DO VENENO

*Atividade neurotóxica*: apresenta-se nas primeiras seis horas e se evidencia por ptose palpebral uni- ou bilateral, flacidez da musculatura da face, caracterizando uma "fácies miastênico", descrita anteriormente como "fácies neurotóxica". Há oftalmoplegia e dificuldade de acomodação (visão turva) ou visão dupla (diplopia) e alteração do diâmetro pupilar (midríase). Queixas menos freqüentes, como dificuldade à deglutição, modificações no olfato e no paladar, podem ocorrer. As alterações descritas evidenciam o comprometimento do III, IV e VI pares de nervos cranianos, mas são sintomas e sinais que regridem após três ou quatro dias.

*Atividade miotóxica*: caracteriza-se por dores musculares generalizadas (mialgias), de aparecimento precoce e mais intensas nos casos mais graves. A urina pode estar clara nas primeiras horas e assim permanecer, ou tornar-se avermelhada e progressivamente marrom nas horas subseqüentes, traduzindo a eliminação de quantidades variáveis de mioglobina, pigmento liberado do tecido muscular esquelético. A mioglobinúria é a manifestação clínica mais evidente da existência da rabdomiólise. Não havendo dano renal, a urina readquire sua coloração habitual em um ou dois dias.

Manifestações clínicas pouco freqüentes, como paralisia respiratória, com possibilidade de insuficiência respiratória aguda, fasciculações e paralisia de grupos musculares, têm sido relatadas e interpretadas como decorrentes das atividades neurotóxica e miotóxica do veneno.

*Atividade coagulante*: pode haver aumento do tempo de coagulação (TC) ou incoagulabilidade sangüínea com queda do fibrinogêmo plasmático. Há relato de pequenos sangramentos, geralmente restritos às gengivas (gengivorragia).

Manifestações clínicas pouco freqüentes, como paralisia respiratória, com possibilidade de insuficiência respiratória aguda, fasciculações e paralisia de grupos musculares, têm sido relatadas e interpretadas como decorrentes das atividades neurotóxica e miotóxica do veneno.

Com base nas manifestações clínicas descritas e na sua intensidade, os acidentes crotálicos são classificados em moderados e graves, objetivando a adequação da conduta terapêutica, principalmente a soroterapia.

• *Moderado*: sinais e sintomas neurotóxicos presentes. A mialgia é discreta ou provocada ao exame. A urina pode apresentar coloração alterada.

• *Grave*: sinais e sintomas neurotóxicos evidentes ("fácies miastênica"), mialgia intensa e urina escura, podendo haver oligúria.

Observação: a alteração do TC pode ocorrer em qualquer dos quadros, não sendo considerada critério de gravidade.

## EXAMES LABORATORIAIS

• Quantificação do veneno circulante pelo método ELISA (ainda não acessível comercialmente),

• Elevação da creatinoquinase (CK), desidrogenase lática (DHL), aspartato aminotransferase (AST), transaminase glutâmico-pirúvica (TGP) e aldolase. O aumento da CK é precoce, nas primeiras duas horas, atingindo valores máximos nas 24 horas seguintes. Seu fracionamento mostra elevação da isoenzima MM dos músculos esqueléticos e da fração MB, que pode atingir valores considerados compatíveis com infarto agudo do miocárdio.

• O tempo de coagulação pode estar alterado.

• O hemograma pode mostrar plaquetas em número normal ou diminuído, havendo descrição de alteração da agregação plaquetária nos primeiros dias após o acidente.

• Na urina, o sedimento é normal, quando não há insuficiência renal aguda (IRA). Pode haver proteinúria discreta e não há hematúria.

• Biópsia muscular, realizada em músculo esquelético, distante do ponto de inoculação do veneno, demonstra sua atividade miotóxica sistêmica. Há focos de mionecrose e inúmeras outras alterações evidenciáveis à microscopia eletrônica.

## Tratamento

O tratamento fundamental consiste na aplicação do soro antiveneno (SAV) por via endovenosa e em doses adequadas. Este tipo de envenenamento deve ser considerado uma emergência médica, pois há correlação entre a precocidade de administração do SAV e a evolução favorável dos pacientes.

• Não aplicar garrote e não realizar qualquer procedimento no local da picada. O paciente deve permanecer em repouso, desde que não se retarde com isso a soroterapia.

• Não utilizar drogas sedativas.

• Manter a hidratação por via endovenosa, se houver vômito.

## Soroterapia

Deve ser utilizado o soro anticrotálico (SAC) por via endovenosa, sem necessidade de diluição, em gotejamento contínuo, sob estreita vigilância do médico. A dose do soro deve atender aos critérios da classificação da gravidade do quadro clínico:

• *quadros moderados:* administrar 10 ampolas;
• *quadros graves*: administrar 20 ampolas. *O Manual de diagnóstico e tratamento de acidentes por animais peçonhentos* (MS) não indica a execução de testes de sensibilidade antes da soroterapia, ainda realizados em alguns serviços, pois já está demonstrado que não são preditivos nem apresentam boa sensibilidade ou especificidade, além de retardarem a aplicação do SAV e, portanto, a neutralização rápida do veneno circulante.

O uso prévio à soroterapia heteróloga de drogas capazes de bloquear efeitos histamínicos tem sido introduzido em vários centros que concentram o atendimento de pacientes vítimas de animais peçonhentos. Os esquemas têm sido variados, mas têm por objetivo impedir que a histamina ocupe seus receptores, utilizando drogas antagonistas dos receptores $H_1$ e $H_2$. Além disso, o uso simultâneo de corticosteróide, de várias maneiras, pode auxiliar no processo, como na diminuição da produção de leucotrienos, mediadores potentes da anafilaxia.

Tais medidas não substituem a vigilância da equipe médica durante a infusão do SAV, para que possa haver rápida atuação na reversão de um quadro de anafilaxia, se necessário.

## Complicações

As complicações mais graves do acidente crotálico são a insuficiência respiratória aguda, transitória e rara, bem como a insuficiência renal aguda (IRA), freqüente, nos casos graves tratados tardiamente ou de forma inadequada.

A IRA se manifesta geralmente por oligúria, urina escurecida devido à mioglobinúria, cuja excreção deve contribuir como uma das possíveis causas da necrose tubular aguda (NTA), substrato anatomopatológico geralmente encontrado nesses pacientes. O quadro tóxico sistêmico, a desidratação e a possível ação nefrotóxica direta do veneno crotálico devem também contribuir para essa patologia.

A IRA pode ser grave devido ao hipercatabolismo consequente à miotoxicidade do veneno, mostrando elevação rápida e acentuada dos níveis séricos de creatinina, uréia, ácido úrico, fósforo e potássio, liberados do tecido muscular para a circulação. Tais achados orientam para a instalação precoce de hemodiálise.

## Prognóstico

Nos acidentes moderados, há regressão total dos sintomas e sinais dentro de uma semana. É mais reservado quando há NTA hipercatabólica, pois a evolução dependerá da orientação e da qualidade do atendimento adequado à patologia renal e suas conseqüências.

## ACIDENTE ELAPÍDICO

A maioria das espécies de corais possui um padrão de cor representado por anéis corporais em uma combinação de vermelho (ou alaranjado), branco (ou amarelo) e preto. A presença da cor vermelha é uma indicação de perigo (coloração aposemática) para potenciais predadores (especialmente pássaros).

## Ações do Veneno

Os venenos das serpentes corais são conhecidos por possuírem efeitos neurotóxicos, miotóxicos, hemorrágicos e cardiovasculares. Apesar da demonstração dessas atividades, somente os efeitos neurotóxicos e miotóxicos são observáveis em acidentes humanos.

### Ações Neurotóxica e Miotóxica

Classicamente, os venenos das serpentes corais possuem neurotoxinas (NTX) com dois mecanismos de ação:
• NTX pré-sinápticas — são proteínas de peso molecular de 12 a 60kDa, com atividade fosfolipásica; atuam nas terminações axônicas (metabolismo do cálcio), impedindo a liberação de acetilcolina na fenda sináptica da junção neuromuscular dos nervos motores;
• NTX pós-sinápticas — são proteínas de peso molecular de 6 a 14kDa, desprovidas de ação enzimática; atuam por fixação competitiva nos receptores colinérgicos das membranas pós-sinápticas da junção neuromuscular dos nervos motores, semelhante ao curare.

A ação miotóxica pode estar associada à ação neurotóxica ou parcialmente mascarada por essa. Nos envenenamentos humanos com corais, um quadro de mialgia pode se instalar, mas sem um indicativo claro de mionecrose.

## Diagnóstico Clínico

Os sintomas do envenenamento por serpentes corais podem ser precoces (entre 45 e 75 minutos).
*Manifestações locais*: dor local discreta ou ausente acompanhada de parestesia de progressão proximal.
*Manifestações sistêmicas*: vômito, sialorréia, ptose palpebral, sonolência, perda do equilíbrio, fraqueza muscular, oftalmoplegia e presença de fácies miastênica. Podem surgir mialgia localizada, dificuldade de deglutir e afonia. O quadro de paralisia flácida pode comprometer a musculatura respiratória, evoluindo para apnéia e insuficiência respiratória aguda.
*Teste de neostigmina* — o uso dessa droga em dose de 0,05mg/kg em crianças ou uma ampola no adulto (IV) provoca melhora clara e evidente no quadro neurotóxico, especialmente se for um acidente causado por uma coral de NTXs pós-sinápticas.

## Tratamento

Preconiza-se o uso de 10 ampolas de soro antielapídico pela via intravenosa nos casos com manifestação clínica. O acidente é sempre considerado grave.

## Complicações

O quadro de insuficiência respiratória aguda é considerado uma complicação do acidente. Nesse caso, manter o paciente ventilado (máscara e AMBU ou intubação traqueal). A utilização de drogas anticolinesterásicas (neostigmina) mostra-se eficiente na reversão da sintomatologia respiratória, enquanto se aguarda a transferência do paciente para unidade de terapia intensiva (UTI).

A droga neostigmina pode ser utilizada na terapêutica de manutenção a cada quatro horas, precedida da administração de atropina. A atropina é um antagonista competitivo dos efeitos muscarínicos da acetilcolinesterase (ACHE).

## Prognóstico

É favorável, desde que adequadamente tratado quanto à soroterapia e assistência ventilatória.

## ACIDENTES ARACNÍDICOS

### *Phoneutria*

As aranhas do gênero *Phoneutria* são popularmente conhecidas como "aranhas armadeiras". Esta denominação reside no fato de, ao serem perturbadas, apresentarem um comportamento agressivo e de defesa, apoiando-se sobre as patas traseiras, erguendo as dianteiras e abrindo as quelíceras, procurando picar.

Embora venha ocorrendo um aumento do número de notificações de acidentes aracnídicos no país, seguramente ainda é considerável o número de casos não-notificados. Assim, de acordo com os dados epidemiológicos relatados ao Ministério da Saúde no período de 1990 a 1993, os acidentes causados por aranhas do gênero *Phoneutria* corresponderam a 42,2% de um total de 11.390 acidentes por aranhas em que o gênero, provável ou confirmado, foi referido. Estes dados também indicam que a maioria dos acidentes por aranhas *Phoneutria sp.* ocorre nas regiões Sudeste e Sul do país, respectivamente, 60,0 e 39,7% do total de casos.

As aranhas armadeiras são animais de hábitos errantes que caçam suas presas principalmente durante a noite. Entretanto, a maioria dos acidentes ocorre no período diurno, dentro dos domicílios e suas proximidades, principalmente ao calçar sapatos, ao manusear entulhos, lenhas ou materiais de construção. Também são encontradas em bananeiras, entre os seus cachos, ou em árvores com grandes folhagens. Embora os acidentes possam ser observados durante todo o ano, são mais freqüentes nos meses de abril e maio, possivelmente relacionando-se à época de acasalamento do gênero.

### Quadro Clínico

Predominam as manifestações locais. A dor imediata é o sintoma mais freqüente, encontrado na quase totalidade dos casos. Sua intensidade é variável, podendo se irradiar até a raiz do membro acometido. Outras manifestações são edema, eritema, parestesia e sudorese no local da picada, onde podem ser encontradas as marcas de dois pontos. Os acidentes têm sido classificados, quanto à gravidade, em três graus: leve, moderado ou grave.

*Leves*: são os mais freqüentes (90% dos casos); os pacientes apresentam predominantemente sintomatologia local. A taquicardia e agitação, eventualmente presentes, podem ser secundárias à dor.

*Moderados*: ocorrem em cerca de 9% do total de acidentes por *Phoneutria*. Associadas às manifestações locais, aparecem alterações sistêmicas, como taquicardia, hipertensão arterial, sudorese discreta, agitação psicomotora, visão turva e vômito ocasional.

*Graves*: são raros (1% do total), mais freqüentes em crianças e idosos. Além das alterações citadas nas formas leves e moderadas, podem estar associadas as seguintes manifestações clínicas: sudorese profusa, prostração, agitação psicomotora, sialorréia, vômito freqüente, diarréia, priapismo, hipertonia muscular, tremores, hipotensão arterial, choque e/ou edema agudo do pulmão.

## TRATAMENTO

*Sintomático*: a dor local deve ser tratada com um analgésico sistêmico, como a dipirona, ou a apresentação que associa acetaminofeno e codeína. Caso a dor seja muito intensa, pode ser necessária uma infiltração anestésica local à base de lidocaína a 2% sem vasoconstritor. A dose recomendada é 3-4ml para adultos e de 1-2ml para crianças.

Em cerca de 25% dos casos há recorrência da dor, sendo necessárias novas infiltrações anestésicas locais, em geral em intervalos de 60 a 90 minutos. Caso sejam necessárias mais de duas infiltrações, e desde que não existam sintomas de depressão do sistema nervoso central, recomenda-se o uso cuidadoso da meperidina nas seguintes doses: crianças — 1,0mg/kg IM ou IV e adultos — 50-100mg IM ou IV.

*Específico: a soroterapia antiveneno tem sido formalmente indicada nos casos com manifestações sistêmicas em crianças, idosos e em todos os acidentes graves.* Nestas situações, o paciente deve ser internado para melhor controle dos sinais vitais, parâmetros hemodinâmicos e tratamento de suporte das complicações associadas. O soro antiaracnídico deve ser aplicado rapidamente, pela via IV, não-diluído, infundido em cinco a 10 minutos, sem pré-tratamento com hidrocortisona e antagonistas da histamina. A dose recomendada é de duas a quatro ampolas, para os casos moderados, e de cinco a 10 ampolas, nos casos graves.

Deve ser evitado o uso de algumas drogas antagonistas dos receptores da histamina, principalmente a prometazina (Fenergan), em crianças e idosos. Os efeitos tóxicos ou idiossincrásicos decorrentes do uso destes medicamentos podem determinar manifestações, como sonolência, agitação psicomotora, alterações pupilares e taquicardia, que podem ser confundidas com as do envenenamento sistêmico.

## EVOLUÇÃO

Crianças, bem como os idosos, devido ao maior de risco de desenvolverem manifestações sistêmicas do envenenamento, merecem uma observação mais cuidadosa, pelo menos por até seis horas após o acidente. Os óbitos são muito raros, havendo relato de cerca de 15 acidentes fatais na literatura nacional, de 1926 a 1996.

## *LOXOSCELES* (ARANHA MARROM)

É o acidente mais grave produzido por aranhas em nosso meio. A natureza do acidente é confirmada pelo quadro clínico, geralmente característico, com dor pouco intensa no momento da picada, que evolui após 12 a 14 horas para edema, dor, mal-estar geral, induração e cianose no local da picada, com possibilidade de necrose extensa.

A complicação possível é a insuficiência renal aguda pelo poder hemolítico do veneno.

O tratamento consiste na aplicação do soro antiloxoscélico ou antiaracnídico, na quantidade de cinco ampolas, nos casos moderados, e 10 ampolas, nos casos graves, por via endovenosa.

Até o terceiro dia após o acidente, pode ser instituído o tratamento com o soro devido à difusão lenta do veneno.

A prevenção da insuficiência renal aguda deve ser realizada com a hidratação adequada e diurese forçada; se necessário, instalar diálise peritoneal ou hemodiálise, quando indicado.

## ESCORPIÕES

Todos os escorpiões apresentam duas glândulas de veneno e um ferrão inoculador, situado após o último segmento caudal. No Brasil, os representantes de veneno ativo pertencem ao gênero *Tityus*, sendo o *T. bahiensis* (escorpião preto) o causador mais frequente dos acidentes em São Paulo, seguido pelo *T. serrulatus* (escorpião amarelo), de peçonha mais ativa. O veneno é neurotóxico, com ação periférica, produzindo dor intensa e irradiada.

O tratamento sintomático deve ser realizado em adultos e crianças picados por escorpiões. Consiste na infiltração com anestésico local, sem vasoconstritor, nas infiltrações tronculares e de extremidades, e com vasoconstritor em outras regiões do corpo.

É o tratamento ideal em adultos, e a maioria se beneficia com apenas uma dose de infiltração. O doente fica em observação de uma a seis horas; senão houver recrudescimento da dor, recebe alta, com tratamento sintomático, que consiste em administrar anti-histamínico, analgésico e repouso.

No caso de haver reaparecimento da dor após 60 minutos, procede-se a uma nova infiltração e uma eventual terceira. Nesta última hipótese, procede-se à administração de soro antiaracnídico ou antiescorpiônico, cinco a 10 ampolas por via endovenosa, de acordo com a maior ou menor gravidade dos sintomas.

Em crianças e idosos, o quadro pode ser grave, com alterações do ritmo cardíaco, hipertensão arterial e edema agudo do pulmão.

### Prevenção

Muitos acidentes podem ser evitados com cuidados básicos, como:
- uso de botas de cano alto ou de botinas com perneiras de couro, principalmente nas colheitas de arroz; feijão; frutas; milho; café e hortaliças;
- limpeza das áreas ao redor da casa, paiol ou plantação, eliminando entulhos, lixo, folhagens altas e fechadas, restos de alimentos que propiciam a proliferação de ratos e insetos, que atraem seus predadores naturais, como cobras, aranhas e escorpiões;
- antes de calçar sapatos, chinelos, botas, examiná-los bem. Os animais peçonhentos podem refugiar-se dentro deles, principalmente as aranhas e escorpiões, que têm hábitos domiciliares.

- Em atividades de lazer ao ar livre, como acampamentos e pescarias, as portas dos carros devem ficar fechadas. Não encostar em barranco antes de examiná-lo com cuidado.
- À noite, nos sítios, chácaras e fazendas, deve-se evitar andar em vegetações rasteiras e gramados, pois isso coincide com a movimentação de animais peçonhentos, que, em sua maioria, têm hábitos noturnos.
- Na zona rural, devem ser protegidos os predadores naturais de serpentes, como gaviões, garças, emas, gambás e a muçurana, que se alimenta de ofídios peçonhentos.

É importante estar atento às mudanças de hábitos dos animais em situações de cultivo de solos, desmatamentos e queimadas. Nestas situações, tanto as serpentes como outros animais fogem para lugares mais seguros em busca de proteção, próximos às residências.

## BIBLIOGRAFIA

1. Nicolella A, Barros E, Torres JB, Marques MG. Acidentes com animais peçonhentos — consulta rápida. Porto Alegre, 1997.
2. Ministério da Saúde — Fundacentro. Cartilha de Ofidismo (Cobral). Brasília: Fundação Nacional de Saúde, 79-109, 1996.
3. Bucaretchi F. Acidentes por *Phoneutria*. In: Schvartsman S (editor), Plantas Venenosas e Animais Peçonhentos. Editora Sarvier, São Paulo, 196-201, 1992.
4. Cardoso JLC, Bucaretchi F, França FOS, Puorto G et al. Acidentes por animais peçonhentos — identificação, diagnóstico e tratamento. Manual de Vigilância Epidemiológica, Secretaria de Estado da Saúde, São Paulo, 1993.

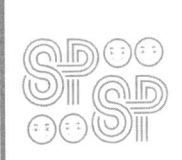

Sulim Abramovici
Fernanda Maria Ferreira
Guimarães

# CAPÍTULO 15

# Atendimento Pré-hospitalar e Transporte

## INTRODUÇÃO

O tratamento da criança politraumatizada é um dos maiores desafios em pediatria. O prognóstico de crianças acidentadas ou gravemente enfermas depende do atendimento de emergência rápido e adequado. A sobrevivência está relacionada diretamente aos seguintes passos: prevenção da lesão, ressuscitação cardiopulmonar (RCP) precoce, acesso rápido a um serviço médico de emergência (SME), suporte avançado de vida (SAV) e cuidados após a ressuscitação.

Apesar de tantos anos de experiência com a RCP, o prognóstico das crianças que sofrem uma parada cardíaca continua a ser reservado. Menos de 10% das que apresentam uma parada cardiorrespiratória (PCR) sobrevivem até a alta hospitalar; poucos destes sobreviventes apresentam integridade neurológica. O tempo é um fator importantíssimo para a sobrevida. Assim, uma das principais áreas em que se deve concentrar a atenção é a da assistência pré-hospitalar para pacientes pediátricos.

Após a identificação de uma emergência pediátrica, é fundamental a intervenção rápida. Para isso, os pais, funcionários de creches, professores de escolas devem ter treinamento em RCP básica e primeiros socorros, além de conhecerem a rotina de encaminhamento aos SME. Os pais de crianças de alto risco, aquelas com doenças crônicas de base, devem ser particularmente alvo de tais cursos. Além disso, todas as comunidades deveriam ter acesso a um serviço de chamadas telefônicas de emergência eficiente e rápido.

## EPIDEMIOLOGIA

A epidemiologia da PCR na população pediátrica é diferente da dos adultos. A parada cardíaca primária súbita é incomum em crianças e, ao contrário dos adultos, apenas cerca de 10% dos pacientes pediátricos têm fibrilação ventricular (FV) ou taquicardia ventricular (TV), apresentando estes sobrevida muito maior do que aqueles que chegam em assistolia. A TV ou FV raramente são observadas em crianças menores de 10 anos, sendo mais comumente vistas acima dessa idade em vítimas de acidentes por submersão, em crianças com cardiopatias complexas e nas que apresentam parada cardiorrespiratória no hospital. Com muito mais freqüência, os traumas e as doenças em geral causam, primeiro, insuficiência respiratória ou circulatória, que evolui para falência cardiopulmonar — com hipoxemia e acidose, culminando em assistolia ou parada cardíaca sem pulso. Como a maioria dos adultos com PCR tem fibrilação ou taquicardia ventricular, a taxa de sobrevivência é muito maior do que em crianças.

Ao contrário da assistolia, a parada respiratória é associada a uma alta taxa de sobrevivência, podendo exceder 50% quando a ressuscitação imediata é realizada, e a maioria das crianças sobrevive sem déficits neurológicos.

A PCR na faixa pediátrica ocorre mais freqüentemente nos extremos de idade (menores de 1 ano e na adolescência). Durante a infância, as principais causas são lesões intencionais (maus-tratos) ou traumas em geral, síndrome da morte súbita, doenças respiratórias, obstrução das vias aéreas, acidente por submersão, septicemia e doenças neurológicas. Nas crianças maiores de 1 ano, os traumas representam a principal causa.

## ATENDIMENTO PRÉ-HOSPITALAR: SUPORTE BÁSICO DE VIDA (SBV)

Atualmente, para crianças acima de 8 anos ou menores de 8 anos que tenham maior probabilidade de apresentar fibrilação ou taquicardia ventricular, preconiza-se inicialmente ligar para um SME ou resgate a fim de obter um desfibrilador o mais rapidamente possível, antes de iniciar a reanimação. Os pais ou conhecidos da criança devem, de preferência, ficar junto à vítima.

### Nível de Consciência

O socorrista deve, rapidamente, avaliar a presença e a extensão da lesão, bem como definir se a criança está inconsciente. Havendo suspeita de trauma, a coluna deve ser completamente imobilizada e a extensão, flexão e rotação do pescoço, evitadas.

### Vias Aéreas

Deve-se sempre adotar seqüência do ABC. O estabelecimento e a manutenção das vias aéreas permeáveis e o adequado suporte ventilatório são os componentes mais importantes do SBV.

Se a vítima estiver inconsciente e sem respirar, as vias aéreas deverão ser abertas imediatamente com a técnica da inclinação da cabeça e elevação do queixo (Fig. 15.1). Havendo suspeita de lesão cervical, deve ser evitada a inclinação da cabeça, só se realizando a elevação da mandíbula (Fig. 15.2).

### Respiração

Se não há respiração espontânea, deve-se iniciar respiração boca a boca ou boca-nariz e boca em menores de um ano. Se houver equipamento disponí-

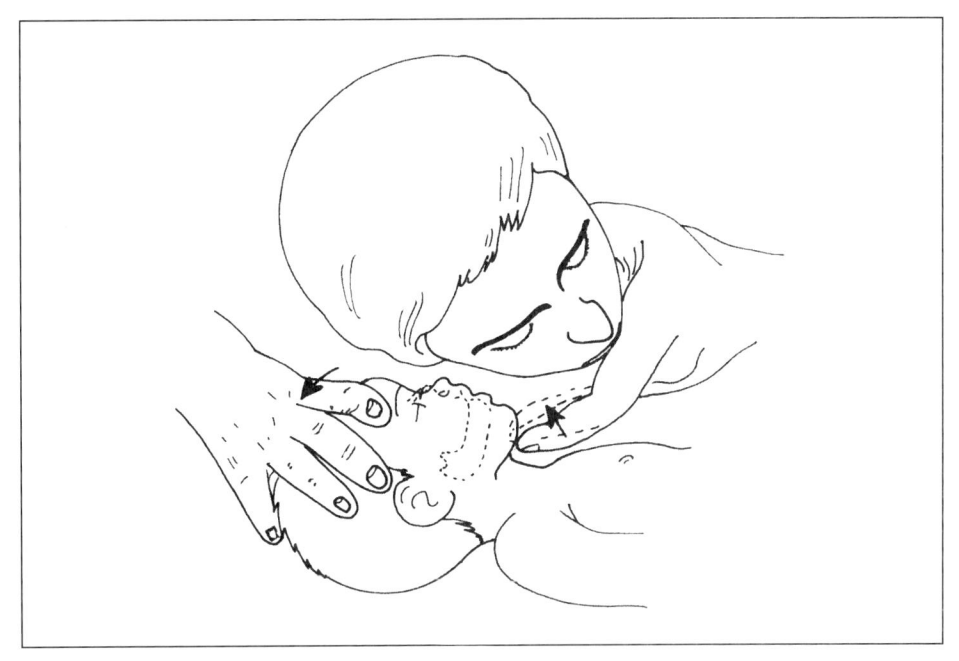

**Fig. 15.1** — *Vítima inconsciente, técnica de elevação do mento. Fonte: Pediatric Advanced Life Support. American Academy of Pediatrics, 1997.*

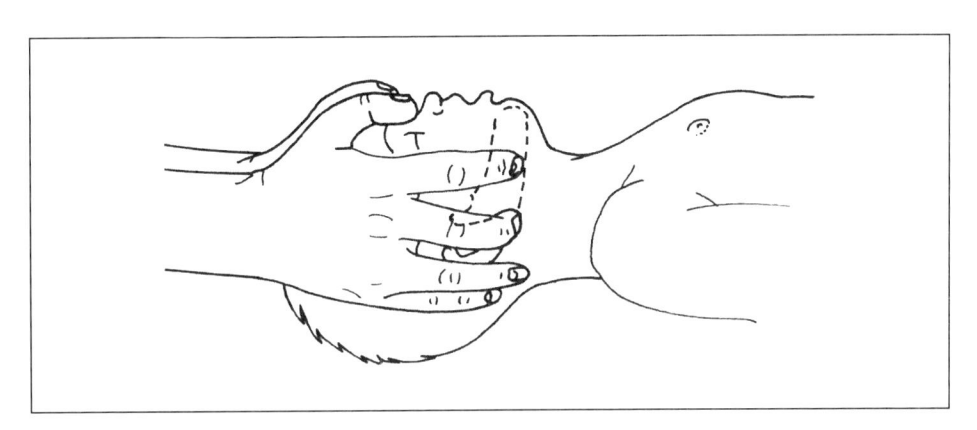

**Fig. 15.2** — *Técnica de elevação da mandíbula na suspeita de lesão cervical. Fonte: Pediatric Advanced Life Support. American Academy of Pediatrics, 1997.*

vel, proceder à ventilação com bolsa-máscara de oxigênio. O volume e a pressão devem ser suficientes para proporcionar a expansão do tórax. Não se deve esquecer a necessidade de manobras de retirada de corpos estranhos.

Inicialmente fornecer duas respirações lentas (1 a 1,5s por respiração) para a vítima, mantendo cerca de 20 respirações por minuto. Não se deve fazer hiperventilação.

## Acesso Vascular

A via intra-óssea é sugerida quando não se consegue uma veia periférica dentro de 30 a 60s. Não há mais limite de idade, podendo também ser realizada em crianças acima de 6 anos.

A administração de drogas por via endovenosa e intra-óssea é preferível à via endotraqueal.

A administração de volume é indicada quando a criança apresenta sinais de choque (cor pálida ou rendilhada, pele fria, pulsos periféricos diminuídos, enchimento capilar lento apesar da temperatura ambiental normal, alteração do sensório e oligúria). Pode haver choque na criança apesar de níveis de pressão arterial normais.

A reposição deve ser feita com bolos de fluidos, administrando 20ml/kg de solução cristalóide isotônica (soro fisiológico ou Ringer lactato), infundidos rapidamente. Se persistirem sinais de choque, um segundo bolo de 20ml/kg deverá ser administrado e volumes adicionais de cristalóide ou colóide ser infundidos, se necessário.

Em relação à dose de adrenalina, as últimas recomendações da American Heart Association são de que a dose inicial (0,01mg/kg IV/IO da solução 1:10.000-0,1ml/kg) deve ser a mesma que a segunda dose ou subseqüentes, pois doses maiores não mostraram benefícios adicionais em diversos estudos realizados. Entretanto, ainda podem ser consideradas doses mais altas em alguns casos após a dose inicial.

O uso de manobras vagais para o tratamento da taquicardia supraventricular (TSV) foi reintroduzido. A indução do reflexo do mergulhador, colocando uma bolsa de gelo na face da criança, é o método mais eficaz. Em crianças maiores e adolescentes, podem-se tentar a manobra de Valsalva ou a massagem do seio carotídeo. Nenhuma dessas manobras deve retardar o uso de adenosina ou cardioversão. Amiodarona também pode ser utilizada em arritmias supraventriculares ou ventriculares, particularmente em FV refratária que persiste após três choques com desfibrilador.

Após a realização do ABC, proceder à avaliação neurológica, utilizando a escala de coma de Glasgow modificada para crianças. Avaliar o tamanho pupilar e reação fotomotora. Lesões de medula espinhal são menos freqüentes que em adultos. Devido às diferenças anatomofisiológicas, podem ocorrer lesões da medula sem evidências de lesão óssea associada. Na suspeita, sempre manter imobilização cervical adequada.

A parede torácica da criança é bastante flexível, sendo raras as fraturas de costelas. Contudo, as lesões internas (pulmões, coração, grandes vasos) são freqüentes mesmo na ausência de fraturas. As contusões são mais comuns que no adulto. As fraturas de costelas, quando presentes, indicam trauma violento.

Em todos os atendimentos, o socorrista deve estar atento aos dados da história e exame físico que possam indicar suspeita de maus-tratos infantis.

Os esforços de ressuscitação podem ser cessados em crianças com PCR depois de 30min, a menos que haja alguma circunstância especial, como hipotermia, intoxicação, fibrilação ou taquicardia ventricular recorrentes ou refratárias.

## TRANSPORTE DA CRIANÇA POLITRAUMATIZADA

Iniciar o atendimento no local do acidente e colocar, da forma mais rápida e segura possível, a vítima em condições de receber o tratamento definitivo é a premissa para reduzir a morbidade e mortalidade dos politraumatizados. Nas crianças, cerca de 40% das mortes violentas que ocorrem no período entre o acidente e sua chegada ao hospital apresentam causas tratáveis. Estas mortes seriam evitadas com uma atuação em tempo hábil e com particular ênfase aos cuidados com as vias aéreas bem como controle da hemorragia em nível pré-hospitalar.

Na prática, os diversos serviços de transporte estão habilitados para realizar o atendimento de adultos e, quando se defrontam com pacientes pediátricos, o desempenho é muito aquém do esperado.

O transporte dos pacientes de emergência é classificado em resgate e remoção inter-hospitalar. O resgate refere-se ao atendimento no local do acidente e o encaminhamento para o hospital. A remoção destina-se às crianças atendidas em hospitais primários e, após a avaliação inicial, faz-se necessária sua transferência para um hospital terciário, a fim de receber o tratamento definitivo.

## RESGATE DA CRIANÇA POLITRAUMATIZADA

Está voltado a prestar atendimento rápido, realizar medidas de suporte básico e avançado de vida no local do acidente e durante o transporte. Também é responsável em transportar a criança para um local mais apropriado. Todos os fatores envolvidos são avaliados e dimensionados previamente, para que se efetue de forma adequada.

A primeira preocupação é definir e conhecer a região. O raio de ação, as condições das vias públicas e as características geográficas são os parâmetros que determinam o tempo consumido pela equipe de resgate para o acesso ao local do acidente e para iniciar o tratamento pré-hospitalar. Permite, ainda, estabelecer quais os veículos que serão úteis, sua distribuição na área e na organização do sistema de resgate para a região.

O hospital para o qual a vítima deve ser levada depende da gravidade do acidente, tipos de procedimento e recursos necessários para melhor restabelecimento. A magnitude do trauma deve ser expressa em termos objetivos. Esta quantificação tem fundamental importância, pois permite fazer a triagem dos pacientes mais graves, além de avaliar a qualidade do serviço prestado. A escala de trauma pediátrico (ETP), desenvolvida unicamente para dimensionar as lesões traumáticas em crianças, tem-se demonstrado eficaz para graduar a gravidade.

Todo serviço de transporte, que se dispõe a realizar resgate, deve ter equipe de médicos e paramédicos disponíveis 24 horas por dia e habilitados a realizar manobras de ressuscitação nas condições mais inesperadas. Considera-se 3min, a partir da solicitação, o tempo máximo para a equipe iniciar o resgate.

## REMOÇÃO INTER-HOSPITALAR

Paciente grave com ETP < 8 requer tecnologia avançada e pessoal especializado, disponíveis no centro de trauma pediátrico. O médico de um hospital primário deve conhecer suas limitações e o da instituição. Identificar os paciente graves e transferi-los para um hospital adequado é responsabilidade de todo profissional médico que assiste um politraumatizado. A partir do momento que se tomou a decisão de transferir o paciente, providências nesta direção são tomadas e os exames radiológicos e laboratoriais não devem retardar a transferência, exceto os que podem mudar os cuidados imediatos.

O médico requerente é o responsável por indicar o processo de transferência e, ao contrário do que acontece habitualmente, esta responsabilidade não pode ser delegada a outro profissional. Contato direto com o hospital e a equipe que fará a remoção é essencial para realizar o planejamento, assim como preparar os equipamentos e estabelecer a equipe adequada para a remoção.

Conhecer a situação clínica do paciente é responsabilidade do médico que recebe a solicitação da remoção. Deve opinar qual é o meio e a condição mais segura para o transporte, detalhar para a equipe de remoção as necessidades de suporte básico e avançado, bem como manter-se em contato com o encaminhador e a equipe desde o início até o término da operação. Portanto, a transferência do politraumatizado é da responsabilidade dos profissionais solicitante e solicitado desde o desencadeamento até o final do processo.

O objetivo básico do serviço de transporte é:
- fornecer atendimento médico adequado dentro do menor tempo possível, respeitando as condições de segurança;
- assegurar a permeabilidade das vias aéreas;
- garantir o acesso venoso apropriado, monitorar os parâmetros vitais e evitar a deterioração clínica do paciente.

Estes são os princípios a serem cumpridos durante o transporte. Portanto, deve estar capacitado a reanimar, estabilizar, transportar e preparar o paciente para o tratamento definitivo.

## Recursos para o Transporte

### Centro de Comunicação

É imprescindível uma central de comunicação para o serviço de transporte. Sua principal característica é a agilidade em receber a solicitação e distribuir as informações para os diversos profissionais envolvidos.

O veículo adequado é o que permite a instalação do equipamento, atuação da equipe e posição satisfatória do paciente. A escolha está relacionada às condições clínicas da criança, patologia, distância, condições de acesso, necessidade de suporte e custo, com o objetivo de permanecer o menor tempo possível em trânsito (Tabela 15.1).

As crianças acidentadas necessitam, em algum momento, de transporte para um ambiente hospitalar. O meio utilizado para o transporte varia desde o próprio veículo da família até sofisticadas aeronaves, sendo a maioria transportada por ambulâncias. Os veículos devem ter espaço amplo, controle de temperatura, segurança e possuir fontes de energia. Variam amplamente de serviço, da região geográfica e dos seus propósitos.

### Escolha do Veículo

A escolha do meio de transporte é determinada:
- pelo tempo ideal a ser gasto na transferência inter-hospitalar, indicado pela gravidade e natureza das condições clínicas;
- disponibilidade de veículos e pessoal;
- condições de tráfego, tempo e geografia da região;
- custos.

Destes fatores, o primeiro reveste-se de maior importância, pois, em situações clínicas críticas, mesmo pequenos ganhos de tempo podem ser decisivos para a sobrevida. Desta maneira, tal tipo de situação deve ser atendido com o meio de transporte mais rápido à disposição.

Existem vantagens e desvantagens para cada um dos meios de transporte e não há estudos comparativos conclusivos sobre segurança e eficácia. A escolha adequada dependerá sempre de muitas variáveis, que envolvem condições climáticas, gravidade, distâncias e disponibilidades de veículos.

### Equipe

A escolha dos membros da equipe é baseada nas habilidades técnicas e conhecimento das emergências pediátricas. Outros fatores, como as condições físicas gerais, resposta ao estresse, suscetibilidade à doença do movimento,

### Tabela 15.1
### Vantagens e Desvantagens dos Veículos Utilizados no Transporte Pediátrico

| Veículo | Vantagem | Desvantagem |
|---|---|---|
| Ambulância terrestre | Disponibilidade/pronto uso<br>Área física planejada<br>Qualquer distância<br>Permite paradas e desvios<br>Independe de outro veículo | Tráfego<br>Tempo X distância |
| Helicóptero | Rápido<br>Fácil acesso<br>Terreno montanhoso<br>Não depende do aeroporto<br>Baixo custo até 150km<br>Permite paradas e desvios | Não opera à noite<br>Depende do clima<br>Ruído excessivo<br>Não-pressurizado<br>Trepidação<br>Espaço interno<br>Autonomia = 400km |
| Bimotor | Vôo a baixa altitude<br>Pista curta<br>Pista não-pavimentada<br>Maior espaço interno<br>Rapidez | Depende do clima<br>Turbulência<br>Depende de outro veículo |
| Turboélice | Pista curta<br>Pista não-pavimentada<br>Maior espaço interno<br>Rapidez | Pouco estável<br>Turbulência<br>Depende de outro veículo |
| Jato | Maior autonomia<br>Vôo internacional<br>Estabilidade em vôo<br>Maior espaço interno<br>Rapidez | Pista pavimentada<br>Pista longa<br>Porta estreita<br>Depende de outro veículo |

agilidade física, entusiasmo e envolvimento são considerados. Também faz parte do perfil a capacidade de sensibilizar-se com o pessoal dos outros hospitais, com os pais e todos envolvidos no transporte.

Todos os membros deveriam ter um programa de treinamento em transporte aéreo e terrestre de crianças, em que seriam administrados tópicos sobre as responsabilidades dos cuidados e monitoração durante o transporte, técnicas de procedimento requeridas na emergência, operação do equipamento utilizado no transporte, adaptação à área física do veículo de transporte e as conseqüências fisiológicas do transporte sobre o paciente.

Os membros da equipe de transporte são profissionais das mais diversas áreas, incluindo secretárias, telefonistas, motoristas, pilotos, auxiliares de enfermagem, fisioterapeutas, enfermeiros e pediatras. A equipe deve estar habituada não só a cuidados da medicina de transporte, como também a manipular e suprir os equipamentos, saber quais os efeitos fisiológicos do transporte sobre o doente e as limitações impostas pelo equipamento de transporte.

Ainda não existe consenso sobre a melhor composição da equipe. A presença do médico na equipe é controversa. Há serviços que adotam o critério da gravidade e diagnóstico para compor a equipe, uma vez que na maioria dos transportes não são necessários procedimentos médicos; o médico somente participaria nas situações de extrema gravidade. O benefício seria a redução de custos. Outros acreditam que a presença do médico é indispensável, uma vez que as informações obtidas pelo contato telefônico nem sempre coincidem com o achado no momento de iniciar o transporte. Sua presença seria importante para reavaliação e realização dos procedimentos necessários. Durante o transporte pode ocorrer intercorrência que necessite de intervenção; sua presença agiliza a resposta, e a solução é imediata.

A equipe deve ficar de plantão no hospital, se o serviço destina-se a realizar resgate; para este tipo de transporte, a resposta tem de ser imediata, não devendo a saída do veículo ultrapassar 3min. Quando o serviço é destinado a realizar remoções, principalmente as inter-hospitalares, a equipe pode ficar de prontidão a distância, porém a resposta e a saída do veículo não podem ultrapassar 15 a 30min.

Durante a realização do transporte, a equipe deve realizar todas as anotações, referentes às condições de transporte, paciente, atendimento prestado, monitoração dos sinais vitais, em protocolo próprio do serviço.

## Equipamento

O equipamento deve incluir as seguintes características:
* permitir suporte vital pediátrico;
* ser portátil, leve e de fácil manipulação, permitindo seu uso contínuo no avião, helicóptero e ambulância, mesmo quando da remoção do paciente de um veículo para outro;
* ser de manutenção fácil;
* ter bateria suficiente para até duas vezes o tempo estimado de transporte, além de possuir corrente AC;
* não interferir nos sistemas de navegação e comunicação;
* ser de fácil manutenção e resistente o suficiente para uso repetido, em situações adversas.

Um paciente pediátrico grave ou politraumatizado é muito vulnerável durante a transferência. Nas horas que se seguem à reanimação e à estabilização, o problema inicial poderá recidivar, a doença básica progredir, o estado do paciente melhorar ou surgirem complicações conseqüentes à terapia.

A primeira responsabilidade da equipe de transporte é obter suficiente informação adicional para certificar-se de que o pessoal apropriado, o equipamento, as medicações e o veículo estão adequados para satisfazer às necessidades do paciente. A equipe de transporte tem a responsabilidade de evitar a hipotermia durante a transferência.

A maioria das crianças transportadas exige alguma forma de contenção para evitar perda de acesso vascular ou das vias respiratórias artificiais.

## Habilidades Necessárias aos Profissionais de Saúde que Atuam no Atendimento Pré-hospitalar e no Transporte em Emergências

Manejo das vias aéreas
Colocação de vias aéreas orofaríngea e nasofaríngea
Administração de oxigênio
Ventilação com AMBU-válvula-máscara
Intubação orotraqueal
Remoção de corpo estranho com fórceps de Magill
Toracostomia com agulha
Passagem de sondas nasogástricas e orogástricas
Aspiração

Manejo de traqueostomia
Monitoração
Monitoração cardiorrespiratória
Oximetria de pulso
Acesso vascular
Instalação de cateter intravenoso
Instalação de agulha intra-óssea
Conhecimento das doses de medicamentos para lactentes e crianças em geral
Administração de soluções e medicamentos
 Endotraqueal
 Intramuscular
 Intravenosa
 Nasogástrica
 Por nebulização
 Oral
 Retal
 Subcutânea
Cardioversão e desfibrilação
Imobilização da coluna cervical

## Equipamentos e Suprimentos Pediátricos Pré-hospitalares

Todos os veículos de emergência devem conter equipamento adequado para assistência pré-hospitalar.

Suporte básico de vida (SBV)
Tábua rígida
Manguito de pressão arterial para lactentes, crianças em geral e adultos
Dispositivo de aspiração tipo pêra
Dispositivo portátil de aspiração
Cateteres de aspiração com pontas arredondadas (6F-14F)
Talas para membros
AMBU com reservatório (adulto e infantil)
Máscaras adaptáveis ao AMBU para recém-nascidos, lactentes, crianças em geral e adultos
Máscaras de oxigênio para lactentes, crianças em geral e adultos
Vias respiratórias orofaríngeas (cânula de Guedel, tamanhos 0 a 5)
Colares cervicais rígidos para lactentes, crianças em geral e adultos
Estetoscópio
Tesouras estéreis
Bandeja obstétrica
Cobertor térmico
Desfibrilador externo automático com pás pediátricas
Suporte avançado de vida (SAV)
Todas as ambulâncias de suporte avançado de vida devem ter todo o equipamento de SBV, mais o seguinte:
Monitor cardíaco para transporte
Eletrodos de monitoração — tamanhos pediátricos
Laringoscópio com lâminas retas 0 a 2 e lâminas curvas 2 a 4
Tubos endotraqueais sem *cuff* (2,5 a 6) e com *cuff* (6 a 8)
Fio-guia de tubo endotraqueal (criança e adulto)
Agulhas intra-ósseas
Tabelas de doses de medicamentos
Fórceps de Magill (adulto e pediátrico)

Sondas nasogástricas
Nebulizador
Cateteres intravenosos
Dispositivos de microgotas
Medicamentos para reanimação e soluções intravenosas
Sistema de análise de glicemia
Oxímetro de pulso

## PREVENÇÃO

Os seis tipos mais comuns de trauma fatal em crianças e adolescentes no mundo todo são os acidentes automobilísticos, atropelamentos, acidentes com bicicletas, afogamentos, queimaduras e ferimentos por arma de fogo. A prevenção destas causas reduziria substancialmente as mortes e as seqüelas na infância.

A prevenção deve ser iniciada no lar, onde os adultos devem supervisionar as atividades recreativas das crianças, prevenir intoxicações, quedas e freqüentar aulas de RCP. Crianças devem sempre ficar longe do fogão. As janelas devem ter grade ou rede de proteção. As crianças devem ser transportadas nos bancos traseiros dos veículos, com cintos de segurança, e nunca devem andar desacompanhadas em via pública.

Muitas atitudes podem ser tomadas e campanhas de orientação realizadas para:

• remoção de armas de fogo do ambiente de crianças e adolescentes. Devem ser guardadas descarregadas com a munição guardada em outro local;

• Campanha educacional enfocando a necessidade do uso de capacetes ao andar de bicicleta;

• Intervenção no trânsito: iluminação adequada, construção de calçadas e melhor sinalização;

• Campanhas de prevenção para evitar motoristas alcoolizados;

• Uso de equipamentos de segurança e restrição para crianças em veículos motorizados. O cinto de segurança deve incluir restrição de ombro;

• Construção de barreiras ao redor de piscinas. Crianças pequenas e aquelas com distúrbios convulsivos não devem ser deixadas sozinhas em banheiras, piscinas, lagos ou praias. As pessoas que residem em casas com piscinas devem saber como fazer uma RCP;

• Instalação de detectores de fumaça;

• Cursos enfocando suporte básico de vida para os pais e profissionais que atuam diretamente com crianças;

• Cuidados pré- e pós-hospitalares adequados;

• Reabilitação.

## BIBLIOGRAFIA

1. Gausche M, Seidel JS.: Out of Hospital Care of Pediatric Patients. Pediatric Clinics of North America v. 46, nº 6, december 1999.

2. Singer J, Ludwig S, editores. Emergency Medical Services for Children: the Rote of the Primare Care Provider. Elke Grove Village. American Academy of Pediatrics; 1992.

3. Kuisma M, Suominen P, Korpela R. Pediatric out-of-hospital cardiac arrests: Epidemiology and outcome. Resuscitation 30: 141-150, 1995.

4. Schildler MB, Bohn D, Cox PN et al. Outcome of out-of-hospital cardiac or respiratory arrest in children. N Engl J Med 335: 1473-1490, 1996.

5. Patterson MD. Update in Pediatric Resuscitation. Pediatric Clinics of North America v. 46, nº 6, december 1999.

6. Seidel JS. Pediatric Cardiopulmonary Resuscitation. Clinical Pediatric Emergency Medicine 2 (2): 85-90, 2001.

7. Brown K, Bocock J. Update in Pediatric Resuscitation. Pediatric Clinics of North America. v. 20, nº 1, february 2002.

8. Day SE. Estabilização e manuseio do paciente pediátrico durante o transporte. 2: 269-283, 1993.

9. Fromm Jr RE. Critical Care Transport. Critical Care Clinics 2000; 16(4).

10. Oliveira BFM, Parolin MKF, Teixeira Jr EV. In Trauma – atendimento pré-hospitalar.

11. Pediatric Advanced Life Support. American Academy of Pediatrics, 1997.

12. Cummins RO, Hazinski MF. Guidelines 2000 for Cardiopulmonary Resuscitation and Emergency Cardiovascular Care. Currents in Emergency Cardiovascular Care, v. 11, nº 3, 2000.

13. Sanchez JI, Paidas CN. Childhood Trauma — Now and in the New Millennium. Surgical Clinics of North America. v. 79, nº 6, december 1999.

14. Chameides L, Hazinski, MF, eds. In: Pediatric Advanced Life Support: Pediatric Basic Life Support (3.1 a 3.13). American Heart Association, 1997.

15. Utiyama EM, Schvartsman C. Transporte da criança politraumatizada. In: A criança politraumatizada. Troster EJ, Abramovici S , Pinus J e Stape A. Ed. Roca, 1994.

*Regina Maria Catucci Gikas*

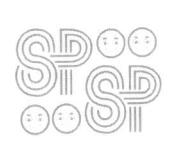

## CAPÍTULO 16

# Apêndice

**TELEFONES ÚTEIS**

**CENTROS DE INTOXICAÇÃO**

CEATOX — SP — telefones: (011) 3069-8571; 0800-148110
CCI — Jabaquara: (011)5012-5311; (011) 5011-5111, ramal 251
CEATOX da Unesp de Botucatu: (014) 821-3048; (014) 821-6017; (014) 820-6034
CEATOX Campinas: (0192) 393128

**INSTITUTO PRÓ-QUEIMADOS**

(011) 3078-1697; proqueimados@uol.com.br

**CENTROS DE APOIO À CRIANÇA OU ADOLESCENTE VITIMIZADOS**

SOS Criança: (011) 3207-9422
Disque-denúncia: 0800-15-6315
ABRAPIA: 0800-99-0500
CEARAS: (011) 3085-9677, ramal 124
CERCA: (011) 3241-0411
PAVAS: (071) 2438794 E (011) 30851134

## Sites de Interesse

Ministério da Saúde — htpp://www.saúde.gov.br/

Conselho Nacional de Saúde — /CNS — htpp://www.datasus.gov.br/conselho/conselho.htm

Fiocruz — htpp://www.fiocruz.br/

Sociedade Brasileira de Pediatria — http://www.sbp.com.br

Academia Americana de Pediatria — http://www.aap.org

Calendário de Aconselhamento em Segurança — http://www.sprs.com.br/calendario.html

Injury Prevention — http://www.injuryprevention.com/

WHO Collaborating Centre on Community Safety Promotion — http://www.phs.ki.se/csp/

WHO Department of Injuries and Violence Prevention (VIP) — http://www.who.int/violence_injury_prevention/index.html

CDC — USA — http://www.cdc.gov/nchs

SafeUSA — CDC — http://www.cdc.gov/safeusa/

2001 Family Shopping Guide to Car Seats — AAP — http://www.aap.org/family/famshop.htm

Criança Segura — Brasil — http://www.criancasegura.org.br

SAFE Kids — www.f.c.safekids.org/links.cfm

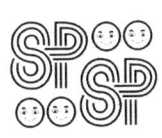

# Índice Remissivo

## A

Abuso
  físico, 146
    características do binômio
      agressor/vítima, 146
    reconhecimento do, 147
    seqüelas do, 150
      negligência, 151
      síndrome de Münchhausen por
        procuração, 151
      tratamento, 152
  infantil, prevenção de, 152
  sexual, 148
    algoritmo dos procedimentos
      legais em, 152
    extrafamiliar, 149
    reconhecimento do, 149
    suspeita de, 152
    tipos de, 148
Acesso vascular, 126, 179
Acetaminofeno, 161
Acetilcisteína, 161
Acidemia, 129
Acidente(s)
  aracnídicos, 172-174
    *Loxosceles* ou aranha marrom, 174
    *Phoneutria*, 172
      evolução, 173
      quadro clínico, 172
      tratamento, 173
  botrópico, 166-168
    ações do veneno, 166
    complicações, 167
    exames complementares, 167
    quadro clínico, 166
    tratamento
      das complicações locais, 168
      específico, 167
      geral, 168
  causados por fogo e chamas, 13
  com armas de fogo, 28
  com veículos motorizados, 80
  crotálico, 168-171
    ações do veneno, 168
    complicações, 170
    exames laboratoriais, 169
    prognóstico, 171
    soroterapia, 170
    tratamento, 170
  de trânsito, 26
  domésticos, 41-46

fatores de risco, 41
seis mandamentos da segurança
    infantil, 42
tipos de, e suas medidas de
    proteção, 43
    afogamentos, 43
    arma de fogo, 44
    asfixias, sufocações, engasgos, 43
    brinquedos, 44
    corpos estranhos, 44
    elétricos, 44
    intoxicações, 44
    quedas e traumas, 43
    queimaduras, 43
domiciliares e peridomiciliares, 24
    intoxicações, 25
    quedas, 24
elapídico, 171
    ações do veneno, 171
    complicações, 172
    diagnóstico clínico, 171
    prognóstico, 172
    tratamento, 172
em motocicleta, 5
mecanismos e biomecânica
    dos, 22
por arma de fogo, 44
por escorpiões, 174
    prevenção, 174
tóxico, 157
vínculo mãe-filho e a prevenção
    de, 33-38
    bom vínculo
        e a prevenção de acidentes, 35
        e o desenvolvimento infantil, 35
    conceito de bom vínculo, 34
    conceito, 34
    pediatra como facilitador do bom
        vínculo, 36
    situações de favorecimento ao
        estabelecimento de um bom
        vínculo, 36
Acidentes por submersão, 119-133
    classificação e indicadores
        prognósticos, 121
    considerações fisiopatológicas, 121
    dados epidemiológicos, 120
    definições, 119
    mortalidade no Brasil em 1999, 120
    prevenção de afogamento
        por faixa etária, 132
        segundo o local do evento, 132
    prevenção, 130
    prognóstico, 130
    recomendações, 130
    tratamento, 123
        suporte circulatório, 125
            acesso vascular, 126

administração de fluidos e
    drogas, 129
compressão torácica, 126
suporte respiratório, 124
Ácido
    dietilaminopentacético, 162
    dimercaptossuccínico, 162
Acidose
    metabólica, 123, 129
    respiratória, 129
*Advanced Trauma Life Support*
    (ATLS), 87
Afecções
    maldefinidas, 12
    originadas no período neonatal, 11
Afogamento(s), 11, 27, 42, 119 (v.t.
    Acidentes por submersão e asfixia)
    em piscina, 4
    mecanismos fisiopatológicos que
        levam a morte cerebral nas
        crianças vítimas de, 122
    morte por, 27, 122
    óbitos por, 120
    prevenção de
        por faixa etária, 132
        segundo o local do evento, 132
Agrotóxicos, 5
*Air bag*, 5, 83
Álcool
    gel, 117
    líquido, 117
Alongamento muscular, exercícios
    de, 69
Ambiente doméstico, 42
AMBU-válvula-máscara, ventilação
    com, 184
Amiodarona, 129
Amitriptilina, 160
Amostras de DNA, 152
Amoxicilina, 52
Anemia, 71
Animais peçonhentos, 158, 165-176
    acidente botrópico, 166-168
        ações do veneno, 166
        complicações, 167
        exames complementares, 167
        quadro clínico, 166
        tratamento
            das complicações locais, 168
            específico, 167
            geral, 168
    acidente crotálico, 168-171
        ações do veneno, 168
        complicações, 170
        exames laboratoriais, 169
        prognóstico, 171
        soroterapia, 170
        tratamento, 170

acidente elapídico, 171
  ações do veneno, 171
  complicações, 172
  diagnóstico clínico, 171
  prognóstico, 172
  tratamento, 172
acidente por escorpiões, 174
  prevenção, 174
acidentes aracnídicos, 172-174
  *Loxosceles* ou aranha
    marrom, 174
  *Phoneutria*, 172
    evolução, 173
    quadro clínico, 172
    tratamento, 173
  apresentação, 165
  epidemiologia, 165
Anomalias
  congênitas, 11
  vasculares, 93
Antagonistas β-adrenérgicos, 161
Antibióticos
  macrolídeos, 72
  uso de, 48
Antibioticoterapia, 51
Anticoagulantes, 161
Anticolinérgicos, 161
Antidepressivos tricíclicos, 72, 161
Antídotos rotineiramente utilizados e
  as principais intoxicações para as
  quais são indicados, 161
Antirrítmico, 131
Anti-sepsia, 48
Apnéia, 93
Apofisites, 71
Arma de fogo, acidentes por, 28, 44
Arritmia(s)
  cardíaca, 25
  ventriculares, 125
Arsênico, 161
Artrografias, 61
Artrogripose, 61
Asfixia, 30, 43
  aspiração de corpos
    estranhos, 133-135
    aspectos clínicos, 133
    conceito, 133
    diagnóstico diferencial, 134
    epidemiologia, 133
    prevenção, 135
    tratamento, 134
Asma, 72
Aspiração
  de água doce, 123
  de corpos estranhos, 133-135
    aspectos clínicos, 133
    conceito, 133
    diagnóstico diferencial, 134

epidemiologia, 133
prevenção, 135
tratamento, 134
dispositivo portátil de, 185
pulmonar de conteúdo
  gástrico, 125
Assaltos, traumatismos
  cranioencefálico durante, 81
Assepsia, 48
Assistolia, 125
Atendimento pré-hospitalar e
  transporte, 177-188
  da criança politraumatizada, 180
  epidemiologia, 178
  recursos para o transporte, 182
    centro de comunicação, 182
    equipamento, 184
    e suprimentos, 185
    equipe, 182
    escolha do veículo, 182
    habilidades necessárias aos
      profissionais de saúde, 184
    vantagens e desvantagens dos
      veículos utilizados, 183
  remoção inter-hospitalar, 181
  resgate da criança
    politraumatizada, 181
  suporte básico de vida, 178
    acesso vascular, 179
    nível de consciência, 178
    respiração, 178
    vias aéreas, 178
Atentado violento ao pudor, 148
Atividades recreativas, traumatismo
  cranioencefálico em, 81
Atrofia cerebral, 88
Atropelamento, 26, 42
  desenvolvimento e risco de, 100
  impacto e lesões no, 101
Atropina, 126, 161
Azul-de-metileno, 161

# B

Bebidas alcoólicas, 6
Benzodiazepínicos, 161
Bíceps, tendinites do, 71
Bioengenharia, 22
Bloqueadores do canal de
  cálcio, 161
Bolsa-valva-máscara, 124
*Booster*, uso do, 104
Bradicardia, 125, 129
Brinquedos, acidentes por, 44
Brometo de pancurônio, 90
Broncoscopia, 134
Broncoscópio rígido, 134
*Bypass* cardiopulmonar, 159

## C

Cálcio, bloqueadores do canal de, 161
Canal auditivo, exostose de, 71
Cânula
  de Guedel, 185
  de intubação, diâmetro da, de acordo com a idade, 125
Capacete, uso do, 5, 82, 109
Capnometria, 125
Carbamatos, 161
Cartilagem, 56
Catabolismo protéico, 116
Catecolamina, 129
Cateter intravenoso, instalação de, 185
Cefaclor, 51
Cefadroxil, 51
Cefaloematoma, 147
Cefuroxime, 51
Chamas, fogo e, acidentes por, 13
Choque, 25, 87, 167
  elétrico, 42
Chumbo, 161
Cianetos, 161
Cintilografia óssea, 61
Cinto
  de segurança, 83, 105
  subabdominal, 104
Ciprofloxacina, 52
Clavulanato, 52
Coagulação, distúrbios de, 72
Cobre, 161
Cola de pele, uso da, 50
Colares cervicais, 185
Coluna cervical, imobilização da, 185
Comportamento seguro, papel do pediatra no desenvolvimento do, 21-32
  acidentes
    com armas de fogo, 28
    de trânsito, 26
    domiciliares e peridomiciliares, 24
      intoxicações, 25
      quedas, 24
  afogamentos, 27
  biomecânica, 22
  calendário do desenvolvimento e segurança, 29
  comportamento, 23
  desenvolvimentos e riscos, 23
  obstruções mecânicas das vias aéreas, 30
  queimaduras, 27
Compressão torácica, 126
Condromalácia, 73
Congestão cerebrovascular grave, 87
Consciência, nível de, 178
Conselho tutelar, notificação ao, 153
Consolidação viciosa de uma fratura, 58
Conteúdo gástrico, aspiração pulmonar de, 125
Contratura isquêmica de Volkmann, 65
Contusões, 48
Convulsão, 25, 87, 159
Corpos estranhos, 42, 44
  aspiração de, 133-135
    aspectos clínicos, 133
    conceito, 133
    diagnóstico diferencial, 134
    epidemiologia, 133
    prevenção, 135
    tratamento, 134
  remoção de, com fórceps de Magill, 184
Cotovelo, epicondilite no, 69
Crânio, trauma de, 147
Craniotomia descompressiva uni- ou bilateral, 92
Creatinoquinase, elevação da, 169
Criança
  espancada, síndrome da, 146
  intoxicada, atendimento da, 158
    antídotos, 161
    descontaminação, 159
      cutânea, 160
      gastrintestinal, 159
      respiratória, 160
    eliminação, 160
    estabilização, 158
  politraumatizada
    resgate da, 181
    transporte da, 180
  sacudida, síndrome da, 93
Crise(s)
  asmática, 134
  convulsivas, 93

## D

Débito urinário, 115
Deferoxamina, 161
Deformidades articulares, 60
Depressão do sistema nervoso central, 159
Desconforto respiratório, síndrome de, 119
Descontaminação, 159
  cutânea, 160
  gastrintestinal, 159
  respiratória, 160
Desobstrução brônquica, 135
Dextropropoxifeno, 160
Diabetes *mellitus*, 53
Diálise peritoneal, 161, 174

Dietilcarbamato de sódio, 162
Difenil-hidantoína, 90
Digitálicos, 161
Digitoxina, 160
Digoxina, 160
Diplopia, 168
Disco epifisial, 54
   lesões no, 56
Disfunção
   do sistema nervoso central, 85
   do tronco cerebral alto, herniação tentorial ou, 92
Disopiramida, 160
Distúrbio(s)
   de coagulação, 72
   de personalidade, 148
   metabólicos, 116
Diurese
   ácida, 161
   alcalina, 161
   forçada, 161
DNA, amostras de, 152
Doença(s)
   das glândulas endócrinas, 11
   de Osgood-Schlater, 71
   infecciosas, 11
   neuromusculares, 53
   parasitárias, 11
   renais, 53
   respiratórias, 11, 71
Domissanitários, 158
Dor
   lombar, 70
   na região escapular, 70
   no ombro, 70
Drenagem da lesão intracraniana, 92
Drogas
   de abuso, 158
   efeitos adversos de, 13
   intoxicação por, 158

# E

Edema, 51
   cerebral, 82
   pulmonar, 123
   traumático, 48
EDTA cálcico, 161
Eletrodos de monitoração, 185
Engasgos, 43
Envenenamentos, 11
Epicondilite no cotovelo, 69
Epiglotides, 134
Epilepsia, 72
Epinefrina, 126, 131
Eritema traumático, 48
Eritrócitos, hipoxemia com ruptura dos, 123
Eritromicina, 72
Escala de coma de Glasgow, 85, 121
Escaldamento, queimaduras por, 27
Escara, 116
Escorpiões
   acidente por, 174
   prevenção, 174
Esmolol, 159
Espasmo faríngeo, 122
Espondilólise/listese, 71
Esportes, 67-76
   avaliação física, 71
      exame físico
         especial, 73
         geral, 73
      história
         familiar, 72
         médica, 72
   de risco e freqüência de lesões, 69
   e faixas etárias, 73
   e suas lesões, 69
      futebol, 70
      ginástica olímpica, 71
      natação, 70
      tênis, 69
      voleibol, 71
   escolha do, 74
   fisiologia e psicologia, 68
   riscos do treinamento intensivo e da especialização, 68
Estatuto da Criança e do Adolescente, 138
Estetoscópio, 185
Estrangulamento, 30
Estresse, lesões por, 56
Estudo da morbidade, 34
Estupro, 148
Etanol, 161
Etilenoglicol, 161
Exercícios de alongamento muscular, 69
Exostose de canal auditivo, 71
Exsangüineotransfusão, 161

# F

Fêmur, fraturas do, 62
   diretrizes básicas para o tratamento das, na criança, 63
   em criança de 1 ano e 6 meses tratada com gesso imediato, 63
Fenergan, 173
Fenilbutazona, 160
Fentanil, 90
Fentolamina, 159
Ferimentos, 48
   de partes moles, 47-52
      antibioticoterapia, 51

complicações, 52
fatores que interferem na evolução
   das lesões de tecidos moles, 48
   classificação, 48
   tratamento, 49
imunização, 52
   contra tétano, 52
suturas em, com baixo risco de
   infecção, 51
Ferro, 161
Fibrilação ventricular, 131, 178
Fibrose cística, 53
Fios de Kirschner, 54, 64
Fisostigmina, 161
Flumazenil, 161
Fogo e chamas, acidentes por, 13
Forâmen de Monto, 91
Fórceps de Magill, remoção de corpo
   estranho com, 184
Fórmula de Parkland, 115
Fragmento Fab antidigoxina, 161
Fratura(s), 25, 53-66
   avaliação, 60
   classificação de Salter-Harris, 57
   consolidação viciosa de uma, 58
   da metáfise proximal da falange
      proximal do quinto dedo da mão
      de uma criança de 6 anos de
      idade, com desvio em varo e
      rotação, 59
   da ulna esquerda com deformação
      plástica e desvio em varo da
      extremidade distal, 55
   de extremidade distal do rádio,
      instável, com importante desvio
      dorsal, tratada com redução
      fechada e fixação percutânea com
      fios de Kirschner, 54
   de ossos longos em crianças, 59
   diferentes estágios de
      consolidação, 62
   do fêmur, 62
      diretrizes básicas para o
         tratamento das, na criança, 63
      em criança de 1 ano e 6 meses
         tratada com gesso imediato, 63
   do recém-nascido, 61
   epidemiologia, 53
   exposta da tíbia e fíbula após
      trauma direto em pré-adolescentes
      durante jogo de futebol, 70
   fatores de risco, 53
   fisiopatologia, 54
      cartilagem, 56
      lesões no disco epifisial, 56
      ligamentos, 56
      ossos, 55
      periósteo, 55
   lesões ocultas e problemas em
      diagnóstico, 61
   metafisárias e diafisárias, 58
   na criança e no adolescente, 53
   princípios de tratamento, 58
   remodelação, 58
   situações especiais, 61
   supracondilianas do úmero, 64

# G

Glândulas endócrinas, doenças das, 11
Glasgow, escala de coma de, 85, 121
Glucagon, 161
Gravidez na adolescência, 141
Grupos sangüíneos, 152
Guedel, cânula de, 185

# H

Haddon, modelo de, 3
Hematoma subdural
   inter-hemisférico, 93
Hemodiálise, 161, 170
Hemólise intravascular por
   turbulência, 71
Hemoperfusão, 161
Hemorragia(s)
   capilar, 50
   de retina, 92
   intracranianas, 147
   meníngea traumática, 89
   subaracnóidea, 87
Herniação tentorial ou disfunção do
   tronco cerebral alto, 92
Hidratação oral, 115
Hipercalemia, 129
Hipercarbia, 86
Hipercatabolismo, 170
Hiperdistensão gástrica, 125
Hiperemia, 51, 114
Hipermagnesemia, 129
Hipertensão
   classificação de, em adolescentes, 73
   intracraniana, 86, 92
Hipertermia, 68
Hipertonia muscular, 173
Hipervolemia, 129
Hipocalcemia, 129
Hipocapnia, 122
Hipossulfitos, 161
Hipotensão arterial, 166, 173
Hipotermia, 166
   grave, 130
Hipovolemia, 123, 129
Hipoxemia, 122
   com ruptura dos eritrócitos, 123
Hipoxia, 86

cerebral, 122
Histamina, 170
Homicídios, 28
   índice de, 7
   infantis, 14
Homossexualidade, 149

# I

Imunização contra tétano, 52
Incesto, 148
Infartamento ganglionar, 166
Infecção
   pulmonar grave, 123
   suturas em ferimentos com baixo risco de, 51
Insuficiência
   renal aguda, 167
   respiratória, 92
Internação, fluxograma de atenção a criança vitimizada após a, 153
Intoxicação(ões), 42
   casos registrados de, pelos centros de intoxicação, por agente tóxico e faixa etária, Brasil, 1999, 158
   domiciliar e peridomiciliares, 25
   por drogas, 158
   por medicamentos, 25
   por plantas, 25
   por produtos
      de limpeza, 25
      domissanitários, 158
Intoxicações exógenas, 157-164
   atendimento da criança intoxicada, 158
      antídotos, 161
      descontaminação, 159
         cutânea, 160
         gastrintestinal, 159
         respiratória, 160
      eliminação, 160
      estabilização, 158
      tratamento sintomático e de suporte, 162
Intubação
   cânula de, diâmetro da, de acordo com a idade, 125
   orotraqueal, 184
   traqueal, 124, 159
Iodopovidona, 50
Isoniazida, 161
Isquemia
   cortical global, 86
   muscular e nervosa, 64

# J

Joelhos, lesões dos ligamentos dos, 70

# K

Kirschner, fios de, 54, 64

# L

Lacerações, 25
Laringites, 134
Laringoscópio, 185
Lei
   da conservação da energia, 99
   da inércia, 99
   de Wolff, 58
Lesão(ões)
   axonal difusa, 86
   cervical, técnica de elevação da mandíbula na suspeita de, 179
   cranioencefálicas ou espinais, 83
   de tecidos moles, fatores que interferem na evolução das, 48
      classificação, 48
      tratamento, 49
   de vasos de pequeno ou médio porte, sangramentos devidos a, 50
   de vísceras ocas, 106
   dos ligamentos dos joelhos, 70
   focais intracranianas, 86
   hipóxico-isquêmica, 130
   intracraniana, drenagem da, 92
   musculoesqueléticas, 60
   no disco epifisial, 56
   parenquimatosas graves, 93
   por estresse, 56
   sutura da, 50
Lidocaína, 126
Ligamentos dos joelhos, lesões dos, 70
Líquido cefalorraquidiano, 89
*Loxosceles* ou aranha marrom, acidente por, 174

# M

Magill, fórceps de, remoção de corpo estranho com, 184
Malformações arteriovenosas, 93
Mandíbula, técnica de elevação da, na suspeita de lesão cervical, 179
Manguito de pressão arterial, 185
Máscara(s)
   de oxigênio, 185
   laríngea, 125
Maturidade sexual Tanner, grau de, 73
Maus-tratos contra crianças e adolescentes, 145-156
   prevenção de abuso infantil, 152
   seqüelas do abuso físico, 150
      negligência, 151

síndrome de Münchhausen por
   procuração, 151
 tratamento, 152
 vitimação/vitimização, 146
  abuso físico, 146
   características do binômio
    agressor/vítima, 146
   reconhecimento do, 147
  abuso sexual, 148
   tipos de, 148
    extrafamiliar, 149
   reconhecimento do, 149
Medicamentos, intoxicação por, 25
Medicina legal, 153
Menarca, retardo da, 68
Mento, técnica de elevação do, em vítima incosciente, 179
Metáfise proximal da falange proximal do quinto dedo da mão, fratura de, de uma criança de 6 anos de idade, com desvio em varo e rotação, 59
Metais pesados, 161
Metanol, 161
Metemoglobinemia tóxica, 161
Metilpirazol, 162
Metilxantinas, 72
Metoprolol, 159
Midazolam, 90
Midríase, 168
Mineralização óssea, 53
Mioglobinúria, 169
Monitor cardíaco, 185
Monitoração cardiorrespiratória, 185
Mononucleose, 71
Monro, forâmen de, 91
Morbidade
 estudo da, 34
 neurológica, 121
Mortalidade
 por causas violentas no Brasil, 7-20
  sobre crianças e adolescentes, 8
  de adolescentes de 10 a 19 anos, 14
  de crianças de 0 a 9 anos, 11
  taxas de
   segundo grupo etário, 9
   segundo sexo, 9
  Sistema de Informações sobre, 8
Morte
 cerebral, mecanismos fisiopatológicos que levam a, nas crianças vítimas de afogamento, 122
 por afogamento, 27, 122
Motocicleta, acidente em, 5
Münchhausen, síndrome de, por procuração, 151
Músculos do pescoço, relaxamento dos, 124

# N

Nadolol, 160
Naloxona, 126, 161
Narcose por $CO_2$, 122
Necrose tecidual, 48
Negligência, 151
Neoformação óssea, 58
Nitritos, 161

# O

Obesidade infantil, 67
Óbitos, 8
 por afogamento, 120
Obstrução(ões)
 das vilosidades aracnóideas, 89
 das vias aéreas, 22
 mecânicas das vias aéreas, 30
Octreotida, 162
Oligúria, 170
Ombro, dor no, 70
Opiáceos, 161
Organofosforados, 161
Osgood-Schlater, doença de, 71
Ossificação intramembranosa, 55
Ossos, 55
 longos, fraturas de, em crianças, 59
Osteocondrites, 73
Osteogênese imperfeita, 61
Oxigênio
 administração de, 184
 máscaras de, 185
 narcose por, 122
Oximas, 161
Oximetria de pulso, 125, 185

# P

Pancurônio, brometo de, 90
Parada
 cardíaca, 122, 129
  fluxograma da, 131
 cardiorrespiratória, 177
Paraplegia, 81
Parkland, fórmula de, 115
Partes moles, ferimentos de, 47-52
 antibioticoterapia, 51
 complicações, 52
 fatores que interferem na evolução das lesões de tecidos moles, 48
  classificação, 48
  tratamento, 49
 imunização contra tétano, 52
Pavlik, suspensório de, 62
Pediatra, papel do, no desenvolvimento do comportamento seguro, 21-32

acidentes
  com armas de fogo, 28
  de trânsito, 26
  domiciliares e
    peridomiciliares, 24
    intoxicações, 25
    quedas, 24
  afogamentos, 27
  biomecânica, 22
  calendário do desenvolvimento e
    segurança, 29
  comportamento, 23
  desenvolvimentos e
    riscos, 23
  obstruções mecânicas das vias
    aéreas, 30
  queimaduras, 27
Pedofilia, 148
Pele, cola de, uso da, 50
Penicilamina, 161
Perfusão celular encefálica, 85
Periósteo, 55
Personalidade, distúrbio de, 148
Pescoço, relaxamento dos músculos
  dos, 124
Pesticidas
  agrícolas, 158
  domiciliares, 158
  intoxicação por, 158
*Phoneutria*, acidente por, 172
  evolução, 173
  quadro clínico, 172
  tratamento, 173
Piridoxina, 161
Piroxicam, 160
Piscina, afogamento em, 4
Plantas, intoxicação por, 25, 158
Plasmaferese, 161
Pneumopatias crônicas, 134
Politraumatizado, atendimento
  inicial ao, 47
Pornografia infantil, 148
Povidine, 50
Pressão
  arterial, manguito de, 185
  intracraniana, 87
Priapismo, 173
Produtos
  de limpeza, intoxicação
    por, 25
  domissanitários, intoxicação
    por, 158
Propranolol, 159
Prostituição infantil, 148
Prostração, 173
Protetores cervicais, 104
Pseudo-artroses, 63
Pulso, oximetria de, 125, 185

## Q

Quedas, 24
  e traumas, acidentes por, 43
  traumatismo cranioencefálico
    após, 79
Queimaduras, 27, 43, 113-118
  camadas da pele e grau de
    lesão, 114
  de primeiro grau, 114
  de segundo grau, 114
  epidemiologia, 113
  esquema de Lind & Browder para
    o cálculo da superfície, 116
  por escaldamento, 27
  prevenção, 117
  profundidade da, 114
  reposição hidroeletrolítica, 115
  tratamento, 114
    cirúrgico, 116

## R

Rádio, fraturas de extremidade distal
  do, instável, com importante desvio
  dorsal, tratada com redução fechada
  e fixação percutânea com fios de
  Kirschner, 54
Radiografia dos fêmures, 62
Reabsorção óssea, 58
Recém-nascido, fraturas do, 61
Redução cirúrgica, indicações mais
  comuns para, e fixação de acordo
  com a localização anatômica e a
  idade, 60
Região escapular, dor na, 70
Relaxamento dos músculos do
  pescoço, 124
Remoção inter-hospitalar, 181
Remodelação óssea, 58
Reposição hidroeletrolítica, 115
Respiração, 178
  artificial, 124
Ressonância magnética, 61, 85
Ressuscitação cardiopulmonar, 121, 177
  falência da, 123
Retardo da menarca, 68
Retina, hemorragia de, 92
Risco e segurança, conceitos de, 3-6
Ruptura dos eritrócitos, hipoxemia
  com, 123

## S

Salter-Harris, classificação de, 57
Sangramentos devidos a lesão de vasos
  de pequeno ou médio porte, 50
Sangue venoso pulmonar, 123

Shunt intrapulmonar, 123
Sialorréia, 173
Síndrome
  compartimental, 167
  da criança
    espancada, 146
    sacudida, 93
  de desconforto respiratório, 119
  de Münchhausen por procuração, 151
Sistema
  de Informação em Saúde para Acidentes e Violências, 139
  de Informações sobre Mortalidade (SIM), 8
  Nacional de Informações Tóxico-farmacológicas, 165
  nervoso central
    depressão do, 159
    disfunção do, 85
Sociedade Brasileira de Pediatria, 138
Sódio, dietilcarbamato de, 162
Solução cristalóide isotônica, 129
Sondas
  nasogástricas, passagem de, 184
  orogástricas, passagem de, 184
Submersão, acidentes por, 119-133
  classificação e indicadores prognósticos, 121
  considerações fisiopatológicas, 121
  dados epidemiológicos, 120
  definições, 119
  mortalidade no Brasil em 1999, 120
  prevenção de afogamento, 130
    por faixa etária, 132
    segundo o local do evento, 132
  prognóstico, 130
  recomendações, 130
  tratamento, 123
    suporte circulatório, 125
      acesso vascular, 126
      administração de fluidos e drogas, 129
      compressão torácica, 126
    suporte respiratório, 124
Sudorese, 166
Sufocação pela submersão em água, 122
Sufocamento, 30
Suicídios, 7, 28
Suporte
  avançado de vida, 177
  básico de vida, 178
    acesso vascular, 179
    nível de consciência, 178
    respiração, 178
    vias aéreas, 178
  circulatório, 125
    acesso vascular, 126
    administração de fluidos e drogas, 129
    compressão torácica, 126
  respiratório, 124
Suspensório de Pavlik, 62
Sutura(s)
  da lesão, 50
  em ferimentos com baixo risco de infecção, 51

## T

Talas para membros, 185
Taquicardia ventricular, 131, 178
Técnica
  de elevação
    da mandíbula na suspeita de lesão cervical, 179
    do mento em vítima inconsciente, 179
  para ventriculostomia, 91
Tendinites do bíceps, 71
Testes
  forenses, 152
  psicológicos, 153
Tétano, imunização contra, 52
Tomografia computadorizada, 61, 85
Toracostomia com agulha, 184
Tosse paroxística, 133
Trabalho infanto-juvenil, exploração do, 141
Trânsito e transporte da criança, 97-112
  air bag, 106
  biocinética, 98
  características das crianças, 99
  como deve ser feito o trajeto, 109
  como transportar, 103
  conseqüências do transporte inadequado, 105
  considerações gerais, 108
  desenvolvimento e risco de atropelamentos, 100
  equipamento de segurança, 109
  escolhendo a melhor cadeirinha, 103
  fatores relacionados ao meio ambiente e ao motorista, 101
  impacto e lesões no atropelamento, 101
  legislação, 98
  medidas
    e intervenções, 110
    preventivas gerais, 109
  onde andar, 108
  orientação antes de sair, 109
  regras de segurança no transporte da criança, 102

regras e segurança para o pedestre
   no trânsito, 102
segurança do pedestre, 100
transporte
   de bicicleta, 108
   escolar, 107
Transporte da criança, trânsito
   e, 97-112
Transporte, atendimento pré-hospitalar
   e, 177-188
   da criança politraumatizada, 180
   epidemiologia, 178
   recursos para o transporte, 182
      centro de comunicação, 182
      equipamento(s), 184
         e suprimentos, 185
      equipe, 182
      escolha do veículo, 182
      habilidades necessárias aos
         profissionais de saúde, 184
      vantagens e desvantagens dos
         veículos utilizados, 183
   remoção inter-hospitalar, 181
   resgate da criança
      politraumatizada, 181
   suporte básico de vida, 178
      acesso vascular, 179
      nível de consciência, 178
      respiração, 178
      vias aéreas, 178
Transtornos imunitários, 12
Traqueostomia, manejo de, 185
Trauma de crânio, 147
Traumatismo cranioencefálico, 77-96
   aspectos cirúrgicos, 84
      apresentação clínica, 86
      craniotomia descompressiva
         uni-ou bilateral, 92
      criança vítima de maus-tratos, 92
      desbalanços nos componentes
         intracranianos, 89
      epidemiologia, 84
      exames de neuroimagem e
         achados patológicos, 87
      herniação tentorial ou disfunção
         do tronco cerebral alto, 92
      hipertensão intracraniana, 90
      peculiaridades da criança, 85
      pressão intracraniana, 87
      síndrome da criança sacudida, 93
      tumefação cerebral difusa, 87
   aspectos clínicos, 77
      causas, 79
         acidentes com veículos
            motorizados, 80
         assaltos, 81
         atividades recreativas, 81
         quedas, 79
      fatores socioeconômicos, 79
      idade, 78
      incidência, 78
      prevenção, 82
         *air bag*, 83
         assentos de segurança para uso
            em automóveis, 84
         capacete, 82
         cintos de segurança, 83
         equipamentos e estratégias
            para a, 82
         sexo, 78
      considerações gerais, 78
Tronco cerebral alto, disfunção do,
   herniação tentorial ou, 92
Tubos endotraqueais, 185
Tumefação cerebral difusa, 87
Turbulência, hemólise intravascular
   por, 71

## U

Ulna, fraturas da, esquerda com
   deformação plástica e desvio em varo
   da extremidade distal, 55
Ultra-sonografia, 61
Úmero, fraturas, supracondilianas
   do, 64
Unidade de Terapia Intensiva
   (UTI), 172
UTI (v. Unidade de Terapia Intensiva)

## V

Vasoconstrição, 129
Vasoespasmo, 89
Veículos motorizados, acidentes
   com, 80
Ventilação com
   AMBU-válvula-máscara, 184
Ventriculite, 90
Ventriculostomia, técnica para, 91
Vias aéreas, 178
   abertura das, 124
   manejo das, 184
   obstruções das, 22
      mecânicas, 30
Vilosidades aracnóideas, obstrução
   das, 89
Vínculo mãe-filho e a prevenção de
   acidentes, 33-38
   bom vínculo
      e a prevenção de acidentes, 35
      e o desenvolvimento infantil, 35
   conceito, 34
      de bom vínculo, 34
   pediatra como facilitador do bom
      vínculo, 36

situações de favorecimento ao estabelecimento de um bom vínculo, 36
Violência
  contra crianças e adolescentes, 137-145
    buscando caminhos para a atuação dos profissionais de saúde, 144
    formas e expressões da, 139
  da delinqüência, 143
  estrutural, 143
  intrafamiliar, 139
  sexual, 146
Vísceras ocas, lesão de, 106
Visceromegalias, 73
Vitamina K, 161

Vitimação/vitimização, 146
  abuso físico, 146
    características do binômio agressor/vítima, 146
    reconhecimento do, 147
  abuso sexual, 148
    extrafamiliar, 149
    reconhecimento do, 149
    tipos de, 148
Volkmann, contratura isquêmica de, 65
Vômitos, 166

## W

Wolff, lei de, 58